遊びによる支援で使う教材（著者作成の教材）

第一動作系列：伸ばす-屈む-弾む-蹴る（第Ⅲ期）

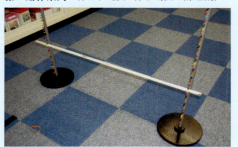

『ハイジャンプ』

第二動作系列：揺する-回る-踊る（第Ⅱ期）

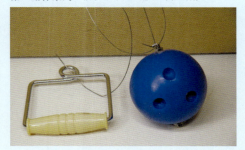

『ハンマー回し』

第三動作系列：注意を向ける・気づく-目で追う-取る・つかむ（第Ⅰ期）

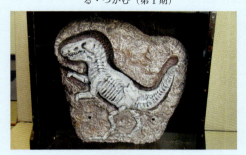

『歌う恐竜』

第十動作系列：取り出す（出し・入れ）-はめる・つなぐ-片づける（第Ⅱ期）

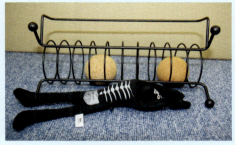

『手渡し器』

第五動作系列：（指で）突く-つまむ-はがす（第Ⅱ期）

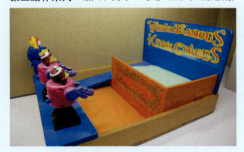

『スローインおもちゃ』

第七動作系列：ひねる-滑らす・ずらす-巻く（第Ⅱ期）

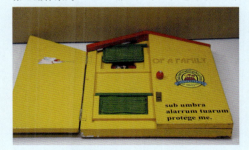

『家族の肖像（スライド式窓）』

第七動作系列：ひねる-滑らす・ずらす-巻く（第Ⅰ期）

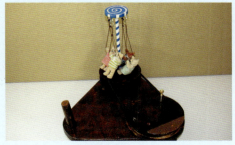

『メイポール』

第八動作系列：すくう-なすりつける-（棒で）ほじる（第Ⅱ期）

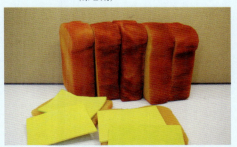

『トースト（ピーナッツバター塗り）』

第八動作系列：すくう-なすりつける-(棒で) ほじる
　　　　　　（第Ⅱ期）

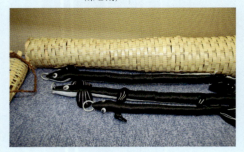

『うなぎ釣り』

第九動作系列：入れる-挿す・はめる-整える（第Ⅰ期）

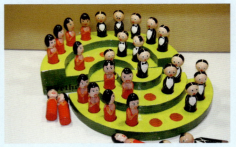

『コーラス』

第九動作系列：入れる-挿す・はめる-整える（第Ⅲ期）

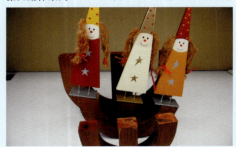

『サンタバランサー』

第十動作系列：取り出す（出し・入れ）-はめる・つなぐ-片づける（第Ⅲ期）

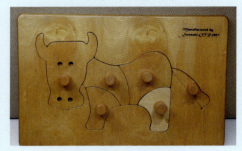

『牛のはめ絵（取っ手つき）』

第十四動作系列：耳をすます-聞き分ける-歌う（第Ⅳ期）

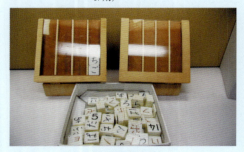

『単語再生器』

第十三動作系列：（指で）なぞる-（目で）なぞる-（イメージで）なぞる（第Ⅳ期）

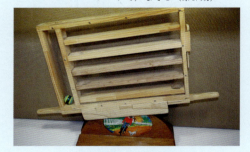

『両手操作の玉落とし』

第十一動作系列：打つ-はじく-振る（第Ⅳ期）

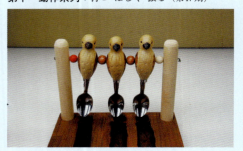

『鳥スプーン』

第十三動作系列：（指で）なぞる-（目で）なぞる-（イメージで）なぞる（第Ⅱ期）

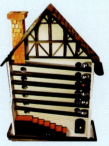

『ハウスバーン』

発達障害の作業療法

実践編　第3版

岩﨑 清隆・岸本 光夫・鴨下 賢一　著

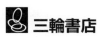

第3版 まえがき

　第3版の本書『実践編』で大きく変更された点は以下の通りである.

　第Ⅱ章「作業療法における治療」では，運動障害を主訴とするもの，知的・行動障害を主訴とするものの療育上の課題をライフステージに沿って記述する項目を付け加えた. それは各ライフステージによって療育的はたらきかけの焦点を変化させる必要があるからである.

　また作業療法士の職場が医療機関や児童福祉施設から児童発達支援センター，学校教育などへと広がっていることを踏まえて，指導内容の特徴を指導形態（職場）別に記述する項目も新たに追加した.

　第2版までは，「遊びへの支援が学習への支援の基盤を形成する」との視点から，「遊びと学習の支援」というタイトルで，遊びと学習が一つにまとめられて記述されていた. 教科内容の指導は特別支援教育の専門家に委ねられるものであるとしても，それを支援するために作業療法士ができることも少なくない. 学校教育で作業療法士が行うことのできる支援の内容を明確にするためにも，第3版では学習の支援を独立させ，第Ⅵ章「学業および学校生活への支援」として記述した. ここには，学習を容易にするさまざまな IT 機器の紹介も含まれている.

　第Ⅶ章「問題行動の理解とその対処」では，作業療法士が早期から取り組むべき課題として強度行動障害への対処を改めて提起した.

　2019 年（令和元年）7 月

著者を代表して

岩　﨑　清　隆

第2版 まえがき

　本書『発達障害の作業療法』第2版が，臨床に向けられた実践学であろうとする点は，初版本といささかも変わりがない．特に本書実践編では，評価の手順と評価内容，支援の実際の紹介に焦点が当てられている．作業療法士国家試験の試験問題などでは，一般問題に比べ治療・支援に関する問題は少なく，特に発達障害に関する問題においてはそのような感を強くする．当然のことではあるが，正答が明確になっていなければ，出題者側も問題というものが作りにくいのであろう．「これもありうるし，あれも間違いではない」ということになればまずいわけである．そういうわけで，「○○への取り組みにおいて，不適切なものは次のうちどれか」というように，なんとも歯切れの悪い問題にならざるを得ない．もっとも「一番適切なアプローチはどれか」などと，積極的にうって出れば，すぐに不適切問題の疑いありとし反論される可能性があるからである．

　「誰が，どこでやっても同じような効果を上げることができる」方法が，科学的なアプローチであると，かつてどこかの講演で聞いたことがある．これは科学実験ならばいざしらず，もともと指導・治療や教育というものは，特定のヒストリーと性格を持った具体的な支援者と被支援者との関係の中で成立するものなので，なかなかそういう具合にはいかないのである．同じ方法を使っても「この人ならば子どもは応えてくれたが，あの人ではうまくいかない」などということは，発達障害の臨床や教育の現場ではおおいにあり得ることである．作業療法の臨床とは，決して小手先でやれるようなものでなく，大げさにいえば作業療法士が全身全霊をかけて，守りの堅い子どもに一歩踏み込んで，子どもに正面から向かい合わなければ成り立たないものなのである．治療にマニュアルのような安直なガイドはないが，しかしこのことは，また作業療法士それぞれの個性を生かしながら，誰もが自分流の作業療法を作り得る可能性を秘めていることをものがたるものでもある．臨床の場においても，誰もが自分の個性から離れることはできない．しかし自分のよさを生かしながら，自分なりの臨床を作っていけばよいのである．本書実践編で紹介した筆者流のやり方も，この自分の流儀に従ったものの一つの形である．

　本書の内容の構成においては，初版を全面的に踏襲しているが，初版と変わった点もある．第Ⅰ章は，評価の手順，内容について書かれているが，初版では基礎編，実践編二つに割って書かれていた内容を，この章に一つに集約するようにした．また実際の臨床の場で作成するためのモデルとして，初版のものよりはさらに詳細になった評価表も添付した．発達検査の紹介のためにまるまる第Ⅱ章を割いた点も，初版と違う点である．運動障害を持った子どもだけではなく，知的障害や行動上の問題を持った子どもまで対象にするようになった作業療法の臨床現場では，発達の知識や精神的機能の評価がますます重要になってきている．特に発達検査は効率のよい検査道具であり，作業療法士が十分な知識を持っておくべき領域であるにもかかわらず，従来までのカリキュラムの中では少し弱い部分でもあった．発達検査に親しむことは，

治療的な示唆を得る点でも有益である.

　第Ⅵ章「遊びと学習の支援」は，初版の宇佐川の「感覚と運動の高次化理論」から，各機能間の相互作用性に留意する発達論的な視点へと変更して書かれた．基礎編での“発達の筒”での記述との整合性のある記述を試みた．ここではできるだけ多く教材を紹介するようにしたが，これは筆者のここ十年の臨床での蓄積と同調するものである.

　本書が読者の臨床に資することを心から期待している.

2014 年 12 月 12 日　　　　　　　　　　　　　　　　　　　岩　﨑　清　隆

初版 編者の序

　作業療法はどの領域を取り上げてみてもそれなりの難しさをそなえているが，しかし発達障害領域の作業療法ほど，広範囲の知識と見識を要求される領域はないだろうと思う．疾患についての知識は言うに及ばず，神経学，神経発達学，発達心理学，人間発達学のほか，教育学，育児学についてもひとわたりの見識をそなえていなければならない．これに加えて，子どもの未来を見通す力と，その子の現在を最良にするための技が求められる．子どもが好きだからとこの領域に入り，続く2, 3年をほとんど棒立ち状態のまま過ごした作業療法士は決して少なくない．

　発達障害作業療法は初め，肢体不自由児をおもな対象としたために，セラピストの意識が身体機能，とりわけ運動面に集中してしまった時代があった．新たな手技が発表されると，関係者一同がそれになびき，その眼鏡だけを使ってものを見てしまうような時代もあった．しかしいま発達障害の作業療法の対象となっているのは，重度脳性麻痺と重度精神遅滞をあわせもつ重症心身障害児・者から，脳性麻痺児，精神遅滞児，自閉症児，いわゆる学習障害児，不特定の発達障害児にいたるきわめて多様な子どもたちである．特定の治療手技をきわめただけで太刀打ちできる世界ではない．

　本書の主たる著者は岩崎清隆先生であるが，先生は岸本光夫先生と力を合わせ，発達障害の作業療法の基本的な理念，知識，技術のひとつひとつを丹念に書いて下さった．読者はきっと引用されている文献の多さとその領域の広さに目を瞠ることと思う．それも単なる引き写しではなく，完全に自分の血肉としたうえで書かれているので説得力がある．人間発達の解説ひとつをとってみても，岩崎先生らしい奥行きの深さが随所に感じられる．対象児を疾患の種類ではなく問題の質によって類別する視点や，アプローチの内容をその問題別に組み立てていく視点はたいへん示唆に富んでいる．

　書くべきことがあまりに多いので，本書はこのシリーズ始まって以来の上下二冊構成になった．基礎編と実践編の一組である．実践編には，生活や遊びのひとつひとつを組み立てていくための技術やヒントが述べられている．かっちりした記述は，豊かな臨床経験に支えられている．植物の名前を機関銃のようにならべ立て，一瞬たりともじっと坐っていない多動のSちゃんが，セラピストの，それらをすかさずホワイトボードに書き取っていくという咄嗟のアイデアに誘われて，やがて二人の間にやりとりの関係が始まっていった，というようなエピソードの挿入がとても興味深い．問題行動はきちんと止めなければならない，という主張には一種の気迫がある．

　岩崎先生は大学で哲学を専攻した方であるが，その後ゆえあって作業療法の途に転進され，発達障害領域ひとすじに臨床や教育を続けてこられた．障害児を育てることや親子関係を援助することについて，これまでにもきらりと光る文を書いてこられた．療育にかける思いの深さは並ではない．本書はその岩崎先生の思いが遺憾なく発揮された一冊であり，これから発達障害を手がけようという方にぜひとも読んでほしい一冊である．

　　2001年5月　　　　　　　　　　　　3名の編者を代表して　　鎌　倉　矩　子

発達障害の作業療法 第3版「実践編」目次

第3版 まえがき ……………………………………………………………………… ii

第2版 まえがき ……………………………………………………………………… iii

初版 編者の序 ……………………………………………………………………… v

第Ⅰ章　作業療法における評価 ……………………………………………… 1

Ⅰ-A　作業療法評価の基本的理念 ………………………………………… 2

Ⅰ-A-a　治療の本質―自覚的，意図的であること ……………………… 2

Ⅰ-A-b　支援ということば ………………………………………………… 3

Ⅰ-A-c　評価の目的と手順 ………………………………………………… 4

Ⅰ-A-d　共同作業としての評価過程 ……………………………………… 5

Ⅰ-A-e　相互作用としての評価と治療 …………………………………… 5

Ⅰ-B　評価の手順 ……………………………………………………………… 7

Ⅰ-B-a　第1段階―子どもとその家族に会う前にすること …………… 7

Ⅰ-B-b　第2段階―面接 …………………………………………………… 13

Ⅰ-B-c　第3段階―評価（検査）の準備 ………………………………… 15

Ⅰ-B-d　第4段階―評価の実施 …………………………………………… 19

Ⅰ-B-e　第5段階―評価のまとめ・評価の解釈 ………………………… 33

Ⅰ-B-f　第6段階―評価の総合と記述 …………………………………… 35

Ⅰ-B-g　第7段階―治療プログラムの立案 ……………………………… 40

第Ⅱ章　作業療法における治療 ……………………………………………… 41

Ⅱ-A　治療の実施における基本理念 ……………………………………… 42

Ⅱ-A-a　セラピストの障害に対する態度―治療主義と障害個性論 …… 42

Ⅱ-A-b　時代の治療に対する考え方への影響 …………………………… 42

Ⅱ-A-c　子どもの障害の種類や程度が障害の理解に与える影響 ……… 43

Ⅱ-A-d　保護者の成熟の過程が障害の理解に与える影響 ……………… 43

Ⅱ-A-e　福祉の整備度が障害の理解に与える影響 ……………………… 44

Ⅱ-B　学習の推進としての作業療法での治療 …………………………… 45

Ⅱ-C　治療・指導の目標と指導領域 ……………………………………… 46

Ⅱ-C-a　基本障害へのアプローチ ………………………………………… 46

Ⅱ-C-b　生活技能へのアプローチ ………………………………………… 46

Ⅱ-C-c　問題行動へのアプローチ ………………………………………… 47

Ⅱ-D　作業療法における治療理論 ･････････････････････････････････････ 49
Ⅱ-D-a　神経発達学的治療理論 ･･････････････････････････････ 49
Ⅱ-D-b　その他の肢体不自由児の運動障害に対する治療法 ････ 51
Ⅱ-D-c　感覚統合療法 ･････････････････････････････････････ 53
Ⅱ-D-d　認知発達を中心とした治療理論 ･･･････････････････ 55
Ⅱ-D-e　情緒・社会性を中心にした治療理論 ･･･････････････ 55
Ⅱ-D-f　応用行動分析理論 ･････････････････････････････････ 57

Ⅱ-E　介入理論適用に関わる問題点 ･･････････････････････････ 59
Ⅱ-E-a　根拠に基づいた推論の必要性―合理的な考え方 ････ 59
Ⅱ-E-b　ある観念論の悲劇 ･････････････････････････････････ 61
Ⅱ-E-c　介入理論の選択における指針 ･････････････････････ 62

Ⅱ-F　作業療法の心・技・体 ･･････････････････････････････････ 66
Ⅱ-F-a　心 ― 一歩踏み込んだ取り組み ･････････････････････ 66
Ⅱ-F-b　技・体 ― 子どもの能力を見極め，治療する能力 ･･･ 68

Ⅱ-G　指導形態・治療場所・治療の展開上の問題 ･･････････ 70
Ⅱ-G-a　指導形態 ･･･ 70
Ⅱ-G-b　治療場所 ･･･ 71
Ⅱ-G-c　治療の展開上の問題 ･･･････････････････････････････ 71
Ⅱ-G-d　治療の終了 ･･･ 73
Ⅱ-G-e　治療の効果判定 ･･･････････････････････････････････ 73

Ⅱ-H　治療の限界，作業療法の限界 ･････････････････････････ 75

Ⅱ-Ⅰ　職場形態によるはたらき方の違い ･････････････････････ 78
Ⅱ-Ⅰ-a　学校関連施設 ･････････････････････････････････････ 78
Ⅱ-Ⅰ-b　障害児福祉の領域の事業 ･･･････････････････････････ 79
Ⅱ-Ⅰ-c　訪問リハビリテーション ･････････････････････････ 81

第Ⅲ章　生存と健康生活への支援 ･･･････････････････････････････ 85

Ⅲ-A　睡眠と覚醒リズムの確立への援助 ･････････････････････ 86
Ⅲ-A-a　睡眠と覚醒に関わる問題 ･･･････････････････････････ 86
Ⅲ-A-b　睡眠と覚醒リズムの発達 ･･･････････････････････････ 86
Ⅲ-A-c　重症児にみられる睡眠と覚醒状態 ･･･････････････ 87
Ⅲ-A-d　睡眠・覚醒の問題への対処 ･･･････････････････････ 89

Ⅲ-B　姿勢と移動の援助 ･･･････････････････････････････････････ 91
Ⅲ-B-a　脳性まひ児の運動障害 ･････････････････････････････ 91
Ⅲ-B-b　脳性まひ児の姿勢・運動の評価の視点 ･･･････････ 93
Ⅲ-B-c　痙直型両麻痺児への援助 ･･･････････････････････････ 97

Ⅲ-B-d	痙直型片麻痺児への援助	102
Ⅲ-B-e	痙直型四肢麻痺児への援助	105
Ⅲ-B-f	アテトーゼ型四肢麻痺児への援助	107
Ⅲ-B-g	重症児への援助	111

Ⅲ-C　食事の援助 ……120

Ⅲ-C-a	摂食の意義	120
Ⅲ-C-b	摂食に関わる問題	120
Ⅲ-C-c	正常口腔機能	120
Ⅲ-C-d	摂食機能の発達	123
Ⅲ-C-e	摂食機能の評価	126
Ⅲ-C-f	脳性まひ児の食事指導	130
Ⅲ-C-g	精神発達遅滞児の食事指導	138

第Ⅳ章　生活の自立の支援 ……141

Ⅳ-A　排泄行動の援助 ……142

Ⅳ-A-a	排泄行動の自立の意義	142
Ⅳ-A-b	排泄指導の発達的準備（レディネス）	142
Ⅳ-A-c	排尿の生理的メカニズム	143
Ⅳ-A-d	排便の生理的メカニズム	144
Ⅳ-A-e	排泄に作用する要因	145
Ⅳ-A-f	排泄に関わる問題	146
Ⅳ-A-g	排泄機能の評価	147
Ⅳ-A-h	排泄の指導	149

Ⅳ-B　更衣の援助 ……154

Ⅳ-B-a	着衣の意義	154
Ⅳ-B-b	更衣動作における発達的準備（レディネス）	154
Ⅳ-B-c	更衣動作における問題および評価の視点	157
Ⅳ-B-d	更衣動作の指導	158

Ⅳ-C　生活を豊かにする道具—IT機器を中心に ……164

| Ⅳ-C-a | 人を呼ぶ | 164 |
| Ⅳ-C-b | 環境を制御する | 167 |

第Ⅴ章　遊びへの支援 ……169

Ⅴ-A　遊びによる評価の可能性 ……170
Ⅴ-B　遊びの観察のポイント ……172

| Ⅴ-B-a | 空間の処理 | 172 |

| Ｖ-Ｂ-ｂ | ものの処理 | 172 |

| Ｖ-Ｂ-ｃ | 模　倣 | 173 |

| Ｖ-Ｂ-ｄ | 対人意識 | 174 |

Ｖ-Ｃ　遊びの指導原則 …………………………………………………… 176

| Ｖ-Ｃ-ａ | 子どもの自発性をどうみるか | 176 |

| Ｖ-Ｃ-ｂ | 治療的であり，遊びであること | 177 |

| Ｖ-Ｃ-ｃ | 遊びを発展させる人とのやりとり | 177 |

Ｖ-Ｄ　遊びへの支援 ……………………………………………………… 179

| Ｖ-Ｄ-ａ | 作業療法の治療手段としての遊び | 179 |

Ｖ-Ｅ　学業と遊びの発達の道すじ ……………………………………… 181

Ｖ-Ｅ-ａ　学業と遊びの発達の構造 ……………………………………… 181

Ｖ-Ｅ-ｂ　ブロックＡ：姿勢・移動能力のコントロール ……………… 183

Ｖ-Ｅ-ｃ　ブロックＢ：目と手の協調 …………………………………… 184

Ｖ-Ｅ-ｄ　ブロックＣ：耳と口の協応 …………………………………… 184

Ｖ-Ｅ-ｅ　ブロックＤ：自己と環境（もの・人）の認識 ……………… 185

Ｖ-Ｅ-ｆ　ブロックＥ：イメージレベルの認識の高次化（イメージ，感情，意図）

…………………………………………………………………… 185

Ｖ-Ｅ-ｇ　ブロックＦ：概念レベルの認識（概念の形成） ……………… 186

Ｖ-Ｆ　指導目的別課題内容 ………………………………………………… 187

Ｖ-Ｆ-ａ　第一動作系列：① (背を) 伸ばす─② 支える─③ 屈む─④ 潜る─

⑤ 渡る・走る─⑥ 登る─⑦ 弾む・跳ぶ─⑧ 踏ん張る─⑨ 蹴る─

⑩ ぶら下がる ……………………………………………………… 187

Ｖ-Ｆ-ｂ　第二動作系列：① 揺する・漕ぐ─② 受ける─③ 投げる・当てる─

④ 回る─⑤ 転がる─⑥ (身体を) 回す─⑦ 背負う─⑧ 運ぶ─

⑨ 同時にする─⑩ 向く─⑪ 真似る─⑫ 踊る ………………… 193

Ｖ-Ｆ-ｃ　第三動作系列：① 注意を向ける・気づく─② 向く─③ じっと見る─

④ 目で追う─⑤ 手を伸ばす─⑥ 握る─⑦ 取る・つかむ ……… 198

Ｖ-Ｆ-ｄ　第四動作系列：① 振る─② 叩く─③ 引く・抜く─④ 押す─

⑤ 落とす・払う─⑥ 押さえる，貼る─⑦ 絞る ………………… 201

Ｖ-Ｆ-ｅ　第五動作系列：① (指で) 突く─② めくる─③ (指で) はさむ・刺す─

④ 探る─⑤ つまむ─⑥ まさぐる─⑦ はがす …………………… 203

Ｖ-Ｆ-ｆ　第六動作系列：① 開ける─② はずす─③ ちぎる─④ 破る ……… 206

Ｖ-Ｆ-ｇ　第七動作系例：① ひねる・回す─② 滑らす・ずらす─③ ねじる─

④ 巻く ……………………………………………………………… 207

Ⅴ-F-h　第八動作系列：① （棒で）突く―② すくう・かき回す―
　　　　　③ なすりつける―④ （棒で）ほじる―⑤ （道具で）切る―
　　　　　⑥ （棒を）振る―⑦ （棒で）ひねる ……………………………… 209

Ⅴ-F-i　第九動作系列：① 入れる―② 置く―③ 挿す・はめる―④ 通す―
　　　　　⑤引っかける―⑥ 積む―⑦ 並べる―⑧ 整える ……………… 211

Ⅴ-F-j　第十動作系列：① 離す―② 取り出す（出し・入れ）―
　　　　　③ はめる・つなぐ―④ 組み立てる・組み合わす―
　　　　　⑤ 結ぶ・くっつける―⑥ 片づける ………………………………… 217

Ⅴ-F-k　第十一動作系列：① 打つ―② はじく―③ 振る ………………… 221

Ⅴ-F-l　第十二動作系列：① 見比べる・見分ける―② 合わせる―
　　　　　③ 見つける―④ （ものを）覚える・（場所を）覚える ……………… 223

Ⅴ-F-m　第十三動作系列：① （指で）なぞる―② （目で）なぞる―
　　　　　③ （イメージで）なぞる …………………………………………… 226

Ⅴ-F-n　第十四動作系列：① 耳をすます―② 聞き分ける―③ 語る―
　　　　　④ 歌う―⑤ （音・声で）合わせる …………………………………… 227

Ⅴ-F-o　第十五動作系列：① そろえる・集める―② 分ける―③ 真似る―
　　　　　④ ふりをする―⑤ 演ずる（演奏する）―⑥ つくる ………………… 230

Ⅴ-F-p　第十六動作系列：① 始める―② し続ける―③ 終わる―
　　　　　④ 順番にする―⑤ 止める（中断する）―⑥ 繰り返す―
　　　　　⑦ 何もしないでいられる …………………………………………… 234

Ⅴ-F-q　第十七動作系列：① 並べる・比べる―② 数える―③ 足す・引く―
　　　　　④ 測る ………………………………………………………………… 237

Ⅴ-F-r　第十八動作系列：① （法則性に）気づく―② （法則性を）導き出す …… 241

Ⅴ-F-s　第十九動作系列：① 動作を（他者に）合わす―② 他者の気持ちがわかる―
　　　　　③ 相手の気持ちに合わす ……………………………………………… 243

第Ⅵ章　学業および学校生活への支援 ……………………………………… 247

Ⅵ-A　はじめに ……………………………………………………………… 248
Ⅵ-B　障害児の学習の困難さとそのメカニズム …………………………… 249
Ⅵ-B-a　注意集中力 ………………………………………………………… 249
Ⅵ-B-b　座位姿勢 …………………………………………………………… 250
Ⅵ-B-c　書くこと …………………………………………………………… 251
Ⅵ-B-d　読むこと …………………………………………………………… 252
Ⅵ-B-e　聞くこと …………………………………………………………… 253
Ⅵ-B-f　計算すること ……………………………………………………… 253
Ⅵ-B-g　学習で使用する道具の操作 ……………………………………… 254

VI-C　発達障害児の学校生活への支援 …………………………………………… 256
VI-C-a　給食場面での支援 ……………………………………………………… 256
VI-C-b　掃除 ……………………………………………………………………… 257

VI-D　学習を円滑に行うための用具選び─行為の目的と用具使用による
　　　　可能性 ……………………………………………………………………… 259
VI-D-a　集中するための環境整備 ……………………………………………… 259
VI-D-b　座ること ………………………………………………………………… 260
VI-D-c　書くこと ………………………………………………………………… 261
VI-D-d　読むこと ………………………………………………………………… 263
VI-D-e　聞くこと ………………………………………………………………… 263
VI-D-f　計算すること …………………………………………………………… 264
VI-D-g　定規操作 ………………………………………………………………… 264
VI-D-h　コンパス動作 …………………………………………………………… 265
VI-D-i　ハサミ動作 ……………………………………………………………… 266
VI-D-j　おわりに ………………………………………………………………… 266

VI-E　支援の実際 …………………………………………………………………… 267
VI-E-a　事例1：Aさん，21モノソミーによる重症心身障害児，女児，
　　　　　中学生 …………………………………………………………………… 267
VI-E-b　事例2：Bさん，脳性まひ，四肢まひ，アテトーゼ型，女児，
　　　　　小学校高学年 …………………………………………………………… 268
VI-E-c　事例3：Cさん，脳性まひ，重症心身障害者，女性，成人 ………… 269
VI-E-d　おわりに ………………………………………………………………… 270

第VII章　問題行動の理解とその対処 ………………………………… 271

VII-A　問題行動の理解とその対処 ……………………………………………… 272
VII-A-a　問題行動への対処の重要性 …………………………………………… 272
VII-A-b　「強度行動障害」研究の概要とその成果 …………………………… 273
VII-A-c　原因，機序 ……………………………………………………………… 273
VII-A-d　治療法・支援法 ………………………………………………………… 274
VII-A-e　問題行動へ対処する基本姿勢 ………………………………………… 276
VII-A-f　問題行動への対処と障害者虐待防止法の波紋 ……………………… 276
VII-A-g　常同・自傷行為への対処 ……………………………………………… 279
VII-A-h　泣くことへの対処 ……………………………………………………… 280
VII-A-i　破壊行動・他害行為に対する対処 …………………………………… 281
VII-A-j　多動性に対する対処 …………………………………………………… 282
VII-A-k　衝動性，注意散漫に対する対処 ……………………………………… 282

VII-A-l　こだわり行動に対する対処……………………………………283

VII-A-m　パニックに対する対処…………………………………………284

VII-A-n　偏食と丸のみに対する対処……………………………………285

VII-A-o　いたずら・不潔行為に対する対処……………………………286

VII-A-p　自己中心的行動に対する対処…………………………………287

第3版 あとがき ………………………………………………………………290

第2版 あとがき ………………………………………………………………292

初版 あとがき …………………………………………………………………294

索　引…………………………………………………………………………295

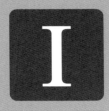

作業療法における評価

Ⅰ-A　作業療法評価の基本的理念
Ⅰ-B　評価の手順

I-A
作業療法評価の基本的理念

I-A-a
治療の本質—自覚的，意図的であること

セラピー（治療）とは，対象者のさまざまな能力を現在の状態より，より良い状態へ変化させたり，（進行性，老化など能力が下降していく場合は）維持させたりする，他者からの意図的なはたらきかけをいう．したがってそういう上昇的（あるいは水平的）変化が意図されていない場合は，同じような道具や方法を使っていても，そのはたらきかけはセラピーとはいわず，世話，介護，保護などと呼ばれる．改善という方向に沿って現状を変化させようとする意図があるからこそ，そのはたらきかけは治療的介入（therapeutic intervention）と呼ばれ，従事する人たちはセラピスト（療法士）と呼ばれる．セラピストの営みに医療費という代価が支払われるのは，ひとえに人々のこの改善に対する期待が彼らに向けられているからである．

作業療法の場合は，その変化は「歩けるようになる」「衣服が着られるようになる」「家事ができるようになる」「仕事に就ける」など，その人の生活の中での能力や役割の獲得や回復に焦点が当てられることが多い．子どもの場合では身辺処理の能力ばかりでなく，姿勢・運動，知的能力など具体的な行動を構成する要素的な能力の獲得に力点が置かれる場合もある．あるいは周りへの適応という観点から「パニックを起こさない」「動き回らない」など，何か周りがしてほしくないと思っている行動の減少や消去に対する期待の場合もある．

教室で「動き回らないで椅子に座っていてほしい」という親の要望があれば，その要望はそのまま作業療法士への期待になるので，作業療法士も当然それに応えたいと思う．しかしその求めに対して作業療法士はいったい何を，どうすればよいのであろうか．「動かないように口頭で注意する」「子どもが立ち上がらないように，座るときは紐で子どもの足を縛っておく」など，とっさにいろいろな考えが出てくるものの，どれも思いつきの域を出ないような気がする．実際に試してみると，縛られている間は子どもは動けないのであるが，紐をほどくとまたすぐ元の多動に戻ってしまう．考えてみれば，この場合は動けない状態を一時的に作ったにすぎず，「動かないようにする」という本人の主体的なアクションにはたらきかけているわけではないので，この結果も当然といえば当然といえる．効果がないだけならまだしも，方法によっては，離席が前よりも一層激しくなる場合が出てくる可能性がないわけではない．そうなれば改善どころか，改悪になってしまう．つまり作業療法士のはたらきかけとは，ただはたらきかけさえすればいいのではなく，改善が期待される確かなはたらきかけである必要がある．確かなはたらきかけとは，手っ取り早くいえば，問題となっている状態像のメカニズムや原因の分析に基づいて工夫されるはたらきかけである．問題の根本たる原因に対するはたらきかけであれば，そこに結果が変わる可能性が存在するからである．

先ほどの子どもの例に戻ろう．母親によると，好きなおもちゃで遊んでいるときはけっこう椅子に座っていられるらしい．また保育士からは，カーテンを引いて少し部屋を薄暗くしてやると，他の子どもと一緒に昼寝をすることもあるという情報も得ている．自分でも，この子どもが走り回ったり，飛び跳ねたりしてダイナミックな運動をした後では，少し落ち着きが出てくることを今まで何度か経験している．この子どものじっと座っていられない理由を，これらの情報を総合し自分なりに推測してみると次のような説明になる．

まず通常の環境でも，この子どもにとっては

過剰な刺激に満ちた環境になっている可能性がある．さらにいえば，通常の環境を過剰と感じてしまうこの子どもの感覚情報処理能力（過敏さあるいは鈍感さ）にも問題がある可能性がある．そうすると，この子どもの感覚情報処理能力をさらに詳しく調べ上げ，それがはっきりすれば，感覚情報の処理能力の向上を目指してはたらきかければよいことになる．勉強や生活技能など何か具体的なものごとの学習では，静かな部屋で，使う遊具だけを机に置いてやってみるというような，環境や手順の整備や調整も必要になるのかもしれない．このように問題とされていることの構造や原因を明らかにしつつ，それに対するはたらきかけの根拠を自分なりに説明できて，対象に臨む意図的で自覚的なはたらきかけをセラピー（治療）と呼ぶのである．その場の思いつきや，どこかで読んだり，人から言われたことを鵜呑みにして行うはたらきかけは，たとえ偶然に望ましい結果が得られることがあったりしたとしても，それは治療的とは呼べない．

　もちろん意図的で自覚的なはたらきかけであったとしても，期待した結果がいつも得られるとは限らない．しかし，その結果が期待されたものでなかった場合でも，それが意識的な営みである限り，治療者はそこからはたらきかけの不十分さや無効性を知ることができる．反対に意識的でないはたらきかけからは，それが期待される結果を生んだ場合であっても，それがなぜよかったのかが確認されない．つまり意識的でないはたらきかけは，そこに何かを学ぶことが乏しい半面，意識的なはたらきかけは結果の良し悪しにかかわらず，そこから必ず何かを学ぶことができる．初心者は最初から熟練した技術を持っているわけではない．経験を重ねると臨床家としての腕が上がるというのは，こうした学習をきちんと重ねてきた結果に他ならない．このように経験を経験として蓄積させ，学習を可能にするためにも，対象者へのはたらきかけは自覚的で意図的である必要がある．

Ⅰ-A-b
支援ということば

　子どもの問題の改善を目指すはたらきかけを，かつて医療では〈治療・訓練〉，学校教育では〈教育・指導〉などと呼んでいたが，近年，これらはいずれも〈支援〉ということばで呼ばれるようになっている．〈治療〉と〈支援〉では中身が違うのであろうか．〈支援〉ということばはその内容ではなく，専門家からの対象者へのはたらきかけの立ち位置が変化してきたこと，あるいは変化すべきことを表明しているもののように思われる．

　専門家とは，専門的な知識・技術を持った人々なので，昔は専門家にお願いして，あるいはお任せして対象者の目下の状態像を改善してもらうという発想があり，サービスを提供する側，受ける側の双方ともその関係のあり方を疑うことはなかった．しかし病気や障害の不便さを克服するのは当事者なので，この「よくなる」過程は，もともと本人の主体的な活動に他ならない．それならばサービスを受ける側の主体性を明確にしながら治療行為を遂行したほうが，より医療，教育の本来的なあり方になるはずである．そのようなことに気づき始めたのが，この用語の使用のきっかけになったのである．

　「持てる者」から「持たざる者」へのサービスの授受という形は，サービスを与える側に慢心と誤謬を生み，受ける側に依存と失望を醸し出しやすい土壌である．医療行為や教育は，もともと双方向の交渉を求めるものである．専門家と対象者の双方向の交渉によってこそ，初めて治療は人の援助たりうるものになるのである．

　日本語の「支援」ということばには，さまざまなニュアンスが込められている．まず援助（help）という意味があるが，これは英語では，help someone…ing というように使われ，そこでは活動の主体が明確にされているとともに，援助の内容も具体的に明確にされるべきことが示唆されている．援助者が本人になり替わって，何かをやってあげることではない．障害のある

子どもの支援の場合は，子どもの学習を助けることは，親の育児を助けることでもあるので，二重の意味の支援ということになる．サポート（support）ということばは植物の支柱を連想させるが，その語源はラテン語にあり（L＜sub＋upo＋portare）下から上に向かって支えることである．倒れかかったものを垂直方向（上）に起こすことであるから，そこではその行動に目標が存在すべきことが示唆されている．垂直とは，その行為・行動が本来あるべき方向を意味するものなのか，一般に行われている標準を意味するものなのか，そこは議論の余地はあるものの，支援が明確な目標を持った行動であることが明示されている．アシスト（assist）ということばも，ラテン語に起源を持ち（ad＋stand＝そばに立つこと）を意味するので，流行のことばでいえば，〈寄り添い〉ということになろうか．これは支援が物理的空間においても，本人の生活空間のなるべく近くで行われるべきであるということになる．最後にケア（care）ということばも，よく支援のニュアンスで使われるが，その本意は〈気にする〉で，支援を行うものの心理的状態について触れている．ただするのではなく〈心を込めてせよ〉ということであり，馴染んだ日本語のことばでいえば，〈気配り〉がそれに相当する．

航空機や鉄道で終着点に到達すると〈またの機会のご利用をお待ちしています〉というアナウンスが入るが，それを英語では〈serving you again〉といっている．Serve されたものがサービス（service）であるが，これもラテン語の（L＜servus＝奴隷）に語源を持っている．サービス提供者は servant＝召使いなので，滅私の精神で主人に仕えなければならないことになる．滅私の精神で仕えるというところまではいけないとしても，支援が，①子どもの学習を助けること，②具体的な目標が存在していること，③子どもとその家族の暮らしにくさを解消すること，④心を込めて行うべきことであることはよく理解できる．

以上のように〈支援〉ということば使いは，かつての〈治療〉や〈教育〉ということばで意味されていた内容を変更するものではない．それどころか，現状を改善しようとする専門家の意図的，自覚的なはたらきかけという本来的な意味をさらに明確にするものに他ならない．

■ I -A-c
評価の目的と手順

子どもの持つ問題の原因やその機序が明らかになると，そのために何をすればよいかがみえてくる．そのように治療を適切なものにするための手がかりを得る作業が〈評価〉である．評価（evaluation）と類似の用語に検査（assessment）があるが，これは特定の道具，方法を使っての情報の入手を意味する．評価は，情報の入手だけではなく，その情報の解釈までを含むので検査よりは広い概念といえる．さらに検査という用語は，主に子ども自身の臨床像の把握において使われるが，評価では，医学的，発達学的診断など対象者個人の情報に留まらず，その対象が生活する家庭（あるいは病棟）や学校など人的・物理的環境のすべてに及ぶので，評価は当事者のより総合的な把握といえる．

作業療法評価は，①子どもの家庭，学校，社会，病棟への適応を阻み，彼らの現在の生活の質を低下させている問題が何であるか明確にし，②親から聞いたり，自分の目と手で確かめたりしながら，いろいろな情報を集め，③それらを整理し，問題とされている事柄の構造を明らかにするという手順を踏むが，そのような問題解決のための手がかりを得るすべての営みをいう．

評価は，当事者のそれまで生きてきた過程と現在の状態像の簡潔なまとめであるので，他職種にとっても大変利用価値のある報告である．また治療者のはたらきかけの是非を判断する治療効果の判定資料にもなる．治療効果は，治療的介入前後の状態の比較によってのみ明らかになるので，対象者の治療前後の状態像が正確に測定・記述される必要がある．しかし評価の目

I-A 作業療法評価の基本的理念

的の第1は，あくまで治療者が治療のための手がかりを得ることにある．いかに体裁の整った報告書になっていても，数値的な処理が可能な体裁をとっていようと，治療のための手がかりを与えるものでなければ，いい評価とはいえない．別ないい方をすれば，評価とは作業療法士が，子どもの問題を作業療法士が扱えるような形にまとめ直す作業ともいえる．

■ I-A-d
共同作業としての評価過程

治療行為には，治療をするひとと治療を受けるひととが存在する．リハビリテーションにおける治療は，それら当事者の間だけで進展するのでなく，通常治療する側も複数の職種が関わり，チームとしてはたらきかけることが多い．複数の職種が関わるわけであるから，お互いに治療の目標や内容を知っておく必要がある．したがって作業療法士は，家族の他，療育チームの他のメンバーとともに，子どもの問題や目標を共有するだけでなく，そこで用いられる介入方法，内容なども知っておくと都合がよい．作業療法士が得意とする領域があるように，他職種にもそれぞれ得意とする分野がある．他職種が分担する内容を知ることによって，作業療法士の役割がより明確になることもある．

作業療法とは，作業療法士が行う治療的介入であるが，それはとりもなおさず，親，子ども，療育チームとの4者の相互交渉の中で展開されるべきものでもある．

■ I-A-e
相互作用としての評価と治療

評価・治療の過程は，①主訴を巡って，②いろいろな情報が収集され，③それらが整理・解釈されることによって，④問題の本質が明らかになり，⑤それに沿って治療プログラムが立案されるという流れを持つ．しかしこれは論理的な手順であって，実際の臨床の現場では，治療

プログラムの立案の過程は，もう少し複雑で，それほど直線的ではない．評価と治療が相互に作用し合い，時間的にも行きつ戻りつしながら進行していく．子どもの臨床像をつぶさに，正確に把握すればするほど問題の理解も深まる．問題の理解が深まれば，解決の糸口もみえやすくなってくる．その点で，評価と治療は相互的であるといってもいい．

「つぶさに，正確に」とは，表層に現れた能力だけでなく，その時点で子どもが持っている潜在能力までのすべての能力を観察することを含む．子どもの場合，場所や人への安心感，その日の体調や気分などによって，能力の表出状態が大きく変わってくることがある．時と場所によってできたりできなかったりすることは子どもの場合，よくあることである．したがって子どもが持っている最大能力を引き出すためには，その表出を阻害している因子を抑制することにより，子どもの能力が出やすくなるようなはたらきかけをする必要が出てくる場合もある．子どもの行動の深部を読み取ろうとしたり，その潜在能力まで知ろうとしたりすると，それなりのはたらきかけが不可避となる．つまり評価とは，治療者が受ける情報の入力，治療とは治療者がはたらきかける出力というように単純に峻別することはできず，両者の関係は，相互に修正し合い，補足し合っている．

また治療的なはたらきかけが適切であると，子どもの状態像も当然変化する．その変化の中に，今までみえなかった能力がみえたり，新たに調べなければいけないような領域を見つけたりするような機会があり，評価はさらに深まっていく．評価と治療は，評価が深まれば深まるほど，より良い治療が可能になる関係である．またいい治療ができているから，評価すべきところがより適切になるのである．評価と治療とそれぞれが螺旋階段状に高次化していくという構造を持つものである（図I-A-1）．

発達障害の評価は，他の領域と同様におおまかには初期評価⇒治療⇒再評価という流れに沿うものの，発達障害領域にはそれ特有の独自性

5

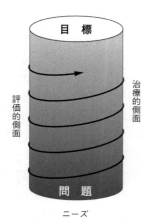

図Ⅰ-A-1 評価と治療との螺旋階段的関係
評価が深まれば，治療が深まり，治療が深まれば，さらに評価が深まる．

もある．子どもは治療者との親密で適切な関係の中で，提供する課題に取り組むことができる．したがって初期評価をすませてから治療に入るというより，何らかの働きかけの中で，時間をかけて子どもとの人間関係を築きながら行われることが多い．つまり評価と治療の開始の時期は，通常重なる部分が出てくることが多くなる．発達障害の臨床では，半年くらいかけてゆっくり評価することも稀ではない．

　評価と治療の関係が以上に述べたようなものであるならば，でき合いのメニュー化された治療というのは考えにくい．問題の分析からではない，思いつきや受け売りのようなはたらきかけが，自覚的に行われることは考えにくい．また「評価はできたが，さりとて治療で何をしていいかがわからない」ということも想像しにくい．評価ができたということは，子どもの問題に対して何をしたらいいかがわかることだからである．人は理解した分だけしか治療できない．しかし逆にいうと，理解した分だけ，確実に治療ができるのである．優れた臨床家とは単に治療技術において優れているだけではなく，同時に問題を深く観察し，総合できる評価者でもあるのである．

I-B
評価の手順

　図I-B-1は評価の全過程を示したものである．つまり作業療法の処方箋が出されたら，まず何をどのように準備し，子どもとその家族に会う初日には何を行い，次のステップでは何をしたらいいかという流れを示す道案内ともいえる．本書ではその過程を六つの段階に分けて説明する．

I-B-a
第1段階—子どもとその家族に会う前にすること

1) 担当者の決定過程

　一般病院の場合は，作業療法の処方箋が最初に診療した医師から出されるだけで，具体的な担当者の決定は，リハビリテーション科あるいは作業療法科に委ねられる場合も少なくない．一方，発達障害児のための専門的な医療・福祉施設では，担当セラピストの決定は，対象児の担当を決めるための何らかの会議を経て決められることが多い．典型的な手順としては，対象児が外来で通所を開始する場合，受診をした医師がまず子どもの持つニーズの性質によって，理学療法，言語聴覚療法，作業療法，臨床心理部門への配置を決める（処方箋を書く）．その後，それぞれの部門の責任者によって，所属セラピストの患者受け持ち人数，セラピストの経験年数，技能，性格などを勘案して，担当セラピストが決められる場合が多い．もちろんセラピストの興味・関心など自己申告を尊重して，担当者が合議で決められるところもある．

　医師による受診の後，対象児がリハビリテーションの各部門に振り分けられる前に，まず臨床心理士が発達検査を実施してから，その結果を踏まえて新患ケース会議で検討しながら担当者を決めるという流れが確立している場合が最も多いようである．この場合は発達段階や発達プロフィールを参考にすることができるので，担当が決まり次第，担当者は評価の準備を始めることになる．またこのような会議を経ていると職員間で担当する子どもの情報が共有されるので，治療上の困難や問題が生じた場合，セラピスト間での協力や相互支援がやりやすくなる利点もある．対象児が入院している場合は，各病棟を担当するセラピストが，自動的にそこに所属する対象児を担当することになっている場合が多い．

2) 情報の整理と主要な問題点の想定

　担当する作業療法士が処方箋を受け取ってから（医療機関の場合），あるいは作業療法の実施を依頼されてから（医療機関以外の場合），評価のために子どもとその家族に会うまでにしなければならないことがいくつかある．それは，まず子どもの持つ主要な問題を想定し，あらかじめ重点を置くべき評価領域に目星をつけておくことである．彼らが作業療法部門を訪ねる前に，当該機関を訪れた理由と医学的情報，生育歴などの記述があれば，どこに主要な問題があるかおおよその見当がつくはずである．

3) 一般情報の収集とその意義

　一般情報とは　①暦年齢，②診断名，③出産時の状況・生育歴，④子どもを取り巻く人的環境など，治療を開始するに当たって，他の部門とも共有できる基本的な情報をいう．一般情報の収集は，書式をあらかじめ決め，療育チームの各部門で共有できるようになっていると，親は行く先ざきで何度も同じことを書いたり，聞かれたりしなくてすむ．ただし一般情報といえども，家族構成の情報はプライバシーに関わる事項なので，記載項目については十分な配慮が必要である．基本的には，記載事項は過去，現在の健康上，発達上の状態に関する客観的に観察可能な項目に留めるとよい．保護者の気持

I. 作業療法における評価

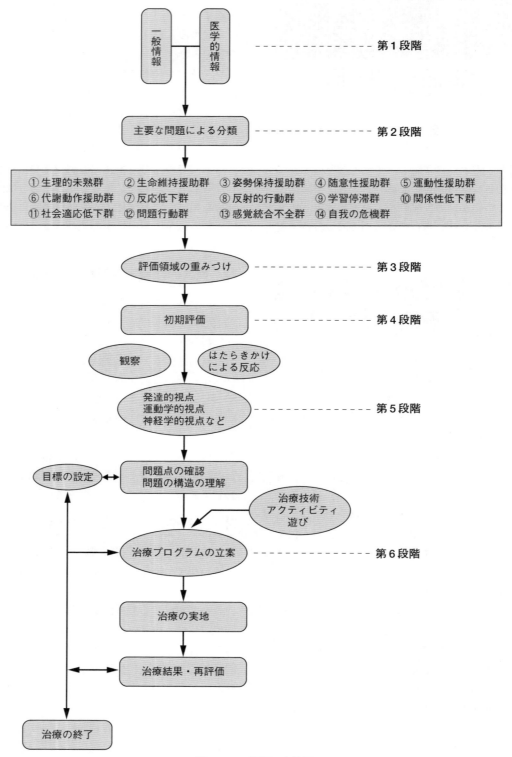

図 I-B-1　評価の全過程

I-B　評価の手順

表I-B-1　発達の経過（各部門共有の一般基本情報）

○○病院　リハビリテーション科

氏名	男・女　ID番号　　　　　記録日
生年月日　H.　年　月　日　年齢：　　歳　カ月　　H.　年　月　日	
診断名　※例：脳性まひ（痙直型四肢まひ）：＋精神発達遅滞，＋てんかんなど	
家族構成　父　　　　母	

妊娠中および出産時の状況

出産の状態	正常分娩，鉗子分娩，吸引分娩，麻酔分娩，異常胎位（骨盤位など），帝王切開，微弱陣痛，前早期破水，臍帯巻絡
母親の妊娠中の異常とその時期	例：切迫流産，出血，妊娠中毒，高血圧，むくみ，前置胎盤，胎盤機能不全，頸管無力症，子宮筋腫，貧血，発熱など
出産時の母の年齢	歳　　本児は　　第　子
陣痛開始から出産までの時間	時間　　　分
在胎週数	週　出生時体重　　　　　　g
仮死の有・無	有　・　無　Apgar スコアー
保育器にいた期間	週　黄疸の状態　　　普通　　　強い
その他の問題	

発達・成長の経過

乳の飲み方	飲みがいい	普通		悪い	
痙攣の有無	有　・　無	服薬			
覚醒状態	よく泣く	あまり泣かない			
睡眠	昼寝の回数	1回の睡眠時間			
運動発達	首がすわる　カ月	寝返り	カ月	おすわり	カ月
	這い這い　カ月	つかまり立ち	カ月	歩行	カ月
精神発達	目で物を追う　カ月	あやすと笑う	カ月	人見知り	カ月
	カタコト話す　カ月	おむつがとれる	カ月		

今までかかった医療，福祉機関　　　例：3歳児健診で○児童相談所

平成○年○月	○歳○カ月のとき，病院小児科で○○と診断
平成○年○月○歳○カ月〜	肢体不自由児施設○○園で○○訓練を受ける
平成○年○月○歳○カ月〜	○○市精神薄弱児通園施設○○園

ち，感情など心理的な側面に触れる事柄は，面接で直接家族から聞くようにすべきである．記載内容は，自由記載を少なくし選択式にしたほうが保護者にとって書きやすく，時間短縮にもつながる．記載量が多いと保護者への負担になるので，せいぜいA4サイズ1枚くらいに収まるような量に留めるとよい．サンプルとして**表I-B-1**に書式を提示しておく．以下にそれぞれの項目の持つ意味，利用の仕方など，情報としての価値について触れる．

4)　暦年齢

　暦年齢（実際の年齢，早産の場合は修正年齢）が持つ意味は，評価の対象者や発達障害の内容によって異なる．暦年齢は比較・参照にすべき

発達指標を示唆するので，発達診断・判定には不可欠な情報である．また暦年齢は，発達検査でどの項目，段階から検査すればよいかのおおまかな指標を示してくれるので，知的・精神発達障害児では検査前に聞いておく必要がある．しかし典型的発達からの逸脱（異常性）がすでに顕著になっていたり，子どもが年長であったりする場合には，暦年齢の比較基準としての意義はおのずと小さくならざるを得ない．重症心身障害児施設などで，職員に対象者の年齢を聞いても，すぐには答えが返ってこないことがよくある．これはこれらの職員の対象者への関心が薄いからというわけではない．25歳であっても，45歳であっても，その対象者にとっての療育サービスに基本的な違いがない場合，療育の

Ⅰ. 作業療法における評価

中身を考えるうえで意義の乏しい情報は，忙しい日常の中で人々の意識から消えやすいというだけのことである．

評価者の評価能力を自己採点するという意味で，子どもに接してから暦年齢を聞くのも悪くない[*1]．「2歳くらいかな」と思っていると，4歳であったり，6歳であったりすることもある．「自分はなぜこの子どもを〇歳ぐらいだと思ったのか．身長や体の大きさから判断したのか．そう判断した根拠はどこにあるのか」など自問してみると，子どもの中で逸脱している点，遅れている点がより一層明確に意識されるはずである．

5) 診断名

診断名が与えられると，そこから臨床像や主要な問題点が推測され，検査で重点を置くべき領域も特定されてくるという点で，診断名は評価において最も重要な情報の一つといえる．鑑別診断とは，疾病の本態を特定するとともに他の疾患との違いを明確にすることでもある．したがって症状群を示す病型は（これであったら，それではないというように）それぞれ排他的であるので，発達障害に関連する医学的な主診断名は，通常一つでしかありえない．診断上は「自閉症スペクトラム障害」であれば「精神発達遅滞」ではないし，「精神発達遅滞」であれば，「自閉症スペクトラム障害」ではないということである．しかし実際には自閉症状を呈する精神発達遅滞児という意味や，知的な遅れを伴った自閉症児という意味で両者が併記してある場合も少なくない．「CP（脳性まひ）+MR（精神発達遅滞）+Epi（てんかん）」など症状が複数併記してある場合もあるが，基本的に診断名はあくまで脳性まひであり，それに知的遅れとてんかん

を伴っていることを意味する記述と理解される．

発達障害の領域では，診断名がいつも確定されているとは限らず，〇〇の疑いというような暫定的な診断になっていることも少なからずある．特に知的・精神的機能障害の分野では，注意欠陥障害から自閉症，あるいは自閉症から精神発達遅滞などというように，成長に伴って診断が変更されることもそれほど珍しいことではない．特に小児精神・神経科の専門家に診てもらってきた経過のある子どもにそういう傾向があるが，この種の発達障害の診断がそれだけ外に現れた症状に依存していることをものがたるものでもある．脳性まひなどでは，四肢機能体幹障害，運動性協調障害など必ずしも医学的診断名とはされていない名称が使われていたりすることもある．麻痺のタイプまで記述されていると治療を考えるうえで助けとなるが，それが記述されていたとしても，麻痺のタイプやその出現部位などは作業療法士自身によっても，再度確認されるべき事項である．

6) 生育歴

① 妊娠中や出産時の状況，② 発達，成長，健康状態，③ これまでかかった医療，福祉，教育機関なども，あらかじめ保護者に記述してもらっておくと便利である．ただし成育歴に関する情報は，こちらが聞きたいことの真意が伝わっていなかったり，ディテールが不足したりすることがあるので，面接でそれらを確認し，細部を補足することが必要となる．① 妊娠中や出産時の状況は，現在の臨床像を理解する場合に解釈を助けてくれるので，臨床像と重ね合わせて理解するとよい．早期産児とPVL[*2]，仮死（APGARスコアー）[*3]と両麻痺，核黄疸とアテ

---

*1 筆者は電車や飛行機の中で，乳児や幼児をみかけると「何歳くらいかな」と想像してみることにしている．隣合わせになったりして声をかけられるようになると，「もう何カ月ですか」と聞いてみることもある．聞いてみて見立てがわずかの誤差であれば，「やった」という気分になる．

*2 早期産児では，脳溝は浅く，脳軟膜からの終動脈は脳室に近い白質で終わっている．また髄鞘形成が脳室周囲で活発であるが，この活発な部位が逆に傷害を受けやすいところでもある．特に早期産児の中でも，極低出生体重児では脳室内出血（Intraventricular hemorrhage：IVH）が多く，これが脳室周囲白質軟化症（PVL：periven-

トーゼ[*4]，哺育器と視覚障害[*5]などは臨床像との因果関係がよく指摘されるエピソードのセットである．② 発達，成長，健康状態からの情報も，診断名と同様，作業療法診断にとってはいろいろな治療上の手がかりをもたらす．

哺乳の状態，健康状態，覚醒状態，姿勢・運動発達，知的・精神発達における発達課題の達成時期などの事項は，保護者にとって自由記述ではなく，○×式や月齢数の自記式にしたほうが書きやすい．**表Ⅰ-B-1**では運動発達で六つ，精神発達で五つの達成時期を尋ねているが，むしろ一般的情報収集の段階ではあまり項目を増やさないほうがいい．一般情報は保護者が記載するものなので，発達指標として重要なものであっても，保護者の印象に残りにくい項目は結局，不正確になり，情報としての価値が低くなる可能性が高いからである．

③ これまでかかった医療，福祉，教育機関とそこで受けたサービス内容もその子どもを理解するうえで重要である．発達障害の本態ではないにしても，発達障害がある子どもは，医療上，健康上の随伴症状を持つことが多い．てんかん発作，内臓の奇形，骨の耐性，筋の易疲労性などは療育上の禁忌項目を示唆してくれる．福祉，教育機関でのサービス内容も，異なる次元の情報を提供してくれることがある．通常，子どもの能力と実際できていることとの間にあまり差がない場合は，それまで受けてきたサービスがおおむね療育的に適切であったと判断される．反対に潜在的な能力が高いにもかかわらず，そ

れが日常の機能に結びついていないような場合には，それまでの療育的はたらきかけが不十分か，不適切であった可能性も出てくる．少し経験を積んだ作業療法士であると，子どもに接してみると，今までどのようなはたらきかけを受けてきたか，おおよそ見当がつくものである．

それまでに治療的なはたらきかけをまったく受けてこなかった場合には，大きな変化が期待できる半面，誤学習がすでに固定化している可能性も高い．医療・療育機関を転々と変えていたり，反対に一度も療育機関に通っていなかったりするようなケースでは，そこに保護者の子どもの障害に対する理解の程度や療育態度を読み取ることもできる．近年ではそういうことも少なくなってきたが，かつては医療福祉的なサービスや制度をまったく知らず，就学年齢や，思春期になって初めて医療機関を訪れるという場合も少なからずあった．親は子どもの生育に関して不安が生じたとき，自発的に医療・福祉機関を探したり，情報を集めるべく動き出したりするのが自然である．そう考えると就学年齢になるまでそういう機関の存在，サービス，制度を知らなかったということは，それ自体特異といえるかもしれない．また大きな総合病院などの場合では，内科的な疾患で病院に入院して，担当医から作業療法を勧められ，処方されてくる場合もある．いずれの場合も，子どもが大きくなるまで，保護者に療育上の不安はあったのであろうが，少なくとも両親に医療・療育機関に向けられた積極的なニーズが存在していな

tricular leukomalacia）を引き起こす．傷害の部位（脳室周囲白質）には，下肢への運動神経が分布しており，痙直型両麻痺になることが多い．

*3　APGARスコアーとは，アメリカの麻酔科医ヴァージニア・アプガー（Virginia Apgar）によって作られた，仮死の判定に使われる評価方法である．A：Appearance（皮膚の色），P：Pulse（心拍数），G：Grimace（反射），A：Activity（筋緊張），R：Respiration（呼吸数）の5領域で0〜2点の3段階評価をし，得点が8点以上を正常とし，4〜7点を軽度仮死，3点以下を重度仮死とする．

*4　未熟児などでは，肝臓での血中の間接ビリルビンの処理がうまくいかず，血中のビリルビン濃度が高まり，これが基底核などの神経細胞を傷害する．基底核が特異的に傷害されるので，アテトーゼ型の麻痺になる．かつては，アテトーゼ型脳性まひの原因として，この核黄疸が多かったが，現在では交換輸血が行われ，運動障害を残すリスクは低くなった．

*5　早期産児は，もともと網膜血管が十分に発達していない．そこに高濃度の酸素が投与されると，網膜剝離をきたす危険性が高くなる．かつてはそういう原因による未熟児網膜症が存在した．

かったことも事実である．そういう場合，作業療法士は，親の必ずしも自発的な意思に基づくものではない治療的はたらきかけを開始することになるわけであるから，それなりの配慮が必要になってくることはいうまでもない．

7）子どもを取り巻く人的・物理的環境

家庭療育をきめ細かく援助するためにも，家族構成をはじめ子どもを取り巻く人的環境を知る必要がある．一般的には発達障害児の育児には，援助の手が多ければ多いほどよい．しかし祖父母との同居が母親にとってストレスの一因になりうるので，必ずしも2世帯同居が理想というわけでもないことを知っておく必要がある．夫婦のあり方も，障害児の育児に反映される重要な要因といえる．一般的にいって育児に父親の協力が得られにくい場合は，母親にやみくもな熱心さが生まれやすく，その柔軟性を欠いた熱意が結果的に障害児のきょうだいに対する無自覚的なネグレクトを引き起こしかねない．親が妹や弟など他に子どもを持とうとしない場合には，「この子にすべての愛情を注ぎたい」といいつつも，実は親が障害児の育児に疲れ果てている実態も考えられる．

発達障害がある子どもが持てる能力を十全に発揮し，順調に育っていくうえでは，慈愛に満ちた保護的な環境が不可欠であることはいうまでもない．いかに最新の根拠に基づく教育，指導，訓練，支援が提供されようとも，その子どもを「そのままに受け入れ，その存在をよし」とする両親や家族の受容的態度がなければ，それらサービスが実効をみることは難しい．子どもの発達や将来を視野に入れると，両親や家族の子どもに対するあり方が決定的な意味を持つことは疑う余地がない．

その点，外来部門での作業療法の受診は，義務教育などとは異なり有料であり，両親の任意な自主性に基づく行為なので，もともとリハビリテーションの臨床の現場に参集する子どもたちの家庭環境は良好であることが多い．そのような親であるからこそ，それなりの負担と犠牲を強いる通院付き添いを含めた子育てが可能になるのである．しかし入所施設などでは，福祉目的（むしろ家庭で育てないほうがいいとの判断）の場合のほうが入所の緊急性が高くなるので，作業療法士が育児放棄，虐待，さまざまな理由による家族との絆を喪失した子どもの支援に当たることも少なくない．そのような入所施設では，特に幼少時期においては，不特定多数の職員による介護・療育ではなく，代理親としての担当を決めるなどして，なるべく家庭のそれに近い形での子どもの養育を実現すべく配慮されていることが多い．

両親の養育態度，子どもの障害への理解や受容の程度の記述には，セラピストの予断が入り込む余地があるので，その記述に十分な配慮が必要である．もともと養育態度は，内外からのさまざまな要因によって影響を受けるものであるし，それ自体が変化していくものである．たとえ作業療法士がネガティブな印象を受けたとしても，それは好転していく可能性をはらんだものとして理解する必要がある．当事者たる親の心情は専門家といえども，推し量ることには限界がある．筆者は両親の養育態度，子どもの障害への理解や受容の程度に関しては，記載が独り歩きする危険性を考えて，むしろ判断せず，感じたことは心に留める程度がよいと考えている．

概して一般情報の自記式記載では，プライバシーに触れる事柄に関しては，兄弟の有無，祖父母との同居など差し障りのない範囲での家族構成項目に留め，微妙な話題を含む項目は，基本的に面接で聞くようにするとよい．かつては家族の情報として，両親の学歴，職業の記載などが求められたこともあったが，現在これらは公的サービス機関では，もはや聞かないことが常識とされている．それは，サービスの提供に資する程度よりも，サービス受給者にとってバイアスになる危険性のほうが高いと判断されているからである．

物理的環境の中で，療育内容に関係するという点で重要な情報は，住所，居住家屋の種類な

どである．通院経路，通院にかかる時間，通学する学校，利用できる福祉サービス機関・社会資源などは，ほぼ利用者の住居の所在地によって決まってくる．公的サービスに関しては基礎編第Ⅴ章「発達障害児の子育て支援の法的・制度的環境」で触れているが，その子どもが受ける福祉的なサービスの内容も，自治体の税収状況と関係するので，主要都市部と郡部とでは微妙な格差があることも事実である．現在および将来，その子どもが受けるであろう医療・福祉，教育のサービスの種類や内容，人との交わり，場所や行事への参加，それらすべての経験の総和を想定すると，どこに住むかは，意外に大きな要因であることに気づく．しかしこれは，地域の医療・福祉，教育，行政サービスに精通していて，初めて情報としての意味を持つものなので，作業療法士は地域の社会資源に知悉している必要がある．

居住する家屋の種類（賃貸か持ち家か），住宅の広さ，周りの環境，祖父母の支援の可能性などは療育の質に関係することではあるが，聞き方に特別の配慮を要することはいうまでもない．

これら子どもを取り巻く人的・物理的環境に関する情報は，対象者の心身の能力を解釈するうえでの文脈を形成するものであり，治療的アイデアを生み出しやすくするものである．

8) 他部門からの情報

医療機関では情報のIT化が進んできたので，どの職員も他部門の情報に直接アクセスできる場合が少なくない．したがって臨床現場では，作業療法士が自己の治療計画の中に，他部門の情報を書き込むということはあまりない．しかし作業療法士の養成機関では，他職種からのアプローチとの整合性を意識させるなどの教育上の目的から，臨地実習などにおいて，必ず他部門からの情報を収集するように指導している．これは①対象者への支援が多角的になされること，②各職種には固有の視点があること，③責任を持つ主要な守備領域が存在するこ

と，または重なり合う部分もあることを再確認させ，それを自らの作業療法計画の参考にするとともに，自らのアプローチが他部門のそれとどのように連携しているかを吟味させる，教育上の目的から行われていると解される．

つまり手っ取り早くいえば，これらはあくまで自らの治療計画作成のための参考なのであり，そのことをよく認識する必要がある．臨床実習の現場では，学生が他部門からの情報の収集に多くのエネルギーを費やす様子をよく見聞きする．学生にとっては他職種の面会を取りつけるのが一苦労であるが，各部門では，いろいろな部門からの実習生が毎回同じようなことを聞きにくるわけであるが，忙しい臨床の日常においては，これに十分対応しきれない事情もある．情報が十分集まらないことを指摘されて過度に落ち込んだり，限られた日数の中で，多くのエネルギーをこれに使ったりするのは本末転倒である．

自らの目と手で観察し，確認をしたことが評価の本筋ではあるが，その自らの目と手に自信がないと，そこのところの情報を他に依存する傾向が出てくる．他部門からの情報とは，あくまで自分では入手の手段や方法を持たない領域での情報の収集であって，本来自分で確認しなければならないものを借用するために使われるものではない．特に理学療法部門からの運動能力の情報，心理判定部門からの知的・精神的機能の情報などは，自ら確かめたものとの整合性をみるくらいのつもりでみればいいものである．参考というのは，あればあったで役に立つものではあるが，また，なければなくていいものでもある．

■ I-B-b
第2段階─面接

1) 面接の準備

面接の場所，時間などはあらかじめ確認しておくとよい．面接は子どもとその保護者に会う

最初の機会なので，両者に不快な思いをさせないよう，十全な準備と配慮が必要である．だだっ広い治療室，教材に子どもが直接手を伸ばせるような部屋は，そこで子どもは不安やパニックに陥りやすく，子どもがコントロールを失う可能性が高いので，面接には不向きである．

面接は通常，保護者と対象となる子どもが同伴（時にはそのきょうだいも）しているので，保護者から長時間机に座って話を聞くことが難しい．先に記述してもらった一般情報，妊娠中，出産時の状況，成育歴，療育歴などにあらかじめ目を通しておいて，確認したいこと，詳細に聞きたいこと，疑問点などをまとめて要領よく手短に聞くことが求められる．同席する子どもが途中で飽きてしまい，機嫌が悪くなることもありうるので，そういう場合のためにおもちゃなども用意しておくとよい．最初の面接では最小必要限度の情報収集に留め，とりあえず信頼関係を築くきっかけにすることに心を砕くとよい．

2) 面接者の身だしなみ

面接は，子どもとその家族に対面する最初の機会となる．作業療法を処方された子どもの両親が，悩みや不安を抱えているのはむしろ自然である．セラピーとは，その解消や軽減のためのはたらきかけなので，それを円滑に進めていくためには，両親が初対面の作業療法士にどのような印象を持つかは重要である．人に会って何らかの不快感を持つと，それが不信感を生む基盤ともなりかねない．

身だしなみは，双方の感受性の問題なので，不適切な髪型や化粧があるというわけではないが[*6]，相手にネガティブな印象を持たれないということが肝心である．これは理屈ではなくて感性の問題であるが，爪やフケなど清潔感が感

じられないことはマイナスの印象になる可能性が高い．

3) 話し方，仕草

専門用語はなるべく避けて，わかりやすい用語を使い，相手がわかるような表現を使いたい．挨拶・自己紹介に続いて，「今日は，○○ちゃんの発達や成長のことでご心配なこと，お困りになっていること，○○ちゃんの家庭での様子などについてお伺いしたいと思いますのでよろしくお願いします」というように，まず面接の目的をしっかりと伝える必要がある．多くの病院では，この他，患者と保護者の確認，保護者に記録の許可をとること義務づけているところも多い．

主訴や子どもの成育歴，家庭での様子など，保護者の訴えを聞く部分では，開放型の質問（open-ended question）のほうがよい．相手がたとえ要領を得ない話し方をしていても，基本的には相手の話をさえぎらないようにすべきである．相手が話すのを黙って聞いているより，「なるほど，それで」など相槌を打ったほうが，断然相手は話しやすくなる．「ということで私は困りました」「それはお困りだったですね」と相手の言葉を繰り返すだけでもずいぶん間が取りやすくなるものである．聞き方がうまいと，ずいぶん警戒心が解かれ，安心感を持ってもらえるようになる．

相手のペースに合わせて聞く技術を磨くと，相手も答えやすくなり，信頼関係が確立しやすくなる．「相手に話を聞いてもらっている．自分の思いは理解されている」という充足感を持つと，「この人がいてくれてよかった」と感じるようになる．しかし「それはお困りですね」「それはおつらいでしょうね」などの相手に共感を示す言葉も，自然に出てこそ，対人関係を円滑に

[*6] 筆者が作業療法士になった1980年代では，日本では茶髪，ピアスは厳禁であったが，アメリカでは誰もがしていた．その時点で発達障害施設では，セラピストは白衣を着用していないことが多かったが，2000年になると一般病院でも白衣を着用しなくなってきている．最近ではアメリカでもタトゥーをしたセラピストをみかけることがあるが，現在の日本では考えられないことである．こういうことも将来は変わっていくのであろうか．

I-B 評価の手順

するようにはたらくのである．一見丁寧なこと
ば遣いにみえても，気持ちがこもっていないと，
かえって不快感を与える結果にもなりかねな
い．逆にいうと，親がセラピストのそういう気
持ちを受け止めると，多少セラピストが要領の
得ない聞き方であっても好意を持つので，いた
ずらに不安がる必要もない．

　話の内容があいまいであったり，よく理解で
きなかったりする場合は，率直に聞いておく必
要がある．特に，「いつ頃から」「どんなときに」
「いつもですか」「どのくらいの長さ」「誰とでも
ですか」「どのように」など行動の程度や起こる
状況は，行動の解釈にとって大切な情報を含ん
でいるので，必要な情報である．

　母親が答えにつまったり，はぐらかしたりし
た場合には，その質問には「答えにくいか，答
えたくない」かを意味する場合が多い．したがっ
て無神経にそれを追及しないほうがよい．聞く
ことが遠慮されるような事柄であったり，雰囲
気であったりするならば，初日の面接ではなく，
もう少し親しくなってから聞くようにすればよ
い．また最初に聞くべきことで，聞くことを忘
れたような場合であっても，それは取り返しが
つかないようなことではない．後で聞けばよい
ことであり，むしろそのようなことにむやみに
落ち込むべきではない．

4) 主訴とその理解

　主訴（chief complaint）とは，子どもへの期待
や養育上の困難などの親自身のことばによる表
明である．いわば子どもの代弁であるから，そ
こには子どものニーズが正しく代弁されている
かという問題が常につきまとう．親に子どもの
障害を否定したい気持ちが強くはたらいている
と，主訴も現実を無視した願望になりやすい．
子どもの障害に気がついた当初は，親の悩みも
自分の悲しみを悲しんでいるようなところがあ
る．しかし子どもを実際に育てていく中で，そ
の悩みもより具体的，現実的なものになってい
くことが多い．このように親の感じ方が変化し
てくると，親にとっては問題と思っていたこと

が問題ではなく，問題と思っていなかったこと
が実は問題であると気づくようなことも多々あ
る．

　作業療法士は表出された親のことばの背後
に，親の価値観や障害の受容の程度を読み取る
必要がある．それを十分汲み取るためにも，主
訴は記述してもらうより，直接家族から聞き取
るようにするとよい．受診や通・入所の理由，
困っていること，作業療法に期待することなど，
主訴にもいろいろな聞き方がある．親が話しや
すいような聞き方で聴けばよい．主訴は親の気
持ちなので，解釈などしないで，話した通りに
記述すべきである．

■ I-B-c
第3段階—評価（検査）の準備

1) 主要な問題とその対処を軸に障害群への分類および主要な評価領域の想定

　発達障害をもたらす疾患には程度の差こそあ
れ，どれも複数の機能領域にわたる問題が認め
られる．しかしこれらの多領域にわたる問題も，
単に等価に並列しているのではなく，実はそこ
に序列があり構造がある場合が多い．つまりい
ろいろ問題はあるが，何が一番重要な問題であ
るかとか，これが解決すれば，あれもこれも解
決するというように，その疾患の臨床像を特徴
づけている問題の序列や構造がある．それが示
されることで，治療ではたらきかけるべき焦点
が明確になってくる．主要な問題がいつも一つ
に絞り込めるとは限らないが，個々のケースの
中で何が一番問題になるのかをなるべく明瞭に
していく過程が，その後の治療的なアイデアを
生むきっかけとなる．

　想定された主要な問題は，問題の性質と治療
的な取り組みという点から，いくつかのグルー
プに分類することができる．このグループは当
然のことながら疾患（診断名）と密接に関連し
ている．そして実際の評価の流れの中では，こ

15

Ⅰ. 作業療法における評価

の分類に沿って評価領域が選択されていく．このように，その本態や原因による疾患別の分類とは別に，治療的はたらきかけの類似性に着目した臨床的な分類を自分なりに作り上げていくことが，臨床家としての課題となる．

筆者は現在の日本の発達障害の臨床現場で出会うことになる対象者を，その主要な問題，提供する治療内容を軸に 14 グループに整理している（表Ⅰ-B-2）．姿勢・運動上の制約が主な問題となる障害を 5 グループ，知的・精神的機能面での主要な問題を 9 グループ，全部で 14 グループに分け，それぞれに評価すべき領域を示しておいた．したがって処方された子どもがこの 14 グループのどれに属するものか判断されると，評価ではどの領域に焦点を絞って評価していけばいいかがわかるので，評価にメリハリがつくようになる．

作業療法の評価は特定の領域だけではなく，あくまで総合的な評価であるべきである．しかし総合的であればあるほど，評価内容は，活動レベル，心身機能レベルそれぞれに広く及び，その情報量も膨大なものになる．しかし情報量が多岐にわたり，その量が増えたので，治療をするうえでの焦点が絞りにくくなったというのでは，かえってマイナスである．そういう意味では，はじめから焦点を絞り，メリハリをつけた情報収集をし，障害構造の骨格を明らかにしたうえで，徐々にディテールにまで評価を広げるといった方法のほうが，総合的な評価を作成するうえでも効率的である．

2) 発達検査バッテリーの選定と用紙・道具の確認

評価の主な手段は，治療者自身の目と手を通した①観察と，対象の子どもをよく知るものからの②聴聞である．検査者と治療者が異なる場合もあるが，検査結果の解釈を含む評価は，治療者自身によって行われるべきものである．

観察とは通常，特別なはたらきかけをせず，自然な状態で子どもの言動，行動を観察することを意味する[*7]．しかし自然な状態での観察では，得られる情報に限りがあるし，時間効率も悪い．したがって評価では治療者が必要とする情報の種類を明確にし，それらを頭に置いて何らかのはたらきかけをして，子どもの反応をみるという形式が一般的にとられている．この治療に必要な情報を組織的に集める方法の代表的な検査道具（assessmemt tool）が発達検査である．

発達検査は，①どういう情報を知りたいのか，②実際に使えるのかどうかの二つを基準にして選定されるが，発達検査は各々，主眼を置いている測定領域が異なる．したがって単一の発達検査の使用では，情報量が不足する領域が出てくる危険性もある．また各発達検査は情報を整理する枠組みを異にしているので，複数の検査を使用すると，同一の臨床像を多角的，多重的に眺めることができる．そういうわけで，検査は複数使用されることが望ましい．この組み合わせのことをテスト・バッテリーというが，類似したものを複数使っても意味がないので，主要な問題とその対処を軸に障害群への分類（表Ⅰ-B-2）を参考に，異なる領域の情報が収集できるように検査道具を選ぶとよい（基礎編第Ⅸ章「発達検査から学ぶこと」）．

どのような発達検査が，どのような能力を測定するかは基礎編第Ⅸ章「発達検査から学ぶこと」に記述したので，ここでは詳述は避けるが，3 歳以前では，認知領域だけを特定的に調べることが難しい（またそうする意味もない）ので，運動・情緒面・対人技能も含めて発達検査と呼ばれる．3 歳以降になると，認知領域だけを特定的に調べる知能検査を使えるようになる．知能検査は主に診断知能型検査と一般知能型検査に分類することができる．

診断知能型検査は知的能力を，活動・行動を構成する要素ごとに整理しているので，障害構

[*7] 観察には主観的要素が入りやすい．成人や高齢者に携わっている作業療法士は，ほとんどの子どもを多動と判断する傾向があるように，活動水準の判断などはその人の日常経験に影響される．

Ⅰ-B 評価の手順

表Ⅰ-B-2 障害群と治療内容

	グループ	診断	基本となる治療内容	特異的・追加的内容
1	生理的未熟群	ハイリスク児 脳性まひ	・筋緊張の正常化 ・姿勢反応の促通 ・異常運動パターンの抑制と正常運動の促通	・自発運動の促通 ・呼吸と摂食への援助 ・日内覚醒リズムの確立 ・外界への気づきの促通
2	生命維持援助群	重症心身障害児 ハイリスク児	・支持性の促通 ・姿勢の対称性と正中線志向の促通 ・可動域の確保と変形・拘縮の予防	・自発運動の促通 ・摂食への援助 ・呼吸への援助
3	姿勢保持援助群	重症心身障害児 脳性まひ 脳炎後遺症 頭部外傷	・ポジショニング ・姿勢保持具の考案 ・口腔運動機能の促通 ・感覚過敏・感覚鈍麻の正常化	・外界へのはたらきかけの促通 ・ものの注視・追視の促通
4	随意性援助群	脳性まひ 脳炎後遺症 頭部外傷	・筋緊張の正常化 ・姿勢反応の促通 ・支持性の促通 ・姿勢の対称性と正中線志向の促通 ・移動運動の促通 ・粗大運動，姿勢変換の促通 ・選択的運動の促通 ・上肢の操作性，協調性の促通 ・運動企画の促通 ・身体イメージの促通 ・ADL動作（食事，排泄，更衣など）の学習	・装具，道具類の改造・考案 ・運動方向の修正 ・介助しすぎないこと ・コミュニケーション機器 ・移動具の選択 ・遊びの提供 ・感覚過敏に対する対処
5	運動性援助群	分娩まひ 二分脊椎 神経筋疾患 先天性多発性関節拘縮症 骨形成不全症 その他の骨性疾患	・筋緊張の正常化 ・平衡運動の促通 ・関節可動域の確保・拡大 ・変形・拘縮の予防 ・支持性の強化 ・耐久性の増進 ・早期からの代償を抑制 ・装具の製作	・依存傾向への対処 ・導尿の指導（二分脊椎） ・肥満，知覚障害による褥瘡の防止（二分脊椎） ・普段のポジショニングに注意（先天性多発性関節拘縮） ・骨折に注意
6	代償動作援助群	奇形 進行性筋ジストロフィー症 四肢切断	・関節可動域の拡大 ・筋力の保持 ・代償動作の学習 ・道具，姿勢保持具の考案 ・移動動作への援助 ・精神面への援助 ・歩行訓練 ・電動車いす操作の学習	・現在いるステージに気をつける（進行性の疾患） ・自立にこだわらない ・末梢への血液循環の促通
7	反応低下群	重症心身障害児 重度精神発達遅滞	・感覚刺激への反応性の促通 ・ADL介助への協力の促通 ・移動運動の促通 ・日内覚醒リズムの確立	・課題の難易度の適切さ ・繰り返し行うこと ・自傷・常同行為の抑制
8	反射的行動群	精神発達遅滞 自閉症	・ものの注視の促通 ・聴覚刺激の処理過程の正常化 ・動作の停止の学習 ・動作をゆっくりにする ・転導性および注意力低下の正常化 ・身辺処理技能の獲得	・目や耳を使うことを促進する ・一度に多くの刺激を与えない ・こだわり行動に対する対処

Ⅰ. 作業療法における評価

(表Ⅰ-B-2　つづき)

	グループ	診断	基本となる治療内容	特異的・追加的内容
9	学習停滞群	精神発達遅滞 ダウン症	・繰り返しの指導 ・巧緻動作の促通 ・運動機能と身体概念の促通 ・対人意識を高める	・課題の適切さ ・手順の簡素化・画一化 ・心疾患を伴うダウン症ではオーバーワークに気をつける
10	関係性低下群	自閉症 精神発達遅滞 レット症候群	・人とのやりとりの促通 ・人の意識化の促通 ・模倣課題	・レット症候群で側彎の発生に注意 ・興味の探索
11	社会適応低下群	学習障害 自閉症高機能群 アスペルガー症候群	・自己有能感の獲得 ・身辺処理活動の形成 ・社会的スキルの獲得 ・巧緻動作の促通 ・社会的行動の形成 ・多動への対処	・ものごとの善し悪しより行動の形成を促す ・こだわりへの対処
12	問題行動群	自閉症 精神発達遅滞 学習障害	・問題行動そのものの抑制 ・興味の拡大 ・感覚処理過程の改善 ・人とのやりとりの促通	・タイミングのよい抑制 ・構造化された課題 ・思春期までに社会適応を阻害する問題を解決する
13	感覚統合不全群	学習障害 自閉症 精神発達遅滞	・感覚過敏への対処 ・発達性行為障害への対処 ・視知覚(図-地,空間関係)改善 ・上肢の巧緻性・協調性に対する対処 ・転導性および注意力低下の正常化	・感覚刺激を遊びの中で与える ・合目的的な活動にする
14	自我の危機群	学習障害 被虐待児 不登校児 病弱(内臓疾患による長期入院)	・自己有能感の賦活(成功体験) ・情緒の安定 ・遊び活動の探索 ・創作活動の探索 ・運動課題(粗大・巧緻・協調) ・自己抑制の学習 ・身辺処理技能の獲得 ・社会的スキルの獲得	・子どもの訴えをよく聞く ・子どもを安心させる ・レスパイトの確保 ・学校に戻ることにこだわらない ・子どもが興味を持てることを探す ・家族への指導

造の理解や機能間の相互作用の理解に有益である. 一方, 一般知能型検査では前者のように全部の項目を検査しなくても, 一つの技能からある程度全体の発達段階を想定することができるので, 発達段階を知るには簡便である. したがって知能検査に関しては, この二つのグループから一つずつ選ぶようにするとよい.

要素的技能の中の姿勢・運動領域に関しては, 新版K式発達検査, 遠城寺式乳幼児分析的発達検査, KIDS乳幼児発達スケールなどでも, 一つの検査領域としているが, そこから治療のヒントを得るためには, これらから得られる情報以上の詳しい情報が必要になる. この領域は, 作業療法士が得意とする領域でもあり, 発達検査の項目から得られる情報に加えて, 筋緊張の

状態, 抗重力姿勢保持能力, 体幹と四肢の協調関係, 両側統合能力, 運動企画力などに関する情報も必要になってくる. JPAN感覚処理・行為機能検査はこの種の情報を提供してくれる有力な発達検査である.

作業活動レベルの評価に関しては, ADLなど一部のパフォーマンスは, KIDS乳幼児発達スケールなどの検査に含まれていることもあるが, 基本的には聴聞した情報も合わせて, 作業療法士が領域, 項目ごとに整理すべきものである.

使用するテスト・バッテリーが決まったら, 必要な検査道具, 用紙を事前に確認しておく必要がある. いざ使おうと思ったら検査用紙がなかったというようなことにならないために, 特

定の時期に残数を調べるとか，一定の枚数を切ったら，その時点で発注するようなシステムを作っておくとよい．

検査の実施に当たって，いつから，何回くらいかけて行うか，あらかじめおおまかなスケジュールを作るとよい．発達検査の施行は被験者に一定の態度を求めるものなので，子どもにとっての負担も看過できない．何回か遊んで慣れてきたところで行ってもよいし，2回，3回と分散して行ってもよい．あるいは全部の項目が実施できない場合も当然出てくるはずである．しかし子どもが機嫌を損ねてしまったおかげで，結果が不正確になってしまったり，人間関係が崩れてしまったりしては元も子もないので，弾力的に実施すべきである．子どもの現在の状態像を理解するうえでの情報は，必ずしも1回で得られるとは限らない．発達障害領域における情報の収集は常に持続的に行われるべきものである．

■ I-B-d
第4段階—評価の実施

1) 評価すべき項目の全容を頭に入れておくこと

治療者に必要性が感じられていない情報が，治療に利用されるとは考えにくい．その必要性が自覚的に認識されるからこそ，情報は治療を考えるうえでの情報たりうる．受け手の必要性が単なる事実の塊を情報に変えるといってもいい．そういうわけであるから，出来合いの評価表の項目を機械的に埋めていくよりは，必要と思われる項目それ自体を自ら考え出し，それを満たしていくことのほうが，治療的アイデアをより豊富に提供してくれるものと思われる．

そのためには，とりあえず対象者の持つ問題の解決には，どういう領域の情報が必要である

かが評価者自身に自覚されることが必要である．そして治療者が必要と感じられた領域から順次情報を収集し，それらを整理し，それに関連する領域に評価範囲を徐々に広げていくようにするとよい．

発達障害領域の対象者は，重症心身障害の超重症児[*8]から，はた目には発達障害とは認知されにくい軽度発達障害までを含み，その幅は広い．その幅の広さから，評価項目の全容も多岐にわたっている．本書では，その全容として作業活動〔ICF（国際生活機能分類）の活動・参加レベル〕レベルでは，子どもの諸活動を ① 身辺処理活動（6領域，27項目），② 生活関連活動（6領域，15項目），③ 学校生活活動（4領域，4項目），④ 遊び活動（3領域，7項目），⑤ 社会参加活動（2領域）に分類し（**表 I-B-3**），さらにそのディテールを（ ）の中に記述した領域，その下位項目に整理している．

要素的技能レベル（ICFの心身機能レベル）では，⑥ 運動技能（7領域32項目），⑦ 感覚・認知・処理適応技能（11領域，34項目），⑧ コミュニケーション技能（4領域，8項目）の三つに分類している．前者は，小計21領域53項目になり，後者は小計22領域，74項目である．合計43領域，127項目を掲げている（**表 I-B-4**）．

評価者は，このすべての領域，項目を埋めることを期待されているのではなく，また埋める必要もない．この領域，項目の中から担当する対象者の持つ問題解決にとって最も重要な項目を中心に選択し，その項目を観察，検査していけばよいのである．例えば重症心身障害児であれば，作業活動レベルでいえば，身辺処理活動，遊び活動，要素的技能レベルでは，運動技能，感覚・認知・処理適応技能の中の感覚処理技能が中心になるはずである．軽度発達障害児の場合では，作業活動レベルでいえば，むしろ生活関連活動，学校生活活動，社会参加活動，要素的技能レベルでは，感覚・認知・処理適応技能

---

*8 レスピレーターなどの呼吸管理を必要とする濃厚医療が継続的に必要な最重度の重症心身障害児．

Ⅰ. 作業療法における評価

表 Ⅰ-B-3　作業活動レベル（Activity level）の評価

1　身辺処理活動（ADLs）6 領域 27 項目

A）食事（Eating & Feeding）7 項目
　(1) 食事方法と食べ物の形態（The ways of taking in food and the food texture）
　　 a　経管，軟食，刻み食など（Tube feeding, soft meal, minced meal）
　(2) 口腔内の食べ物の保持・処理（Retention and processing of food in an oral cavity）
　　　① 口を近づける（Reaches lips to）
　　　② 取り込む（Takes in）
　　　③ 咬む，噛む（Bites, Chews）
　　　④ 吸う（Suckles, Sucks）
　　　⑤ 飲む（Drinks）
　(3) 嚥下（Swallowing）
　　　① むせる（Chokes）
　(4) 食事動作（スプーン・食器の保持，操作；すくう，口まで運ぶ）（Feeding movements）
　　　① スプーンを握る（Grasps a spoon）
　　　② 食器を抱える（Holds a bowl）
　　　③ スプーンですくう（Scoops with a spoon）
　　　④ スプーンで運ぶ（Feeds with a spoon）
　(5) 偏食，異食，食べられない食べ物（Unbalanced diet）
　　　① 有害物を食べる．何でも食べてしまう（Eats inedible objects）
　　　② 偏食をする（Eats unbalanced diet）
　(6) 食事関連動作（Feeding related movements）
　　　① （しょう油などを）そっとかける（Pours sauce softly）
　　　② お茶を適量つぐ（Pours green tea moderately）
　(7) 食事マナー（Meal related manners）
　　　① 離席しない（Stays seated while eating）
　　　② 食べ物で遊ばない（Never plays with food）
　　　③ 残さない（Never leaves foods served）
　　　④ 人の食べ物をとらない（Never steals other's foods）
　　　⑤ 食べかけを戻す（Never returns half eaten foods to a plate）
　　　⑥ 盗み食いをしない（Never steals foods）

B）排泄（Bowel and bladder management and toileting）3 項目
　(1) 便の排出・蓄積状態（Bowel and bladder management, elimination）
　　 a　排尿・便の頻度，蓄積（排泄の遅延）（Frequency of defecation, ability to delay elimination）
　　　① （便器まで）一時的に排泄を我慢する（Delays elimination temporarily）
　　 b　排出機能パターン（Elimination pattern）
　　　① 力む（Strains）
　　　② 出し切る（Squeezes）
　　 c　尿・便の意識化（Awareness of elimination）
　　　① そわそわする（Becomes restless）
　　 d　濡れた下着に対する反応（Response to wet underwear, diaper）
　　　① 不快感を示す，気持ち悪がる（Shows disagreeableness to wet diapers）
　(2) 排泄動作（Toileting）
　　 a　便器への動機づけ（Is motivated by a stool）
　　　① 排泄しようとする（Tries to eliminate）
　　 b　失禁しない習慣づけ（Is accustomed not to wet underwear）
　　　① 濡らさない（Never gets wet）
　　 c　姿勢・便器への移動・移乗，立ち位置（Transfer and location when toileting）
　　　① 位置を取る（Positions to a stool）
　　　② 便座に座る（Transfers to a stool）
　　 d　後始末
　　　① ぬぐう（Wipes）
　　　② 衣服の上げ下げ，身つくろい（Adjusts clothes）

Ⅰ-B　評価の手順

（表Ⅰ-B-3　つづき）

1　身辺処理活動（ADLs）6領域27項目

　　　　　（3）便器・関連用品の操作・マナー（Manners related to toileting）
　　　　　　　a　排泄時の注意（Attentiveness when toileting）
　　　　　　　　①　（便器から）こぼさない（Never spills）
　　　　　　　b　紙，生理用品の操作，流し方，清掃（managing sanitary items）
　　　　　　　　①　使う（Uses paper）
　　　　　　　　②　流す（Flushes water）
　　　　　　　c　手洗い（Washing hands）
　　　　　　　　①　洗う（Washes hands）

　　　C）起居・移動（Standing, lying and locomotion）2項目
　　　　　（1）起居動作（Standing up and sitting down）
　　　　　　　　①　起き上がる（Raises up）
　　　　　　　　②　立ち上がる（Stands up）
　　　　　　　　③　しゃがむ（Squats）
　　　　　　　　④　座る（Sits in long sitting position）
　　　　　（2）移動・車いす，歩行器の操作（Manipulation of wheelchair）
　　　　　　　　①　乗り移る（Transfers）
　　　　　　　　②　歩く（Walks）
　　　　　　　　③　走る（Runs）
　　　　　　　　④　車いすを動かす（Drives a wheelchair）

　　　D）更衣（Dressing and undressing）7項目
　　　　　（1）更衣時の姿勢（Postures while dressing and undressing）
　　　　　　　　①　立ったままズボンをはく（Puts on pants while standing）
　　　　　（2）着衣動作（靴・衣服の種類）（Dressing movements）
　　　　　　　　①　着る（Dresses, Puts on）
　　　　　　　　②　手袋をはめる（Puts on gloves）
　　　　　　　　③　身につけている（Wears）
　　　　　（3）脱衣動作（undressing movements）
　　　　　　　　①　脱ぐ（Undresses, Takes off）
　　　　　（4）ボタン・ファスナーの操作（Buttons and fasteners）
　　　　　　　　①　はめる（Buttons）（Fastens, raises a fastener）
　　　　　　　　②　スナップをはめる（Snaps），ホックをかける（Hooks）
　　　　　　　　③　紐を縛る（Ties）
　　　　　（5）服の選択（Choosing clothes）
　　　　　　　a　好みの有無（favorite clothes）
　　　　　　　　①　気に入る（Likes）
　　　　　　　b　適切な衣服の選択（Appropriate choice of clothes）
　　　　　　　　①　選ぶ（Chooses）
　　　　　（6）左・右，裏・表，上・下の修正（Adjusts clothes）
　　　　　　　a　修正（Adjustment）
　　　　　　　　①　直す（Adjusts right and left, in and out, heel of a sock）
　　　　　（7）装着具の操作（Personal device care）
　　　　　　　a　補聴器，コンタクトレンズ，めがね，装具，スプリント（Manipulation and management of hearing aid, contact lens, glasses, braces, splints）
　　　　　　　　①　装着する（Puts on personal device）
　　　　　　　　②　手入れする（Cares personal device）

　　　E）整容（Bathing & grooming）5項目
　　　　　（1）浴室・浴槽への出・入り（Transfer to and from a bathroom）
　　　　　　　　①　出入りする（Transfers into, out of a bath room）
　　　　　（2）洗体（Washing body）
　　　　　　　　①　こする（Rubs）
　　　　　　　　②　石鹸，シャンプーを使う，すすぐ，拭く（Soaps, Rinses, Dries）
　　　　　（3）歯磨き・うがい（Tooth brushing）
　　　　　　　　①　磨く（Brushes）

Ⅰ. 作業療法における評価

(表 Ⅰ-B-3　つづき)

1　身辺処理活動 (ADLs) 6 領域 27 項目

　　　　② うがいをする (Gargles)
　(4) 鼻かみ (Nose blowing)
　　　　① 鼻をかむ (Blows nose)
　(5) 整容道具の操作 (Personal hygiene and grooming)
　　　a 整容道具 (Hygiene tools)
　　　　① ひげそり, 耳かき, ティッシュ, 爪切り, 毛抜き (Uses a razor, Uses ear picks, Wipes with a tissue, Cuts nail, Uses of tweezers)
　　　b ローション, クリーム, 絆創膏, 塗り薬 (Lotion, skin cream, bandage)
　　　　① 塗る, 貼る (Applies bandage)

　F) 睡眠・休養 (Sleep/rest) 3 項目
　(1) 睡眠時間・睡眠の深さ (Sleep-arousal cycle and depth of sleepiness)
　　　　① 眠る (Sleeps)
　　　　② 寝つきが悪い (Difficult to get into sleep)
　　　　③ 眠りが浅い (sleeps light)
　(2) 昼夜の分化 (Differentiation of day and night)
　　　　① 目覚めている (Is awake, Is alert)
　(3) 就寝行動 (Sleep behavior) (夜具の操作) (Manipulation of comforter)
　　　　① 寝る (Goes to bed)
　　　　② 着替える (Changes into a pajama)
　　　　③ トイレに行く (Goes to bathroom before sleeping)
　　　　④ 夜具をかける (Pulls a quilt)

2　生活関連活動 (Instrumental ADL) 6 領域 15 項目

　A) 安全・健康管理 (Safety & health management) 5 項目
　(1) 飲食物・危険行為 (Intake of food and drinking)
　　　　① 拾ったものを食べない, 飲まない (Keeps off food thrown)
　　　　② 熱いものをさわらない (Keeps off hot objects)
　　　　③ 火遊びをしない (Keeps off matches, a lighter)
　　　　④ 刃物, 有害物をさわらない (Keeps off blades or toxic substance)
　　　　⑤ 傷口をさわらない (Keeps off bruises)
　　　　⑥ 電気で遊ばない (Keeps off electricity)
　(2) 交通規則の理解 (Comprehension of traffic rules)
　　　　① 信号を守る (Follows traffic signals)
　(3) 電気・ガスの使用 (Use of electricity and gas)
　　　　① 点火, 消火する (Puts on and off fire)
　(4) 服薬 (Medication)
　　　　① 服用する (Takes medicine)
　(5) 食習慣 (Eating habit)
　　　　① 食べ過ぎない (Never overeats)

　B) コミュニケーション機器の操作 (Communication device use) 2 項目
　(1) サインボード, 点字, 拡大鏡 (Use of sign board, braille and magnifying glasses)
　　　　① サインボードが使える (Uses a sign board)
　(2) 電話, 携帯, メールでの受・発信 (Receiving and sending of telephone, e-mail)
　　　　① 電話が使える (Uses a cell phone)

　C) 移動手段の利用 (Use of community transportation) 2 項目
　(1) バス・電車の利用 (Use of buses and trains)
　　　　① 時刻表を見る (Checks a time table)
　　　　② 切符を買う (Purchases a ticket at a vending machine)
　　　　③ 切符を挿入する (Insert it a ticket into a gate)
　(2) 道路・道順 (Map)
　　　　① 迷子にならない (Never loses way, Maps oneself)

（表 I-B-3　つづき）

2　生活関連活動（Instrumental ADL）6領域15項目

D）金銭管理（Financial management）2項目
- （1）こづかいの管理（Pocket money management）
  - ① 管理する（Manages money expenditure, Expends money in well-planned manners）
- （2）買い物（Shopping）
  - a　買い方（Purchasing manner）
    - ① 衝動買いをしない（Is accustomed to control impulse shopping）
    - ② 釣銭を計算する（Calculates changes）
  - b　経済観念（Sense of economy）
    - ① 安いほうを買う（Searches and buy cheaper commodity）

E）家事・手伝い（Home management）2項目
- （1）掃除，整理，ペットの世話，植物・庭の手入れ（Cleaning, pet and plants care, garden management）
  - ① 掃く（Sweeps）
  - ② 片づける（Puts away objects）
  - ③ 拭く（Wipes）
  - ④ 草を取る（Weeds）
  - ⑤ 水をやる（Waters）
  - ⑥ 犬を散歩させる（Walks with a dog）
- （2）食事の準備，配膳，下膳，簡単な調理（カップめん，お茶）（Preparation for meals）
  - ① 食器，箸を配る（Sets cups and chopsticks）
  - ② お湯を注ぐ（Pours hot water）
  - ③ 調味料をかける（Sprinkles seasonings）

F）兄弟・仲間の世話（Care for siblings and peers）2項目
- （1）弟や妹の保護，配慮（Consideration to young siblings）
  - ① かわいがる（Cares younger siblings）
- （2）仲間への配慮（Consideration to classmates）
  - ① 人に危害を加えない（Never assaults）

3　学校生活活動（School life activity）4領域1項目

A）教育の形態，出席状況（Kinds of schooling received, attendance rate）1項目
- （1）訪問，特別支援学校，特別支援学級，普通学級など（Visiting education, special support education, regular school）
  - ① 通う（Attends）

B）クラスでの様子（Behaviors in a classroom）
- ① 席に座っている（Never leaves a seat）

C）学業（得意，不得意教科）（Academic record）
- ① ○○が得意である（Is good at）
- ② ○○が不得意である（Is poor at）

D）学業外活動（放課後，給食，クラブ活動，係など）（Classroom activities）
- ① 引き受ける（Accepts a task or a role）

4　遊び活動（Play activity）3領域7項目

A）遊びの種類（Kinds of play）1項目
- （1）感覚運動遊び，見立て遊び，構成遊び，象徴遊び，受容遊び（Sensori-motor play, Pretend play, Constructive play, Symbol play, Receptive play）
  - ① 感覚を楽しむ（Enjoy sensory stimuli）
  - ② 見立てる（Enjoy pretend play）
  - ③ 作る（Enjoy constructive play）
  - ④ 絵本，テレビを見ていられる（Enjoy watching TV or picture book）

B）（好きな遊びの）遊びの性質（Favorite play）―好きな遊び，得意な遊び―楽しみの本質による遊びの種類　1項目
- （1）〈感じる〉，〈演じる〉，〈競う〉，〈賭ける〉，〈作る〉遊び（Feel, Play, Compete, Bet, Make）
  - ① ふりをする（Enjoys pretending）

Ⅰ．作業療法における評価

（表 I-B-3　つづき）

4　遊び活動（Play activity）3 領域 7 項目

　　　②　勝つと喜ぶ，負けると悔しがる（Enjoys winning games and is chagrined at losing them）
　　　③　結果を見通す（Expects outcomes）
　　　④　偶然を楽しむ（Enjoys accidental happenings）

　C）遊びの様子（Way of playing）5 項目
　　（1）おもちゃ・道具の操作性（姿勢，安全性，機能的使用）（Manipulation of toys and tools）
　　　①　目的通りに使う（Uses functionally according to its purpose）
　　　②　安全に使う（Uses safely）
　　（2）対人的技能（順番，取り合い，協力関係）（Personal relation in play）
　　　①　譲る（Concedes）
　　　②　やり方にこだわる（Is persistent to the way of performing）
　　　③　妥協する（Compromises）
　　　④　人に合わせる（Conforms to the others）
　　（3）遊び方：持続時間・遊びの種類，変化・発展，破壊行為（Length of time, assaultive behaviors when playing）
　　　①　壊さない（Never breaks）
　　　②　さまよわない（Never floats, Sticks to）
　　（4）空間の使い方（2 次元，3 次元，広さ）（Use of three dimensional space）
　　　①　高さを怖がらない（Never resists to high places）
　　　②　空間を広く使う（Uses a space widely）
　　（5）模倣（Ability to imitate）
　　　①　踊る（Dances）

5　社会参加活動（Social participation activity）2 領域

　A）習い事（Lessons）
　　　①　スイミング（Attends swimming club）

　B）地域活動（children's activity）
　　　①　集う・群れる（Gathers）
　　　②　ふざける（Fools around）

表 I-B-4　要素的技能（Performance component skills）レベルの評価

1　運動技能（Motor skills）7 領域 32 項目

A）姿勢（Posture）4 項目
　　(1) 保持できる姿勢，とることができる姿勢（Assumable postures）
　　　　①あぐらで座っている（Sits）
　　　　②長座位で座っている（Sits in long sitting position）
　　　　③正座している（Squats）
　　　　④膝立ちしている（Kneels）
　　　　⑤立つ（Stands）
　　　　⑥背伸びする（Stretches oneself）
　　　　⑦つま先立つ（Stands on tiptoe）
　　(2) 普段の姿勢（Usual posture）※よくみられる姿勢，定型的姿勢－特に肢体不自由児
　　(3) 姿勢保持具（Posture assistive tools and equipment）※特に肢体不自由児
　　(4) 姿勢の安定性（Postural stability）
　　　　a　姿勢コントロール（Postural control）
　　　　　　反射，立ち直り，平衡反応　※特に肢体不自由児
　　　　b　関節可動域（Range of motion）※特に肢体不自由児
　　　　c　筋緊張（Muscle tone）※特に肢体不自由児
　　　　d　拘縮・変形・脱臼（Contracture, Deformity）※特に肢体不自由児
　　　　e　左右対称性　正中線指向（頸，体幹，骨盤，四肢）（Symmetry）※特に肢体不自由児

B）移動技能（Locomotion skills）5 項目
　　(1) 移動の種類（Types of locomotion）（寝返り，背這い，四つ這い，歩行）（使用する器具）
　　　　①寝返る（Rolls over）
　　　　②這う（Crawls）
　　　　③四つ這い移動（Creeps）
　　　　④伝う（Cruises）
　　　　⑤歩く（Walks）
　　(2) 歩容（Walking style）
　　　　a　重複歩幅（歩隔）（Width）
　　　　b　足部（親指）の向き（Toe alignment）
　　　　c　体重移動の状態（Weight shifting）
　　　　d　上肢の状態（ハイガード，上肢の振りなど）Upper Extremities motion (high guard, swinging arms)
　　(3) 走行（Running）
　　　　①　走る（Runs）
　　　　②　曲がる（Turns）
　　　　③　転ばない（Never falls）
　　(4) 階段昇降（Stairs）
　　　　①　昇る（Ascends）
　　　　②　降りる（Descends）
　　(5) あそび場遊具動作（ジャングルジム，滑り台，ブランコ，棒登り，平均台，三輪車など）（Playground movements）
　　　　①　よじ登る（Climbs）
　　　　②　渡る（Wades）
　　　　③　揺する（Swings）
　　　　④　滑る（Slides）
　　　　⑤　こぐ（Pedals）
　　　　⑥　跳ぶ（Jumps）
　　　　⑦　スキップする（Skips）
　　　　⑧　追いかける（Chases）
　　　　⑨　蹴る（Kicks）
　　　　⑩　ぶらさがる（Hangs）

C）粗大運動（移動以外）（Gross motor skills expect locomotion）2 項目
　　(1) 体幹の運動（Trunk movements）
　　　　①　しゃがむ（Squats）
　　　　②　屈む（Bends）
　　　　③　反る（Extends backward）

Ⅰ．作業療法における評価

（表 I-B-4　つづき）

| 1　運動技能（Motor skills）7 領域 32 項目 |

  ④　ひねる（Rotates）
 （2）全身動作・四肢の協調（Coordination between UEs and LEs）
  ①　踏ん張る（Braces oneself）
  ②　押す（Pushes）
  ③　引く（Pulls）
  ④　運ぶ（Carries）
  ⑤　持ち上げる（Lifts）
  ⑥　支える（Pushes oneself）
  ⑦　背負う（Shoulders）
  ⑧　くぐる（Passes under）
  ⑨　投げる（Throws）
  ⑩　受ける（Catches）
  ⑪　走って跳ぶ（Runs and jumps）
  ⑫　転がる・回る（Rolls, Rotates）
  ⑬　ゆっくり動く，スローモーション（Moves slowly）

 D）目と手の協調技能（Coordination, fine motor skills）10 項目
 （1）手伸ばしと把握（Reaches & grasps）
  ①　手を伸ばす（Reaches）
  ②　つかむ（Grabs）
 （2）両側統合（Bilateral integration）
  ①　両手で持つ（Holds objects in both hands）
  ②　持ち替える（Transfers）
 （3）リリース（Releasing）
  ①　容器に入れる（Puts objects in）
  ②　積む（Stacks on）
  ③　置く（Places）
  ④　はめる（Fits, Sets）
 （4）把握の種類（Types of apprehension）
  ①　熊手でつかむ（Power grasp, rakes），
  ②　つまむ（Pincers）
  ③　握る（回内）（Pronation grasp）
  ④　3 指で握る（Three digit grasp）
 （5）手先での操作（Finger and wrist manipulation）
  ①　蓋を開ける（Twists a lid off）
  ②　ほどく（Unwraps）
  ③　紐を通す（Strings, Laces）
  ④　紐を結ぶ（Ties）
  ⑤　塗る，描く，書く（Paints, Draws, Writes, Types）
  ⑥　なぞる，写す（Traces, Copies）
  ⑦　はさむ・ハサミで切る（Use pincers and scissors）
  ⑧　叩く（Hits）
 （6）上肢粗大運動（Gross motor of UEs）肩からの動作
  ①　叩きつける（Bangs）
  ②　振る（Shakes, Waves）
  ③　投げる・当てる（Throws）
  ④　押さえる（Presses）
 （7）両手の協調（Bilateral coordination）—固定と操作（Stabilize & manipulation）
  ①　はずす（Removes）
  ②　回す（Turns）
  ③　利き手を使う（Uses a preferred hand）
 （8）更衣関連動作（Dressing related movements）（ボタンはめ，ファスナーなど）※作業活動レベルの項目参照
 （9）食事関連動作（Eating related movements）（スプーン操作など）※作業活動レベルの項目参照
 （10）整容関連動作（Glooming movements）（ブラシなど）※作業活動レベルの項目参照

I-B　評価の手順

（表 I-B-4　つづき）

1　運動技能（Motor skills）7 領域 32 項目

- E）筋力（Strength and efforts）2 項目
  - (1) 筋力活動（Muscle activity）
    - ① つまむ（Pinches a clothespin）
    - ② 刺す（Tacks）
    - ③ 曲げる（Bends）
  - (2) 力の調節（Strength control）
    - ① そっとつかむ，握る，抱く（Holds softly）
    - ② 卵を割る（breaks softly）

- F）体力（Energy）2 項目
  - (1) 持続力（Endurance）
    - ① 耐える（Endures）
  - (2) ペース配分（Pacing）
    - ① 一定のペースを守る（Keeps even pace）

- G）口腔技能（Oral-motor skills）7 項目　※作業活動レベルの食事動作の項目を合わせて分析する
  - (1) 口腔反射（Oral reflexes）―ルーティング反射，咬反射，催吐反射
    - ① 噛む（Biting reflex）
    - ② 吐く（Vomits）
  - (2) 口への取り込み（Intake of food into a mouth）口唇リーチ（Lip reaching）ものへの口唇調節（Lip adaptation according to a size of food）
    - ① 口を近づける（Approaches a mouth to）
    - ② 程よく口をあける（Opens a mouth properly）
    - ③ 口をつき出す（Protrudes lips）
    - ④ 口角を広げる（Shows one's teeth）
    - ⑤ 口をゆがめる（Distorts a mouth）
    - ⑥ 吸う（Sucks）
    - ⑦ コップから飲む（Drinks from a cup）
  - (3) 咀嚼，舌運動（Mastication, Tongue movement）
    - ① 噛む（Chews）
    - ② 口の中で混ぜる（Mixes）
  - (4) 嚥下（Swallowing）
    - ① 飲み込む（Swallows）
    - ② むせる（Chokes）
  - (5) 口腔の過敏性（Oral sensitivity）
    - ① 舌を出す（Thrusts tongue）
  - (6) 口唇・顎運動（Lip and mandible movement）―口唇・顎の閉鎖―流涎
    - ① よだれをたらす（Drools）
    - ② 口からこぼす（Drops a food）
  - (7) 鼻呼吸（Breathing）
    - ① 鼻で息をする（Breathes through a nose）

2　感覚・認知・処理適応技能（Process skills）11 領域 34 項目

- A）視覚（Vision）―感覚処理機能（Sensory processing function）2 項目
  - (1) 視・運動技能（Visual motor skills）
    - a　視力（Visual acuity）
    - b　眼球運動；追視（Visual following）/周辺視野（Peripheral vision），注視（gazes），注視点の移行（Tracks, Saccades）など
      - ① じっと見る（Gazes）
      - ② 目で追う（Tracks）（Follows）
      - ③ 目を寄せる（brings eyes medially）
  - (2) 視・知覚技能（Visual perception）
    - a　視覚定位（Visual orientation）
      - ① 目を向ける（Orients self visually）
    - b　形の識別（Discrimination of forms）
      - ① 見分ける（Discriminates）

27

Ⅰ．作業療法における評価

（表Ⅰ-B-4　つづき）

2　感覚・認知・処理適応技能（Process skills）11領域34項目

B）聴覚（Hearing）―感覚処理機能（Sensory processing function）1項目
  （1）聴・知覚技能（Auditory perception）
    a　聴力（Auditory acuity）
      ①　聞こえる（Hears）
    b　聴覚定位（Auditory orientation）
      ①　音のほうへ顔を向ける（Orients oneself auditory）※聴覚識別は認知処理過程で記述

C）触覚（Tactile function）―感覚処理機能（Sensory processing function）2項目
  （1）触覚への過敏性（Tactile sensitivity）
    a　衣服・身体接触への反応（Response to clothes, and to being cuddled）
    b　砂・粘土，泥，絵具への反応（Response to sand, mud, dough and finger painting activity）
      ①　触れない（Never touches）
    c　舌触りの反応（Response to food texture）
      ①　吐き出す（Vomits food）
    d　触覚忌避・希求行動（Stimulus avoiding or craving behaviors）
      ①　触れられたくない（Hates being cuddled）
      ②　肌をすり寄せる（Touches firry things）
    e　痛みへの反応（Response to pain）
      ①　痛がらない（Is not sensitive to pain）
  （2）触識別（Tactile discrimination）
      ①　触って当てる（Identify through texture）

D）前庭覚（Vestibular function）―感覚処理機能（Sensory processing function）3項目
  （1）重力不安（Resistance to gravity）
    a　立位，倒立位への抵抗（Resistance to standing and inverted position）
    b　高所恐怖（fear to heights）
      ①　高所を怖がる（Is scared of moving to high place）
  （2）回転への反応（Response to being spun）
    a　回転忌避・希求行動（Stimulus avoiding or craving behaviors）
      ①　いつも回る（rotate stereotypically, Is persistent to rotation）
      ②　回されることを嫌う（Hates being spun）
    b　回転後眼振（Never being dizzy after rotation）
      ①　目が回らない（Is never being dizzy）
  （3）バウンド・スィングへの反応（Response to being swung）
    a　バウンド・スウィング忌避・希求行動（Stimulus avoiding or craving behaviors）
      ①　いつも跳んでいる（Is persistent to bouncing）

E）固有受容感覚（Proprioceptive function）―感覚処理機能　1項目
  （1）姿勢（Postures）
    a　円背（Sits with a round back）
    b　固有感覚の刺激忌避・希求行動（Stimulus avoiding or craving behaviors）
      ①　つま先立つ（Stands on tiptoe stereotypically）
      ②　重いものを持たない（Hates to hold heavy objects）

F）身体の意識（Body awareness）5項目
  （1）身体図式（Body scheme）
      ①　身体部分がわかる（Knows allocation of a body part）
  （2）位置知覚（左右，上下，前後）（Body centered position perception）
    a　空間概念（Spatial concept）
      ①　前・後，左・右がわかる（Identifies basic spatial concepts）
    b　方位感覚（東西南北）（Sense of direction）
      ①　方角がわかる（Knows directions）
  （3）重量識別（Weight perception）
      ①　重さがわかる（Discriminates weight）
  （4）運動企画（Motor planning）
  （5）遊戯・動作模倣（Movement Imitation）
      ①　まねる（Copies postures and movements）
      ②　踊る（Dances）

（表 I-B-4　つづき）

2　感覚・認知・処理適応技能（Process skills）11 領域 34 項目

G）情報処理能力（認知・適応技能）（Basic information process skills）2 項目
  （1）注意・配慮（Attention, heed）
    ① 周りに惑わされない（Is never disturbed by surrounding stimuli）
    ② 最後まで頑張る（Completes one's task）
    ③ 周りをよく見ている（Heeds one's circumstance）
  （2）記憶（Memory）
    ① もの・位置を覚える（Memorizes where, what）
    ② セットで覚える（コード化）（Cords）
    ③ 音・語句を覚える（Memorizes words and sentences）

H）空間処理技能（認知・適応技能）（Space processing skills）（Cognitive-adaptive skills-spatial organization）8 項目
  （1）ものの識別（Discrimination of objects）―　※ものの理解
    a　形の識別（Shape discrimination）
      ① 形を見分ける（Discriminates）
    b　位置・方向の識別；メンタルローテーション（Position and direction identification）
      ① 位置・方向を見分ける（Identifies position and direction）
    c　図-地判別（Figure-ground discrimination）
      ① 図地を見分ける（Discriminates figure and ground）
    d　インデックス（部分から全体を想像）
      ① 全体を思い描く（知覚的推論）（Imagines an entire picture from a part, Imagines a picture from connecting parts）
  （2）数字・文字の判別（Identification of figures and characters）
    ① 字を読む（Reads）
  （3）ものの属性の識別（色など）（Discrimination of attributes of objects）
    ① ものの特徴がわかる（Tells how it looks）
  （4）ものの理解（Comprehension of objects）―　※ものの理解
    a　ものの機能的使用（Uses objects as it is intended to use）
      ① ものを機能通りに使う（Uses objects according to their original functions）
  （5）絵・図形の理解（Comprehension of pictures and shapes）
    ① 絵がわかる（Understands pictures）
  （6）クラス化（Classification）
    ① 分類する（Classifies, Sorts）
  （7）空間の理解と処理（Spatial conceptualization）―　※もの同士の関係の理解
    a　大小，長短（量的関係）の理解（Discriminates big and small, long and short）
      ① 比べる（Compares）
    b　系列化（Permutation）
      ① 並べる（Lines up objects according to size）
    c　配列（位置関係の理解）（Arrangement）
      ① 配置する（Arranges objects in appropriate order）
    d　構成；イメージの保持（パズル，絵の欠損，マッチング）（Construction）
      ① 結合する（Combines）
      ② 分ける（Separates）
    e　操作（Manipulates）
      ① 引っかける（Hooks）
      ② 通す（Laces）
      ③ 指でなぞる（Traces by finger）
      ④ 鉛筆でなぞる（Traces by pencil）
      ⑤ 目でなぞる（Traces visually）
  （8）造形・創作（Creation）
    a　積み木（Stacks）
      ① 積む（Stacks）
      ② 築く（Constructs）

Ⅰ．作業療法における評価

（表 I-B-4　つづき）

2　感覚・認知・処理適応技能（Process skills）11 領域 34 項目

    b　砂・泥，粘土（Sands and clay）
      ① こねる（kneads a clay）
    c　紙（折り紙，ハサミ）（Papers and scissors）
      ① 切る（Cuts）
      ② 折る（Folds）
    d　描画（Drawing）
      ① 描く（Draws）
    e　作文（Composition）
      ① 書く（Writes）

Ｉ）継次処理技能（認知・適応技能）（Cognitive-adaptive skills-temporal organization skills）6 項目
  （1）時間の観念（分，時間，日，月，年，午前，午後，朝，昼，夜，昨日，今日，明日など）（Time concept）
    ① 時間がわかる（Understands length of time）
  （2）動作の開始（Initiation of movements）
    ① 始める（Initiates）
  （3）動作の持続（Continuity of movements）
    ① し続ける（Continues）
  （4）動作の順番（Sequence of movements）
    a　絵画配列
      ① 順に並べる（Arranges sequentially）
    b　順序がある動作
      ① 順に着る（Puts clothes on sequentially）
  （5）動作の終了（Termination of movements），保続（Perseveration）
    ① 中途でも終える（Terminates in the middle when told to finish）
  （6）音声・動作の操作（Manipulation of voice and movements）
    a　歌唱（Singing）
      ① 歌う（Sings）
    b　演奏（Playing）
      ① 演奏する（Plays）
    c　遊戯・舞踏（Dancing）
      ① 踊る（Dances）

Ｊ）数的関係処理技能（Mathematical processing skills）3 項目
  （1）数の概念（Numerical conceptualization）（数唱，1 対 1 対応，選択）
    ① 数える（Counts）
  （2）配分（Distribution）
    ① 分配する（Divides, distributes）
  （3）計算（Calculation）
    a　加減乗除（Calculates）
      ① 足す（Adds）
      ② 引く（Subtracts）
      ③ 掛ける（Multiples）
      ④ 割る（Divides）
    b　文章題（Converts into mathematical relation）
      ① 文章題を解く（Understands story mathematically）

Ｋ）因果関係の理解（Comprehension of cause-effect relation）1 項目
  （1）因果関係
    a　循環反応（第 1 次，第 2 次，第 3 次）（Circular response）
    b　理由づけ（Reasoning）
      ① 理由を言う（Reasoning）

3　コミュニケーション技能（Communication skills）4 領域 8 項目

Ａ）対人的要素（Personal relation component）3 項目
  （1）対人認識（Recognition of people）
    a　母親の認識（Recognition of one's mother）
      ① 母親の顔がわかる（Recognizes mother's face）

I−B　評価の手順

（表 I-B-4　つづき）

3　コミュニケーション技能（Communication skills）4 領域 8 項目

　　　b　家族（父親，兄弟，その他の家族）の認識（Recognition of family members）
　　　　　① 家族の顔がわかる（Recognizes family members faces）
　　　c　おとなの認識（Recognition of authorities）
　　　　　① 親しい周りのおとながわかる（Recognizes intimate surrounding people）
　　　d　仲間の認識（Recognition of peers）
　　　　　① 仲間がわかる（Recognizes peers）
　（2）対人関係（Types of human relation）
　　　a　権威，仲間，親友（Authorities, peers and intimate friends）
　　　　　① 従う（Complies）
　　　　　② 共感する（Sympathizes）
　（3）愛着行動（Attachment）
　　　a　愛着行動，人見知り（Attachments and shy behaviors）
　　　　　① まとわりつく（Attaches to）
　　　　　② 緊張する（Becomes nervous）

B）情緒的要素（Emotional component）1 項目
　（1）感情表出（Expression of feelings）
　　　a　感情の種類（Kinds of emotion emerged）
　　　　　① ふくれる（Gets sulky）
　　　　　② うらやむ（Envies）
　　　　　③ 悲しむ（Grieves）
　　　b　感情の抑制（Suppression of emotions）
　　　　　① 我慢する（Controls self）
　　　c　安心（Feeling of relief）
　　　　　① されることに身を任す（Allows others to intervene）

C）言語的要素（Linguistic component）3 項目
　（1）理解言語（Receptive language）
　　　a　語彙の理解（Comprehension of vocabulary）
　　　　　① ことばがわかる（Comprehends language）
　　　b　文章・論理の理解（Comprehension of sentences and logic）
　　　　　① 簡単な指示がわかる（Follows simple verbal direction）
　　　　　② 理屈がわかる（Understands logically）
　（2）表出言語（Expressive language）
　　　a　構音/語彙（Phonation and vocabulary）
　　　　　① 何か意味のあることをしゃべる（Murmurs）
　　　b　文（Sentences）
　　　　　① 話す（Talks）
　（3）文章理解・作文（Comprehension of written language）
　　　a　文字理解（Comprehension of characters）
　　　　　① 字が読める（Identifies letters）
　　　b　文章理解（Comprehension of sentences）
　　　　　① 読んでわかる（Reads）
　　　　　② 書字（Writing）
　　　　　③ 字を書く（Writes）
　　　c　作文（Composition）
　　　　　① 文を書く（Makes sentences）

D）複合的要素（Complex component）1 項目
　（1）問題解決（Problem solving）
　　　a　質問（Inquiry）
　　　　　① 尋ねる（Inquires）
　　　b　依頼（Solicitation）
　　　　　① 頼む（Asks for）

Ⅰ．作業療法における評価

の中の認知・適応技能，コミュニケーション技能などが中心になるのであろうと思われる．先の「第3段階——評価（検査）の準備」のところで，対象者を障害群に分類するとよいと述べたが，それはこの中心となる評価領域に関する示唆を得るために他ならない．

評価すべき項目の全容を頭に入れておくべき理由は，自覚されていないことが，観察されるとは思われないからである．観察とは子どもの言動を漫然と眺めることではなく，特定の視点を持って子どもの行動を系統的に観察し，整理することであり，特定の視点に立った能動的な外界の再構成といってもよい．したがって観察に先立って，作業療法士自身の中でまず観察すべき事柄が明確になっていないと，見て見えずということにもなりかねない．

2) 評価方法——聴聞，観察，検査

評価者は子どもと生活を共にしているわけではないので，身辺処理活動の一部である遊び活動を除いて，子どもの能力や実際に行っている状況（作業活動レベル）などは，その子どもをよく知る保護者や病棟職員から聞かざるを得ない．しかし要素的技能レベルの能力では，保護者から情報を聞くこともできるが，そのほとんどの項目が臨床場面でも直接観察できるはずである．いずれの場合においても，自分で直接目や手で観察したことのほうが信憑性が高まるので，情報の信頼性が疑われる場合は，いつでも自分で直接確かめるべきである．

評価は，治療を受ける前に，子どものその時点の能力を明らかにすることに他ならないが，子どものすべての能力が普段の状態で直接観察できるものとは限らない．発達障害がある子どもではよくあることだが，あるはたらきかけをしないと浮かび上がってこないような，現在，芽生えつつある能力も存在する．評価すべき子どもの実際の能力には，この潜在能力も含まれているので，そのようなはたらきかけをして観察しなければならないものも多々ある．例えば脳性まひ児では骨盤周辺に手を添えて安定性を

少し助けてやると，体幹の伸展も増し，上肢の動きが良くなってくるというようなことがある．また気が散って，なかなか一つのおもちゃで遊べない自閉症児に，少し運動をさせてから同じ課題をさせてみると，落ち着いて取り組めるようなことがある．これらは潜在しているものの，すでにそこに備わっている能力であることに間違いない．

発達検査（または知能検査）は，はたらきかけをしてその反応をみるという評価の代表的なもので，その領域の能力として考えられるものがすべてリスト・アップされているので便利な道具である．さらに標準化されている場合は，発達段階もわかるので利用価値が高い．

観察と聴聞，観察と検査，聴聞と検査，これらの情報収集手段は，有機的に結びついている場合が多い．例えば，子どもが母親に抱かれて訓練室に入ってくるとき，母親が子どもの身体のどこに手を置いているかを見るとよい．後頭部に手を置いているならば，首のすわりがまだ安定していない可能性があり，子どもの肩口に手を置いているなら，首は完全にすわっていると予想できる．作業療法士が子どもを実際に抱き，いろいろな姿勢をとらせたり，動かしてみたりすることにより，姿勢コントロール能力，筋緊張の状態，運動パターンなどが明確になってくる．この場合，前者の観察での予測は仮説となり，後者の検査ではそれを確認する手続きになってくる．あるいは聞いたことが，実際観察できたり，観察したり検査でわかったことを，親が述べることもある．このように二つは独立した手段でありながら，有機的に結びついている．通常，はたらきかけに対する反応の理解が深まれば深まるほど，自然な観察でも読み取れる内容が多くなってくる．

I-B 評価の手順

■ I-B-e
第5段階—評価のまとめ・評価の解釈

1) 現象による現象の説明

　評価で得られた情報は，作業療法士が持つ知識・技能の中で解釈される必要がある．薬物療法や外科的手術は作業療法士が持っている治療手段ではない．それゆえ臨床像を神経学的に説明したり，神経伝達物質や内分泌など生化学的な解説を加えたりするだけでは，作業療法士としての治療の形はなかなか具体的になり得ない．脳のCT画像は，損傷部位を明白に示すので，症状や臨床像の説明に有益であることは疑いを得ない．しかしその画像を読み取る知識と技能は，実際に画像を読み取る業務の中でしか習熟し得ないものである．したがってある程度ならば書物の上でもこれらの技能を学ぶことはあっても，これが作業療法士の情報の解釈手段となるとは考えにくい．これらは有力ではあっても，その結果を医師から聞けばよいことであり，作業療法士固有の情報解釈手段ではない．解釈は治療手段と結びついて初めて意味をなすものである．それゆえ解釈の原理は，作業療法士が利用しうる手段や方法に結びついているものである．

　例えば自閉症児のこだわり行動を問題にするならば，それと前頭葉症候群症状との類似性を指摘するだけでは十分とはいえない．それらの行動をいびつな知覚や思考方法，不安に対するセルフコントロールの不足などと関係づけて考えられるようになって初めて，治療的なはたらきかけに対して，具体的なイメージが持てるようになるのである．脳性まひ児における上肢の操作性も，後退した肩甲帯や体幹の不安定性など観察できる現象と関連づけて説明できると，治療の糸口がみえてくる．このように作業の障害の原因である心身機能・身体構造（body functions and structures）レベルの問題は，常に現象の中で確認される必要がある．作業療法

は，目や手で確認できない身体内部の機能を直接扱う手段を持たない．作業療法は常に現象に始まり，現象に終わるといってもよい．現象とは目に見えるものであり，手で触れられるものである．作業療法の方法論は徹頭徹尾，唯物論的である．

　本書では，要素的レベルの項目は，運動技能，認知技能というように技能（skill）という名称を用いている．これは目に見えない機能（function）に対して，目に見える形でのはたらきという意味が込められている．機能は想像するしかないが，技能は観察可能なものだからである．

　収集された情報は，① 発達学的視点，② 運動学的視点，③ 神経生理学的基盤（神経学的視点），④ 環境・個人文脈的視点などのいくつかの視点に立って解釈されるが，別な言葉でいえば，これらは作業療法士が持っている発達障害領域の情報の主要な解釈手段といえる．

2) 発達学的視点

　発達理論には，発達指標の系統化に興味を持つもの（stage theory：発達段階理論）と，ある特定の行動が出現するための前提として，どのような準備が必要かというメカニズムにより注目する理論がある（process theory：発達過程理論）[1]．前者は，評価で得られた情報を整理するための基準を与えてくれるとともに，どこに向かえばよいかの治療上の目標も指し示してくれる．後者は，能力低下の原因やその機能が成熟するために何を準備すべきかという基盤を示してくれる．子どもの臨床像は，このような角度の異なる二つの発達学的視点に立って解釈することで，その理解により深みが出る．発達検査の種類でいえば，一般知能型検査が前者の目的に沿い，診断知能型検査が後者の目的を満たすものである．

　このように常にその子どもが，特定の能力において，全体として，発達過程のどこにいるかを明確にすることが，発達学的視点に求められることである．1歳レベルなのか，3歳レベルな

のか，感覚運動段階なのか，前操作期なのか，最終的に発達段階の判断がされないならば，情報は情報のままで残り，解釈されたとはいえない．つまり発達評価とは，この子どもは，この能力（姿勢，移動，上肢技能，言語，認知技能，社会性など）において何歳レベルであるかいい切ることに他ならない．本書では，より実用的な観点から，歴年齢に沿って1，2，3歳レベルという区分はしておらず，基礎編第Ⅶ章「発達障害の作業療法の基礎となる知識」で使用した田中昌人の発達区分を使っている．基礎編では，各領域内・外の現象の相互作用が記述されているが，これなどが発達的解釈の一つの例である．

3）　運動学的視点

　運動が選択的にコントロールされるためには，必ずその基盤としての安定点が存在していなければならない．姿勢や移動運動だけでなく，生活技能や遊びでの手の使い方においても，どこに安定を欠き，どこに運動が起こりにくくなっているかを明確にする必要がある．安定するとそこに運動が出現し，運動によって重心が前・後，左・右，上・下へ移動し，不安定な状態になる．不安定になるとそこに再び重心を戻そうとする運動が起きてくるが，身体におけるこういう安定点と運動点の所在の理解は，力学的，運動学的な観点からの解釈といえる．脳性まひ児だけでなく，精神発達遅滞児の身体の使い方においても力学的，運動学的な観点は治療上有益な示唆をもたらしてくれる．

4）　神経生理学的視点

　その機能をいつまでも維持し，さらに発展させるためには，各器官は正しく使われる必要がある．何とか機能しているような状態では，異常な使われ方であったり，代償的な使われ方がなされていたりする場合が多い．脳性の運動障害がある子どもでは，機能的になっている動作の中にも，代償や過剰な努力がみられることが多い．また反対に結果として，うまくできていない動作の中にも，正常な動作パターンがみら

れることもある．このようにそれぞれの動作の中に，異常な要素と正常な要素の両方を観察できることが，子どもの臨床像を正確に理解するうえでとても重要になってくる．そういう意味では，作業療法士は筋緊張の異常，相反神経活動の低下，同時収縮・姿勢反射の異常など，臨床像を脳機能との関係において理解する必要がある．精神遅滞児や自閉症児でも，日常動作の能力低下を神経学的な徴候（soft neurological signs）などと関係づけて考えられると，治療的な取り組みに深みが出てくる．この神経生理学的視点と先の運動学的視点は，特に運動障害が主訴となっている子どもの運動情報の解釈には不可欠のものである．

5）　環境・個人文脈的視点

　環境・個人文脈的視点とは，国際生活機能分類（ICF；International Classification of Functioning, Disability and Health）でいう ① 環境的因子，② 個人的因子などを指す．

　環境的因子とは，子どもを取り巻く人的・物理的環境をいう．具体的な家屋構造（平屋，2階建て，間取りなど），住居の種類（集合住宅，一戸建てなど），所有（持ち家，賃貸，寮，官舎など），住居方法（1世帯，2世帯など），住居および学校周辺など日常生活圏の交通状況（交通に要する時間，交通量など）から家族構成，育児状況（両親以外に育児に協力する人，両親の育児に対する態度・考えなど），利用できるあるいはしている療育・介護サービス・機関などまでを指す．

　個人的因子とは，気質・性格・外見など生得的要因，行動パターン・習慣・困難への対処法などの行動様式，成育歴・学歴など当事者の歴史，趣味・宗教などの文化的・価値観的要因，体力・健康状態などの身体・健康的要因を指す．

　環境的因子，個人的因子はともに，障害がある個人の生活に影響を与えることは疑うまでもない．そしてそれらはともに変化しうる可能性を秘めているので，理想的な形へ「変化すべきもの」として受けとられがちである．確かに段

差や手すりの工夫など，改善することができる環境要因も存在する．しかし環境的因子，個人的因子が変えるべき対象であるのかどうかはそれほど自明なことではない．

どのような間取りの家に住むか，どこに住むか，両親と同居をするかなど住環境，養育環境などは，多少の選択の余地はあっても，基本的には経済的理由，気持ち，しがらみなどから，そのようにあるべくして，私たちの目の前にあることが多い．個人的因子に関しては，なおさらそのような色彩が濃い．通常，環境的因子，個人的因子が容易に変わり得ないのは，それがすべての要因の結果としての家族のあり方だからである．ICF でこれらが背景因子（contextual factor）と位置づけられている理由はここにある．背景とは子どもとその家族のありようを理解するための枠組みといってよい．そういう文脈の中でみないと，情報が意味していることを正確に読み取れなくなってしまう枠組みといってもいい．環境的因子が変わることがあるとすれば，それも変わるべくして変わるのである．「変わる」ことと「変える」を混同してはならない．

ICF の生活分類の四つの構成概念（心身機能，活動と参加，環境因子，個人因子）は，障害児の支援に携わる全職種の共通言語として提供されるものである．つまりそこでは，支援がチームで行われるべきものであることがすでに想定されている．チームとは，問題に対して異なる視点を持ち，それぞれの領域において優れた技能と知識を持つ専門家集団である．そのことは，問題は分担されつつ，共働で解決すべきことを示唆している．環境因子に関して変える点があるとしたら，チーム内での分担とその結果の相互の認識のもとに開始されるべき事柄である．以上のように，二重の意味で，環境因子は即作業療法のアプローチになるわけではない．

「こちらの学校のほうがいいですよ」「おじいちゃん，おばあちゃんと一緒に住まわれたらいかがですか」「子どもを甘やかしていると，将来大変なことになりますよ」「町のほうが便利で

すよ」「お母さんは仕事をやめて，育児に専念されたら」「お父さんは育児をどう考えていますか」などの発言は，思慮の欠如とともに，住環境，養育環境が「改善すべきもの」として考えられている証拠である．理想を述べることが，現実の育児を支援するわけではない．

以上のような四つの観点から臨床像をできるだけ因果関係的に整理することが情報の解釈といえる．別の言い方をすれば，並列的に並べられていた情報が，階層的に並べ変えられ，そこに構造を見つけることである．構造が見つけられることによって，作業療法士にも扱える形になる．

I -B-f 第 6 段階—評価の総合と記述

1) 問題の選択

評価結果が前述のような視点から整理されると，子どもの適応を阻んでいる主要な問題が特定されてくる．それと同時にその問題の構造も明らかにされる．評価に入る前に予備的に主要な問題点を想定するという手順を踏んだが，この評価結果の解釈によっては，最初の問題の再確認になったり，その修正になったりする．

子どもの適応を阻み生活の質を低下させている問題が，治療のターゲットとなる．したがって何を改善すれば，現在の子どもの生活の質が最も大きく変わりうるかという視点に立って，問題が選択され順位づけられるとよい．臨界期があるような問題は当然早期から対処されなければならないが，発達の初期では育児を困難にしている問題などが最も緊急性が高くなる．自・他傷行為，破壊行動，不潔行動なども社会生活を著しく困難にするので優先順位の高い問題といえる．取りかかりやすい問題から取りかかってもよいが，個々の問題の根底に横たわる問題に直接対処すると，多方面での改善がみられることになる．障害の重い子どもでは，子どもの障害〈できない面〉より能力〈できる面〉

Ⅰ. 作業療法における評価

に着目したほうが，現実的な治療のきっかけが得られやすい．繰り返すことになるが，治療の目的は，考えられる限りの子どもの生活の質を保障することである．機能の獲得や改善に限界があるならば，当然，現在の能力の維持によって生活の質を保とうとする発想が出てくる．機能となって現れる能力は，誰でも評価することができる．しかし限られた能力，機能に結びついていない能力を正当に評価するのは誰もができることではない．豊富な知識に基づいたプロだけができる仕事である．能力の維持は治療からの撤退などではない．適切な判断に基づいた積極的なはたらきかけである．

目標は治療者にとっての目的でもあるが，治療者が勝手に作り上げるものではない．目標が家族の主訴に沿ったものでなければ，良かれと思ってやっていることでも，家族の不満の種にもなりかねない．当然，療育チームの，他の職種の目標とも，同じ方向での共通点を持っている必要がある．通常，問題点は，「○○さんが（子どもの名前），△△できない，あるいは下手である」というように対象者が主語の表記になる．

2) 具体的な治療目標

目標とは到達されるために設定される的なので，常に具体的に記述される必要がある．〈環境への適応〉〈協調性を身につける〉〈ADLの自立〉という記述では到達点が具体的にされていないので，どういう状態になればそれが達成されたか判然としない．これが〈新しいところへ行ってもパニックを起こさない〉〈友だちと手をつないでいられる〉〈服を一人で着ることができる〉というような具体的記述になっていると，目標の達成基準が示されることになる．

目標の表記の仕方も，問題点の記述同様，主語は子どもにすべきである．

「○○さんが（子どもの名前），△△できるようになる，あるいは上手になる」というように，問題点の否定文を肯定的な表現に変えると目標の表記になる．〈痙性の抑制〉〈姿勢反応の促通〉〈興味の拡大〉〈触覚と視覚との統合〉などは，

作業療法士にとっての治療目標であっても，子どもの目標ではない．

目標の設定の仕方に関しては，最終的に目標を決めてから，それを実現するための段階として途中の目標をいくつか立てることを勧める書もあるが，回復過程をたどる障害以外では，そのような時間軸を交えた目標の立て方は現実的とも思えない．とりあえず射程範囲と思われるところを目標として，それが達成されれば，その時点で，新たに目標を設定し直すというのもいいであろう．筆者の友人で，首がすわっていない子どもでも，「歩行」と大きく目標を掲げる理学療法士がいる．彼の中ではそこへ到達する道筋がある程度想定されているのであろう．「そこまで持っていくんだ」という自分自身への鼓舞もあるのかもしれない．それはそれでよいことだと思う．小心な筆者はとりあえず目鼻がつきそうなところに目標を設定することにしている．

3) ライフ・ステージに応じた目標の設定

通常，個人が能力を獲得していくその程度に応じて，家庭から保育園，保育園から学校，学校から職場というように所属する社会が変化・拡大していく．典型的発達児では，3歳になって〈人と交わり〉〈身の回りのこと〉がある程度できるようになると，保育園という家庭以外の社会が提示されることになる．そしてその環境の中で，芽生え始めた〈人と交わり〉〈身の回りのこと〉を行う能力に磨きをかけていく．さらに7歳になると，保育園で培った〈仲間と協力し，勉強する〉ための能力をさらに伸ばす場として学校が提供されることとなる．このように獲得する能力がライフ・ステージを準備し，そのライフ・ステージが獲得した能力を介して新たな能力を準備するように機能する．ライフ・ステージと能力の獲得の関係は相互作用的である．

障害児の場合は，個人の能力の獲得と社会の拡大が必ずしも並行して進展しているわけでは

ない．一人で身辺処理ができなくても6歳になれば学校教育が始まるが，9ないし12年が経つと社会適応能力のいかんにかかわらず，学校を卒業しなければならない．能力の獲得とは無関係に，新しいライフ・ステージが用意されることは，能力の獲得に限界がある子どもにとっては，適切であり，当然のことである．そうでなければ，新しい社会が広がらず，一生家庭だけがライフ・ステージという子どもが出てくる危険性があるからである．

作業療法における目標の設定も，この子どものライフサイクルを念頭に置いて考える必要がある．年齢とともに広がってくる集団の中で，そこで求められる能力とすでに獲得している能力の二つを頭に置きながら，取り組みの内容を考える必要がある．そういう意味では，作業療法士は現在の子どもの臨床像から子どもの将来もある程度予測できるとよい．そういう予測のもとでそれぞれの段階における取り組みが考えられるとき，子どもへの援助も現実的なものになってくるからである．

いかに重度な障害を持つ子どもにおいても，QOLつまり生物レベルの「生命の質」，個人レベルの「生活の質」，社会レベルの「人生の質」を高めていくことが作業療法の究極的な目標になる．そして作業療法士には子どもと家族に対して，生涯発達を援助するという視点に立ち，各ライフ・ステージで必要とされる課題に対処することが求められる．またそうした長期的な視野に立った援助技術が必要とされる．

子どもたちの生活を環境全体の中で捉え，その人生を豊かにするという意識を持ちながら，各ライフ・ステージにおける作業療法士の役割と目標について述べる．

① 新生児期での支援目標と作業療法士の役割

近年では，新生児集中治療室（neonatal intensive care unit：NICU）で活躍する作業療法士が増えており，ハイリスク新生児をはじめ，すでに重度な脳障害を持った子どもたちの超早期の発達評価や発達支援が行われるようになっている[2)3)]．発達障害のリスクを早期に発見し，早期療育に結びつける中で，子どもの発達と育児支援，親子の愛着形成の促進を中心に，環境調整，ポジショニング（不良姿勢の改善，筋緊張の調整，運動協調性の発達促進など）を行い，睡眠の安定，ストレスの軽減，相互交渉能力[*9]の向上などを手助けすることがこの時期での目標になる．両親へのハンドリング指導はとても重要であり，そのことが親子の関係性の発達を支援することになる．多くの作業療法士は，NICUを経た後の子どもに対し病院や施設で関わることになるが，超早期から抱える両親の「不安」[3)]の気持ちの変遷に寄り添う気持ちを忘れてはならない．

② 乳児期での支援目標と作業療法士の役割

乳児期は，家庭療育環境を確立していくための援助を中心に，子どもの生活リズムを整え，外界にはたらきかける力と快の情動を高め，人を求める心を育てることを豊かな遊びを通して促す時期である．初期には子どもの発達の遅れや障害がそれほどまだ目立たないが，そのためにかえって母親は育児に不安を持ちやすく，孤立しないように家族の関係性の保全にも援助が必要になる．そして何より「楽しい子育て」が実感できるように作業療法を実施し，親子の愛着形成を手助けする．両親の障害受容は継続的な課題であり，療育体制を整え信頼関係を構築していくことを背景に，前向きな取り組みの中で見守っていくことが大切である．

作業療法では，この時期から子どもと家族の24時間の生活を把握し，具体的な子育ての方法を提案していく．子どもの能力が生かされている良い場面をしっかり褒め，そうでない場面は対策を一緒に考えていく．今取り組むべき課題に目を向け，子どもが楽しんでいる姿を意識づけていくのである．抱っこが介助の中心である

---

*9　相互交渉能力：乳児期の段階から潜在的に備わっている環境・対象と効果的な相互作用をすることができる能力を意味し，心理学では，「コンピテンス（competence）」（ホワイトRW）と呼ぶ．

この時期のハンドリング指導も重要であり，後の療育プログラムに必ず生かされることになる．

食べる，排泄する，眠るなど生命維持機能，生活リズムの獲得と同時に，座る，這う，手を伸ばす，ものをつかむなどの基本的な姿勢や動作の獲得がこの時期の援助の主要な目的になる．特に養育上の困難をできるだけ解決し，家族にとって子どもの養育が喜びとなるような育児にする必要がある．この時期，脳性まひ児では機能の獲得と同時に，姿勢や運動が異常なパターンに発展しないように気をつける必要がある．

③ 幼児期での支援目標と作業療法士の役割

幼児期は，基本的生活習慣の確立と集団への適応が課題になる．家庭から家庭の外へ生活の場が広がる経験の中で，言葉やその他の手段によるコミュニケーション能力を獲得すること，移動の獲得などが目標になる．たとえ全介助の子どもにおいても，意思伝達や移動の手段が保障されるような援助が必要である．同時に人間関係を深め，見通しを持って生活空間を過ごす力を育てることも大切になる．

障害の診断は幼児期前半には確定するようになり，この時期から療育センターや子ども病院などで，多専門職種による専門的なリハビリテーションや保育が開始されることが多くなる．親子ともに「地域で生きる力を育む」という理念をもとに作業療法も実施されるようになる．子どもは仲間との交流の中でさまざまな「暮らしの知恵」を共有する経験を積み重ねていく．作業療法士は身辺動作の学習に加え，就学準備のプログラムを実施することが望まれる．

脳性まひ児などの場合は，環境への興味が高まり，外界へのはたらきかけの動機が強まるにつれ，異常パターンが顕著になってくる．なるべく将来にわたって実用的な機能を保てるような形で運動指導を心がける必要がある．また幼児期後半には身体の成長に伴って，変形や拘縮などの筋骨格系の問題が目立つようになるため，就学後の生活を見据えた装具療法，姿勢保持装具などの対策が必要になってくる．

食事動作，排泄行動，衣服の着脱，遊びなど主に家庭内での適応が主要な指導内容となる．歩く，昇るなどの移動能力，ものの操作の獲得は，子どもの活動環境を広げ，知的・対人意識を向上させるためにもよい．またこの時期，遊びの幅が広がることが子どもの自信や自己コントロールの向上に直接的につながる．

④ 就学時期での支援目標と作業療法士の役割

この時期，子どもが家族の介助から離れるようになるために，食事，排泄，更衣などの身辺処理の必要性が高まってくる．また学校生活に必要な対人技能も求められるようになる．破壊行為，不潔行為などは集団生活を送るうえで重大な妨げになるので，この頃までにはそれへの対処が必要になってくる．脳性まひ児では，車いす，椅子など移動・姿勢保持具を学校の環境に合わせて検討する必要が出てくる．自我が育ってくると要求行動も増えてくるので，コミュニケーション機器を含めて，意思伝達手段を考える必要がある．

⑤ 学童前期での支援目標と作業療法士の役割

学齢期は，学校生活に適応し，自立（自律）のための根を育てることが大きな目標である．多くの活動参加によって自己有能感を育て，社会的技能の学習の機会が与えられ，さまざまな福祉機器の積極的試用によって「できる方法」を模索していくことが大切である．また子どもが自分の障害を理解するとともに，自分を肯定的に捉えることができるように，といった視点も重要である．

この時期は姿勢・運動機能の改善とともに，代償的・実用的な日常生活や学校生活の活動の広がりも重視していく．学齢期は急激な成長期でもあり，10歳以降は「身長スパート」と呼ばれ，筋緊張の亢進や変形・拘縮の二次的障害も生じやすい時期でもある．この後，重症児においては，「思春期危機[*10]」といわれる二次障害が最も急速に増悪する時期になる．このことは予測できることであり，できるだけ先手を打った日常生活の過ごし方の指導を教員らと連携を

密にとりながら行っていかなければならない.

脳性まひ児では,現在使われている機能も加齢とともに低下してくる可能性があり,実用的な観点から車いす,装具などを再検討する必要も出てくる.この時期,多少不安があってもいろいろなことを体験させ,自立心や"自分らしさ"を育てることにも留意すべきである.座位がとれないからといって,いつまでも姿勢のことだけにとらわれるのでなく,その時期に必要な他のことも同時に考慮されなければならない.身辺処理活動全般にわたって単にできるだけではなく,それらをきちんと行えることが,子どもの活動範囲を拡大させる.そのためこの時期には,人を意識した行動がとれるようになることが求められる.

⑥ 中等教育後期(中学部/高等部)での支援目標と作業療法士の役割

この時期,卒業後の進路について考える必要性が出てくる.卒業後,社会でうまくやっていくにはどういう能力が必要とされるのか,具体的に準備する必要がある.特に作業所や授産施設では,毎日通所する習慣,一定時間椅子に座っていられること,ストレスを解消する能力,人とうまく交わる技能などが求められる.脳性まひ児では,年長になると拘縮・変形が痛みの原因となってくるので,身体のアライメントだけでなく機能面からも,実用的でなおかつ痛みが出ないような代償的な技能を学習する必要性が出てくる.

⑦ 青年期,成人期での支援目標と作業療法士の役割

青年期以降は,家庭生活を基盤にした高等教育やデイサービスに加え,地域生活や職業生活の自立を目指した福祉施設やグループホームなどの選択肢があるが,いずれにしろ自己実現,社会的役割の獲得が重要な課題である.いずれ親から自立していくこと,親も子どもから自立していくことを前向きに考えた援助の中で,

ソーシャル・スキルトレーニング,社会資源の有効利用,性,結婚,就労,生きがいや趣味活動,介護の問題などにも目を向けなければならない.幼児期,学童期を通じた作業療法をはじめとした生活援助がこの時期に生かされていることが望ましく,作業療法士も継続的で連続性のある援助体制を作ることが課題になる.自己の障害と向き合い,新たな自分を発見し,人生設計をともに考えていける青年に成長してくれることが周りの願いである.

青年期以降,40歳を超えると,不活動や加齢による廃用症候群により機能低下や体力低下,低栄養状態,生活習慣病の併発のリスクも高くなる.したがって加齢による廃用性の機能・体力低下をいかに防ぐかが重要な課題でもある.

⑧ 老年期での支援目標と作業療法士の役割

老年期の発達課題は自我の「統合」である(エリクソン EH).統合とは,老年期においてこれまでの自分の人生を振り返り,そこに意義や価値を見出し,死に対して落ち着いて対処することを意味する.持って生まれた障害のために,自分の人生を意味のないものと感じてしまうことは最も不幸なことであり,自身の人生を肯定的に捉えることができるよう社会的・精神的な支援が必要である.

脳性まひ者では,廃用に伴い生理・心身機能の急速な老化が生じる.青年期以降,社会参加の機会を失わず,生活習慣の改善と機能の維持により,老化の進行に対処することも大切である.

以上のような各ライフ・ステージにおける課題が,早期から親,作業療法士,教師に予想され共有されていると,援助の仕方もより現実的なものになってくる.限られた地域の中では,その子どもが将来最終的に行けそうな所がどこで,そこでどのような能力が求められるのかはかなり具体的に描けるはずである.授産施設な

---

*10 思春期危機:一般的には,思春期における精神的な危機的状態をさすが,重症児では,さらに呼吸障害,摂食・嚥下障害,消化器障害,睡眠障害,自律神経症状などが進行しやすい.

Ⅰ. 作業療法における評価

どで要求される能力は，幼児期からの学習の積み重ねの結果であり，中等教育後期に急に身につくものではない．

■ I-B-g
第7段階—治療プログラムの立案

1） 発達段階の同定とそれに合った課題の提供

　治療内容は，問題の分析から直接出てくるものではなく，問題の分析と作業療法士の中に蓄えられた治療技術とが一緒になって初めて具体的なものになる．治療にはもともと隘路がある．治療の対象になることは，子どもが苦手な部分であり，不得意な部分は，通常，子どもはしたがらないからである．子どもが自発的にするのは，そこに何らかの喜びを感じ取ることができることだけである．治療とは先に述べたように，遊んでやることでも，子守でもない．作業療法士に期待されていることは，子どもの能力を一歩先に伸ばすことである．このように治療とは，もともと二つの相反する要素を持つものである．

　子どもが自発的に活動し，なおかつそれが子どもの弱い点の克服に通じるためには，提供する課題が，子どもの能力の範囲内にあって，持てる能力を最大限に発揮させるものでなければならない．そういうものであれば，それは子どもは能力の範囲内にあるので，動機を失うこともない．持てる能力を最大限に発揮させることが，その活動主体に喜びを感じさせるのである．ものごとの達成そのものにも報酬があるが，治療者や親に褒められるとその喜びはさらに倍加することになる．そういう能力の発揮とその持続の中で，現在の限界を超える能力を獲得するようになっていく．そのためには，子どもの能力を正確に見極め，発達段階に合った課題を選

択する知識と技能が必要となる．

2） 確かなものへの模索

　医療や教育において，はたらきかけは思いつきではなく何らかのエビデンスに基づいたものであるべきだといわれるようになって久しい．しかし発達障害がある子どもが示すいろいろな問題に対する対処法では，それほどエビデンスは明確になっていない．あるいはエビデンスがあるもの以外にも，有効な方法が存在する可能性は常にある．発達障害の作業療法では，効果判定に触れる研究が限られているということもあるが，作業療法が対象としている作業（活動）が，もともと多くのアプローチを許容するほど豊かな活動なのである．

　証拠がなければしてはいけないということになれば，発達障害児が示す問題の中で，証拠のある前例があるものだけしか取り扱わないということにもなりかねない．問題に対して，それがなぜ起こるのか，何らかの想定をして取り組む必要はあるが，そういう予想さえもやっていて修正しなければならない場合も多々ある．そういう手探り状態の中からやるべきことを見つけ出し，そういう方法論を自分なりに整理することが求められるのである．行動という複合的な対象を扱うとき，最善の方法が，時に見えないことも多い．最善がわからないから，「次善の策でいく」しかないのである．発達障害の臨床では，そういう柔軟性が求められる．

文 献

1) Jane Case-Smith：Occupational Therapy for Children 6th ed. Mosby, 2004
2) 鴨下賢一：NICU における作業療法士の役割—長期フォローの経験から．OT ジャーナル **33**：630-636, 1999
3) 西出康晴：NICU での作業療法の現状と今後の課題．OT ジャーナル **45**：1114-1118, 2011

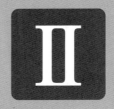

作業療法における治療

- II-A　治療の実施における基本理念
- II-B　学習の推進としての作業療法での治療
- II-C　治療・指導の目標と指導領域
- II-D　作業療法における治療理論
- II-E　介入理論適用に関わる問題点
- II-F　作業療法の心・技・体
- II-G　指導形態・治療場所・治療の展開上の問題
- II-H　治療の限界，作業療法の限界
- II-I　職場形態によるはたらき方の違い

Ⅱ-A
治療の実施における基本理念

Ⅱ-A-a
セラピストの障害に対する態度 —治療主義と障害個性論

　障害児，障害者が医療や教育の対象と考えられるようになってから，障害者に対する支援の仕方には二つの態度がみられるようになった．一つは治療主義，あるいは指導・教育・訓練主義と呼ばれるもので，社会が求める機能や能力を障害者に獲得させることによって，障害者およびその家族が抱える何らかの「生きにくさ」を解消あるいは軽減しようとするものである．医学的リハビリテーションと呼ばれるものや学校教育からのはたらきかけは，すべてこの考えに軸足を置いたものである．社会から求められている能力を獲得させることが治療の目標になるので，この考え方には社会という観念が常に視野の中に入れられており，就業や就職が最終的な目標とされることが多い．機能を獲得することによって社会に出て，そこではたらけるようになることを目指す支援ということで，自立支援ともいわれる．この障害児本人およびその家族の努力に焦点を置き，「費やした汗の量と時間は裏切らない」式の楽観的な治療主義が，リハビリテーション，特別支援教育，障害者との共生社会を実現する法制度，環境の整備を推進させ，障害者とその家族の福祉に貢献したことは一面の事実である．

　もう一つは，障害を個性と捉える見方である．能力の獲得に限界があり，教育的，医療的はたらきかけにもある程度の限界をみたうえで出てきた見方である．盲や聾の子どもを考えるとわかりやすいが，そこでは視力や聴力など，なくしてしまった機能の回復を図るようなことはしない．機能の欠落状態も一つの個性のように考え，残された機能を駆使し，喪失した機能を代償することを学習させたり，道具や環境を整えたりすることによって，障害者の「生きにくさ」を和らげようとするのが，そこでのやり方になる．たとえ能力低下，能力の獲得の限界があったとしても，それを個性として捉える考え方である．

　個性に優劣，上下はなく，誰も個性を変えようとも思わないように，この考えでは個人の能力の獲得状況を変更しようとはしない．変更されるべきものがあるとしたら，それは子どもではなく，環境であり，周りにいる人々であり，社会ということになる．

　治療主義はサービスや教育，治療，療育技術を発達させる意味では有力であったが，子どもの能力獲得の限界が明らかになったときに説得力を失う．また，変化が多く望めるものだけを対象にし，そうでないものをあらかじめ排除する危険性もある．かつてはリハビリテーションの最終目標は「社会復帰」であった．しかしそれは「社会復帰」できそうにないものを，はじめからリハビリテーションの対象とはせず，保護や介護の対象としてしまったことでもあった．

　この二つの考えのどちらにより傾くかは，究極的には個人の価値観によるが，① 時代や ② 子どもの障害の種類や障害の程度，③ 個人の育ちの過程，④ 福祉社会としての社会の成熟度などによっても影響され，固定的なものというよりは，個人の中でもいろいろな要因で振り子のように右に左に振れる側面がある（**図Ⅱ-A-1**）．

Ⅱ-A-b
時代の治療に対する 考え方への影響

　脳性まひ児の早期発見・早期治療体制の確立が叫ばれた 1970〜1980 年代は，脳性まひ児の療育に関しては，治療主義が主流となった．ちょうどその頃，わが国に導入された各種の神経発

Ⅱ-A 治療の実施における基本理念

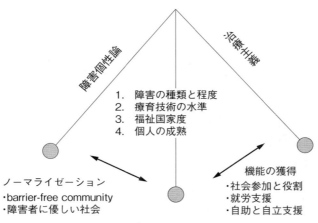

図Ⅱ-A-1 治療主義と障害個性論

達学的訓練法が早期治療を可能にしたわけだが，これが脳性まひ児のリハビリテーションを飛躍的に向上させ，また障害児の保護者に大きな希望を与えたことは間違いない．早期に障害を見つけ，早期に治療・訓練を開始すれば，限りなく正常に近づくとさえ言われたほどであった[*1]．1995年の一連のTHP騒動にも[*2]，経済の高度成長期の時代の価値観の影響がうかがわれる．右肩上がりにものごとが改善，発展している時代には，努力した分だけ報われるというような価値観が好まれやすい．特に医学的・科学的装いのもとにメディアを通して流布されると，一挙に一つの運動，動向ともなりやすい．

■ Ⅱ-A-c
子どもの障害の種類や程度が障害の理解に与える影響

重度の障害があるもので，改善の余地が限られているもの，あるいは加齢による可塑性に限界のある年長者の保護者などは，障害個性論に立ちやすい．障害の程度に変化がみられないという現実を実感し，その上での現実肯定にはこのような発想が必要なのかもしれない．反対に高い機能を有している疾患群，原因や機序が明確になっていない疾患群では，治療主義に向かいやすい傾向がある．

■ Ⅱ-A-d
保護者の成熟の過程が障害の理解に与える影響

十何年と子育てを経験し，その中で専門家による治療や指導を受けてきた保護者は，はたらきかけた量，努力を傾けた量が，必ずしも症状の改善，障害の軽減に直接結びつくものではないことを経験的に知っている．しかし障害がある子どもの子育てを開始して日がまだ浅い若い保護者の場合は，そのような事実を経験していないので，治療や指導に対してややもすると過

[*1] ボイタ法では，中枢性運動協調障害（Zentrale Koordinationstörung：ZKS）という概念を脳性まひの前段階の状態として考えている．早期に必要な訓練を施せば脳性まひには発展せず，訓練などをしない場合，脳性まひと呼ばれる状態になると説明していた．

[*2] 1995年，THP（テトラヒドロビオプテリン）という酵素（脳内の神経伝達物質の代謝を促通する）が自閉症状の改善に役立つというテレビ番組があり，自閉症はTHPによって治るというような短絡した捉え方が広まり，その治験の応募に多くの自閉症児の保護者が殺到したことがあった．

剰な期待を抱く可能性がある．親の側には子ども
もの療育に対する情熱を支える何かが常に必要
であるが，治療行為への過剰な期待がその役目
を担っている場合がしばしばある．そのような
意味では，現状に満足せず，何かを期待してい
るとき，人は治療主義に傾きやすい．

■ II-A-e
福祉の整備度が障害の理解に与える影響

発展途上国では，発達障害児への療育技術が
普及していない分，先進国の治療法，指導理論
に関する情報に敏感で，特に名のある指導法に
関して，理論というよりはハウツーものとして
導入することに熱心である．そしてそのような
場合においても，通常，治療や指導に対してし
ばしば過剰な期待が持たれていることが多い．

治療，指導法の中にも，障害個性論に軸足を
置いた方法論がある．障害そのものはあまり変
化するものではないので，むしろ疾患の特性を
生かした学習法を推奨したり[*3]，子ども本人よ
りも養育環境（保護者や療育者の子どもへの見
方）を変えたりしようとする方法論などである．

時代によって，治療主義に大きく傾いた時期
もあったし，またその反動で障害個性論への揺
り戻しがあることもあった．時代の動向，障害
の重篤度，社会の福祉の充実度，個人の成熟な
ど，障害に対する見方に作用する因子もいろい
ろある．障害に対する見方はこれからも，この

二つの間を揺れると思われるが，治療主義，障
害個性論，いずれにしても両極端に走ると，そ
れは事実と異なるという点で誤りになる．確か
に発達障害には，変わるべき部分と変わらない
部分があり，変わるべき部分には治療主義，変
わらない部分に障害個性論が適応されているな
らば問題はない．療育の専門家はこの〈変わる
もの〉と〈変わらないもの〉とをきちんと見分
ける知恵をつける必要がある．この二つの側面
をともに認め，子どもの疾患の種類，障害の程
度，発達段階，年齢に応じて，重点をその都度
シフトすることが，発達障害児の療育の専門家
としての適切なスタンスである．

プロテスタントの神学者であるラインホル
ト・ニーバー（Reinhold Niebuhr）の透明な祈り
（serenity prayer）と題する祈りの文章がある．
人生には一度や二度，あるいはもっと頻繁かも
しれないが，どう努力しても受け入れがたい事
実がある．そういう冷徹な現実に対する彼のス
タンスの表明なのであろう．何をしても変えら
れない現実は受け入れるしかない．変えること
のできるものは変える必要がある．そして何が
変えられて，変えられないかそれを見分けるこ
とが重要になる．彼は変えられない現実を受け
入れる能力を無私の心（serenity of mind），変
える意気込みを勇気（courage），変えることの
できるものとできないものを見分けることを，
賢さ（wisdom）と述べる．障害に対する基本的
態度もこれに尽きると思う．

[*3] 言語理解やものごとの継次的処理が苦手な自閉症児に対して，これから行うことに対して絵カードを使って提示
したり，視覚的感覚刺激を抑制して部屋の環境を変えたりすることを主要なアプローチとすること．

Ⅱ-B
学習の推進としての作業療法での治療

　発達障害は後遺症である．後遺症ではあるが，発達期にある子どもには，これから伸びる健康な部分も多く残されている．その可塑性，可変性に期待して本人にはたらきかけることが作業療法における治療（therapy）である．したがって作業療法士に対する期待は「子どもを変える」であり，それに応えることが作業療法士の本務になる．保護者のメンタル・ヘルス，保育園，学校など子どもを取り巻く療育環境へのはたらきかけ，行政，社会への障害児理解へのはたらきかけ，そのすべてが子どもの健全な育成に不可欠であり，作業療法士も積極的に参加すべきである．しかし，それらは「子どもを変える」努力に換わるものではない．また「子どもを変える」技術があるからこそ，それらへの参加も効を奏するのである．

　作業療法における治療（therapy）は「子どもを」変えることであるが，病気の原因そのものを除去しようとする医療でいう治療（cure）とも異なる．それは子どもが障害ゆえの生活の不便さを改善するため，自ら生活環境に適応していくための技術を身につけていく過程を助けることである．これを当事者の子どもの側からい

うと，それらの技能の獲得過程の〈学習〉に他ならない．したがって発達障害は，学習されなければならないものである．疾患によって，運動の学習，生活技能の学習，思考方法・内容の学習，社会性の学習，自己抑制の学習と，その学習の中身は異なるが，学習とは本人が行う営みであり，治療とは当事者が生活の不便さを改善するための学習を援助することである．かつて指導・訓練と呼んでいたはたらきかけは現在，支援と呼ばれることが多い．支援とは help（him or her）○○doing と表記されるように，子ども（当事者）が何かをすることを助けることを意味する．この用語は行為の主体と行為の内容が明確になっている分，単なる口当たりのいい，流行りのことばではなく，治療行為の適切な説明といえる．

　障害があろうがなかろうが，もともと子どもは一人で育つわけではなく，育てる人がいなければ育たない．育てる側に，まず子どもの出現を喜び，「こう育ってほしい」という思いが存在する．育てられる側はそういう思いに応えるような形で，もともと持っている生き伸びる力と人と関わる力を発揮していく．もともと子育てがそういうものであるならば，子どもの健全な育ちには，子どもの成長，発達を見守り，その過程に責任を持つおとなの存在が不可欠なのである．

　「支援」とはそのような責任を持つ人の存在の意義を意識させる用語である．したがって発達障害がある子どもの支援とは，子ども自身が学習をすることを助けることではあるが，そうすることによって親の育児を助けるという二重の意味を持っている．

II-C 治療・指導の目標と指導領域

　作業療法における指導・治療の目標は，発達を促すというような抽象的なことではない．〈○○ができる〉ようになる，あるいは〈○○をしない〉というようにあくまで，その子どもが置かれた現実への適応である必要がある．子どもは置かれた社会で活躍できるようになると同時に，その活躍によって活躍する社会をさらに拡大することができる．

　この社会が固有に持っている要求に応えるべく，それに相応する能力の獲得を援助するのが親をはじめとする療育に携わるおとなの仕事であるが，学習し能力を獲得するのは子ども自身である．作業療法士による支援が向かう領域は，疾患によっても多少異なるが，基本的には（1）基本障害の改善，（2）生活技能の獲得，（3）問題行動の減少・解消の三つの領域に向けられる（図II-C-1）．

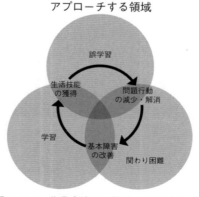

図II-C-1　作業療法の3領域へのアプローチ

II-C-a 基本障害へのアプローチ

　基本障害とは，疾患ごとの固有の学習のタイプといってもいい．脳性まひは筋緊張の異常による姿勢・運動の障害なので，正しい体の動かし方自体を教えることがそのアプローチとなる．知的障害のある子どもでは，学習に時間がかかり，年齢に対して学習の遅れが問題になるので，その子どもが理解できる内容の上限を明確にし，つまずいている部分はヒントを与えつつ，繰り返し繰り返し教えることがそのアプローチとなる．自閉症児では，ものごとの理解がないわけではないが認識に歪みがあり，自分なりの認識になっている場合が多い．実際の社会には適合しないものごとの理解であり，かつそういう認識に基づいた行動パターンにこだわり，変えようとしないこだわりがある．こういう場合は，誤学習された行動の修正も加わるのでさらに手がかかる．

II-C-b 生活技能へのアプローチ

　現代は生活の中から，人間存在の特徴を示唆する経験がいろいろ消えつつある．糞尿の処理が，水洗便所，下水道に取って代わったのは便利であるが，洗濯はクリーニングへ，調理は弁当屋や外食産業，出産や死亡も病院での出来事，勉強は塾で行うものになってくると，家庭における人間の生活の実感も希薄になってくる．排泄は，鳥や虫や動物のように自分も自然の一部だという認識をもたらす．調理・食事は，生きていくということは他の生物の命を奪うこと，自己の生命維持はその上に成り立つこと，身近な人の病や死は，人が無力な存在であること，有限な存在であることを実感させる．日常の営みは，そのような人が人として謙虚に生きるうえでの身の丈に合った価値観をもたらしてくれるものである．特に子どもにとって，日常の営みを滞りなく遂行できることは，大きな自信を

もたらすことにつながる.

　生活技能の獲得とは，ADL や遊びの技能，学校での集団生活を送るうえでの技能の獲得である．健常児の場合，生活技能が組織的に教えられることは少ない．スプーンの使い方などは，幼児期に食べさせてもらっているうちに自然に使い方を覚えていく．2 歳近くになると，自分で何でもしたい気持ちが充満してくるので，食べさせてもらう経験をするだけで，それが見本となって自分で練習し始める．障害を持つ子どもは，学習の弱さだけでなく，この自我が十分育っていないので，組織的に意図的に教える必要が生じる．

　基本障害の改善と生活技能の獲得の関係は，花粉症の治療に似ている．花粉症の症状が重くなると，目はかゆく，鼻水も出っぱなし，しまいには頭まで朦朧となってくる．しかし花粉症の根本は花粉へのアレルギーであるから，基本的な治療は体質改善にしかない．目薬をもらっても，鼻水の薬をもらっても，それは対処療法にすぎない．しかし体質改善には時間がかかるし，本当に体質が改善されるかどうかも定かではない．したがって対処療法も，日々の日常をつつがなく送るためにはとりあえず必要な処置となるのである．

　感覚統合療法などには，生活技能へのアプローチはない．基本障害へアプローチすれば生活技能は自然についてくると考えられているからである．TEACCH[*4]では，基本障害は改善しないと考えられているので，生活技能の学習を容易にするための環境整備や方法論に焦点が当てられている．応用行動分析も，生活技能の獲得に焦点を絞っているが，そういう学習を通して基本障害の改善も果たされるという理解を示している．

　アリストテレスに「自然は真空を嫌う」ということばがある．頭が何かを学習しないと，頭は空のままの状態には保たれず，好ましからざ

る何かが代わりに学習されてしまうという意味だそうだ．「小人閑居して不善を為す」といい換えてもよい．排泄で「お漏らし」ということばがあるが，時間がなくてついつい抑えきれずに出してしまったときには確かに「漏らす」といえるかもしれないが，知的障害のある子どもの場合は，おむつしかはかされてこなかったので，おむつの中にすることを学習してしまったといってもよい．したがって排泄では，便器でおしっこをすることができるようになっただけでは自立したとはいえず，パンツの中では排尿しないことが学習されなければならない．それゆえいわゆる「お漏らし」というのはパンツの中に排尿する誤学習に他ならないのである．

　生活技能の学習は，学校生活，職業生活への基盤になり，同格の仲間として子どもから認められる条件になるものでもある．そして作業療法士は，この学習の指導を最も期待されている職業である．

■ II-C-c
問題行動へのアプローチ

　問題行動というのは，この生活技能が正しく学習されなかった結果の誤学習といえる．それゆえ獲得された生活技能が，少なければ少ないほど問題行動が多くなる可能性がある．問題行動とは，周りが問題だと考える行動であって，本人がそう思っている行動ではない．それゆえ，いくら周りがそれによって困ることがあっても，本人からそれに気づくことはない．自分で止められない行動であるからこそ，外から止めてやる必要がある．自・他に危害が加わる行動，不潔な行動は，どんな場所や場合にも容認されることはない．人は感覚的な不快さが度を越すと，あるいは度重なるとそれほど寛容にはなれないものである．口に出して言うかどうかの違いはあっても，皆それに対して不快を感じるこ

---

*4　TEACCH：Treatment and Education of Autistic and related Communication. 米国ノース・カロライナ州立大学のショプラー（Shopler E）らによって開発された自閉症児のための支援プログラム.

とは間違いない．

　小さい子どもを見ると突き飛ばす，人に咬みつく，女性の体に触る，性器を露出する，奇声を上げたりしていると，しまいには親は子どもをどこへも連れて行けなくなる．ものを投げたり，破壊したりする，小さい子どもを突き倒すなどの行為は，人の生命に関わる事故を引き起こす危険性がある．発達障害児がそういう事態を引き起こすようなことは最悪の悲劇であり，絶対に避けなければいけないことである．

　以上のように，①基本障害，②生活技能の獲得，③問題行動の減少・消去は発達障害児の療育に携わる職員が，同時にアプローチすべき領域である．これらには相互作用があるので，一つが前進すると他の二つにいい影響が現れることもある．しかし基本的には同時に全部介入すべき事柄である．基本障害さえアプローチしておけば，後は自動的に学習されるものではない．発達障害児の療育は，一点突破，全面打開ではなく，常に全包囲作戦であるべきである．ただし発達段階によって，その重点の置き方は異なってくる．乳幼児期は基本障害に対するアプローチは必至であり，最重要視されるべき事柄である．可塑性の高い乳幼児期では，機能間の相互作用性が高いので，将来の日常生活に有用な技能を育て伸ばすためにも，広範囲での下位技能を高めることは重要である（ボトムアップ

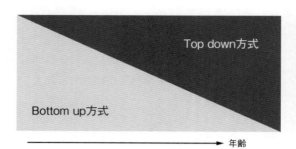

図Ⅱ-C-2　ボトムアップとトップダウン

アプローチ）．着衣であれば，ものの握り，握りの保持，動作の順序の理解，衣類の左右，裏表，上下（空間の理解）など，運動，認知的な技能を同時に積み上げていく必要がある（図Ⅱ-C-2）．

　学童期，あるいは諸機能の発達がプラトーに達したとみなされる段階，あるいは年長になっても発達がごく初期段階に留まっている場合は，むしろ基本障害にこだわらず，その時点で最も必要とされる日常生活に有用な技能を特定し，それに必要な下位スキルを育てるべく焦点を移す必要がある（トップダウンアプローチ）．思春期以降の成人では，遊びではなく，与えられている条件で可能な労働を考えることが一般的だが，これはトップダウンアプローチの考え方といえる[*5]．

[*5] ボトムアップアプローチとトップダウンアプローチ：基盤となる下部構造を整えるやり方をここではボトムアップ方式と呼び，緊急性の高いものなど特定の動作・活動を選択し，それを直接学習させることによって基盤の整備も図る方法をトップダウン方法としている．

II-D 作業療法における治療理論

発達障害の作業療法の臨床でよく使われる介入（治療）理論・手技として挙げられるのは，肢体不自由児においては①神経発達学的治療理論，肢体不自由児を含めた発達障害児全般においては，②感覚統合療法理論，③認知発達を中心とした治療理論，④情緒や対人関係の発達を中心に置いた治療理論，⑤応用行動分析理論などである．その他，作業療法の現場ではあまりみかけないものの，教育や心理の臨床現場でよく使われている方法もある．

詳細の理解にはそれぞれの理論書，解説書に直接当たったり，研修会などに参加したりすることが不可欠であるが，ここではそれら介入（治療）理論・手技の手引きとして，それらの中心となる思想と概略について簡単に紹介する．

II-D-a 神経発達学的治療理論

1) 神経筋促通技法

1940年代頃から，欧米で脳性まひや脳血管障害など脳の損傷に起因する運動障害の治療法として，神経筋促通技法（neuro-skeletal muscle facilitation techniques）と呼ばれる一群の治療手技が開発され，発展してきた．促通技法とは筋緊張，覚醒状態，自律神経系機能などの逸脱を，正常域に戻すために，何らかの追加的な感覚刺激を調整しながら与える手技の総称をいう[1]．正常からの逸脱は亢進と低下の二つの方向があり，その正常化も亢進した機能の低下を目指すもの，低下した機能の亢進を目指すものの二つの方向が考えられる．前者を抑制的促通（inhibitory facilitation），後者を興奮的促通（excitatory facilitation）というが，前者は単に促通，後者は抑制と通称されることが多い（図II-D-1）．

カバット（Kabat H），ノット（Knott M），ボス（Voss D）らによる固有受容性神経筋促通法（proprioceptive neuromuscular facilitation：PNF），ルード（Rood M）による神経生理学的治療法（neurophysiological treatment）[*6]，ブルンストローム（Brunnstrom S）による運動療法，

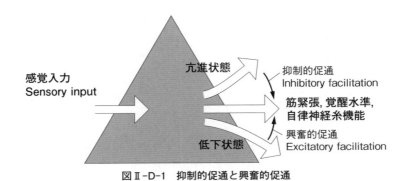

図II-D-1 抑制的促通と興奮的促通

[*6] 生理学的理論とは諸症状を脳の機能障害や，先天的な原因から説明しようとする医学的な説明の総称を指している．

ボバース（Bobath K & B）[*7]による神経発達学的治療法（neurodevelopmental treatment），ボイタ（Vojta V）による発達・運動学的治療法などがこの神経筋促通技法に属する運動療法である．重点の置き方，治療手技も異なっており，これらを一括して論ずることはできないが，主に前庭感覚刺激，固有感覚刺激，触覚刺激などを使って，姿勢・運動の質を変化させようとするところに共通点がみられる．ここでは作業療法への広がりを持つという点から神経発達学的治療法（通称ボバース法）[*8]だけを取り上げる．

2) 神経発達学的治療法の基本理念

環境からの感覚入力は脳のはたらきによって調整され，重力や環境に対して適切な運動反応を作り出す．脳に損傷や機能不全があると，自己の内・外からの感覚刺激を統合し，それを適切に姿勢・運動に変換する機能が低下するばかりでなく，自らの姿勢・運動パターンからの偏った感覚に支配されるようになる．神経発達学的方法による治療とは，外的な感覚・運動的介入によってこの異常姿勢・運動パターンを抑制し，正常な姿勢・運動を経験させることによって異常な感覚を正常な入力に切り替え，運動出力を変えようとする試みといえる．

3) 運動障害の捉え方

随意運動は，姿勢のコントロールが自動的にはたらいて初めて適切なものになる．この姿勢のコントロールとは，① 姿勢の保持や動作の中で，身体の各部分に安定と運動の役割を適切に割り当て，主動作筋，拮抗筋，共同筋を互いにうまく協調させること，その結果 ② 四肢を空間に保持したり動かしたりすることができるよ

うになり，③ 体軸を回旋し，各関節を分離して動かせるようになることである．脳性まひなどではこの姿勢のコントロールが自動的に行われることなく，常に姿勢筋緊張が亢進していたり，弛緩していたり，一定を保てなくなっていたりする．このように脳の損傷に起因する運動障害では，運動の量や筋力の低下が本質的な問題ではないので，単なる運動パターンの練習や筋力トレーニングによって解決するものではない．子どもの姿勢のコントロール能力を改善し，その上でそこに基盤を置く随意運動を引き出し，それらをさらに日常生活を遂行するうえでの機能に結びつけていくことが，この治療法の中心的な考えといえる[2)~5)]．

4) 神経発達学的方法による脳性まひ児の治療

この方法による治療的はたらきかけは，子ども自身に目的的な動作や姿勢をとらせながら，頭部，体幹の立ち直り，上肢による支持性，平衡反応などの正常な感覚-運動を体験させることから始まる．道具やセラピストの手で緊張した部分を緩め，不安定な部分に安定を与え，運動の方向を教えてやることで，子ども自身が姿勢と動きを調節できるようになることを期待するのである．セラピストは必要なときに必要な分だけ援助し，そこに改善がみられれば，徐々にその援助を減らしていくようにしていく．良かれ悪しかれ脳性まひ児は，それまでに獲得した異常姿勢や異常な運動パターンを使ってしか日常的な動作を遂行することができない．そして場合によってはそれらがそれなりに機能しているような場合もある．しかし四肢・体幹を非典型的に使用し続けることは，非典型的姿勢・

[*7] ナチスの迫害を逃れ，チェコスロバキアから1940年代にイギリスに亡命したボバース夫妻によって開発された脳性の運動障害に対する運動療法．当初，亡命医師，理学療法士にとっては就職先が限られており，彼らは重症心身障害児を担当することによってこの方法を開発したといわれている．1980年，筆者はイギリス，リーズ郊外肢体不自由児養護学校 Hawksworth Hall School（Educational subnormal school for moderately）にて約2カ月間，ボバース法を実践する理学療法士のもとで助手を務めた．1995年日本にて8週間ベビーコース修了．

[*8] ボバース法，ボバース・コンセプトなどいろいろな名で呼ばれる．ボバース・コンセプトということになると，一つの治療法というより運動障害に対する解釈の一方法ということになる．

運動パターンが固定化し，痛み，拘縮，変形など生理的，構造的な不可逆状態を生み出すことにつながる．それゆえとりわけ発達の初期段階にいる脳性の運動障害がある子どもの場合は，動作ができるかどうかだけではなく，それを典型的なパターンからあまり逸脱のない形で遂行させることにも心を砕かねばならない．

単に励まし，運動を促せばよいのではなく，異常な要素があれば同時にそれを抑制しつつ，運動を促通（facilitation with inhibition）しなければならないのである．脳性まひのタイプによっては，セラピストが操作する感覚・運動や量や質が異なってくるので，この治療法にあらかじめ決められたマニュアル的なプログラムがあるわけではない．その子どもが必要とする援助の量と質を判断しながら，日常動作や遊びなどの目的動作を設定していくので，この治療法に熟達するためには，十分な経験と研鑽が必要になる．

■ II-D-b
その他の肢体不自由児の運動障害に対する治療法

1) ボイタ法[*9]

脳性まひ児の治療方法の一つとして，1980年代にボバース法に少し遅れてドイツから日本に導入された，乳児の脳性運動障害に焦点を当てた早期治療技術である[*10]．特に発達初期に獲得される運動技能の中でも，寝返り，腹這い運動に着目し，この運動技能の中に将来獲得されるであろう運動技能に必要なすべての運動要素を見，まず正常な寝返り，腹這い運動パターンを学習させることによって，将来における姿勢・運動上の正常からの逸脱を防げると考えられている[6]．治療手技としては，これらの運動を引き出す誘発帯と呼ばれる部位を圧迫し，正常運動を誘発する技法，反射性寝返り運動（reflex rolling），反射性腹這い運動（reflex creeping）が中心となる．これらの運動は頻繁に乳児に体験させる必要があるので，セラピストには臨床の場で，家庭で一日数回実施するための技法を保護者に伝授することが求められる[*11]．理学療法士の間では，乳児の脳性運動障害に対する運動療法として実践されているところもあるが，これらの手技の日常生活動作への応用や，作業療法として展開されているという報告はあまり聞かれない．

2) ペトー法

このアプローチは，医療的リハビリテーションの一技法というより，1940年代にハンガリーのアンドラス・ペトーによって開発された肢体不自由児のための教育法といったほうがよい[7][*12]．家庭や肢体不自由児の入居施設で，コ

[*9] 1968年プラハの春・チェコ事件に遭い，ドイツに亡命したチェコスロバキア人医師 Vojta, Vaclav により開発された．筆者は1980年，ミュンヘン小児発達センターを訪れたことがある．ボバース，ボイタ法ともに日本に普及団体が存在し，講習会が開かれている．グローバルな展開をみせるボバース法に対して，ボイタ法は，本国ドイツ，日本以外ではあまりその普及が聞かれない．

[*10] ボイタ法はおとなの脳血管障害の患者にも適用されているようである．

[*11] ボイタ法では，訓練中に子どもがよく泣くことがあり，このことの母子関係への影響が懸念され，同訓練法への批判の一つになっている．Internationale Vojta Gesellschaft（世界ボイタ協会）のホームページでは，新生児では泣くことは，新しい運動の活性化に対する正常な反応であって，発達に害がないことを伝えている．

[*12] 筆者は，1980年，日本中央競馬福祉財団より4カ月間欧米に療育技術の視察の機会を与えられた．ペトー法については，前年，朝日新聞に紹介の記事が載っており興味を持っていた．イギリスで，1980年当時の脳性まひの治療・指導においてリードしている6人（Bertha Bobath, J Brice, Ester Cotton, Sophie Levitt, David Scrutton, Hans Derjke）の中で，Ester Cotton という PT がイギリスでペトー法を実践していると聞き，連絡をとったところ，偶然にもそのとき教員のための講習会が開かれていることを知り，イギリス南部 Horsham という町の Ingfield Manor School で教師のためのペトー法の講習会に参加することができた．

ンダクターという資格を有した指導者によって，日常生活全般を通して，他者や社会と協調・適応していく能力の獲得が図られている．教育法といわれるように，運動学習だけではなく，学業もプログラムの中にきちんと位置づけられている．

運動指導の特徴としては，運動学習が集団で行われること，臥位，座位，立位，歩行の中で，基本的な運動が歌や合図，言語描写とともにリズミカルに何度も繰り返される[8)*13]．薄い木製テーブル，背もたれのある椅子，背もたれのない椅子，すのこ状のベッド，歩行のための手すり，歩行訓練のための棒や輪などの用具など，動作を補助，有効にする道具，家具が多数開発され使われている．独力で機能的に動けない生徒には一人または複数のコンダクターが動作学習の補助としてつくように定められている．この方法では模倣，指示の理解，集団行動などが要求されるので，ハンガリーで行われていたオリジナルな方法では，基本的に知的遅れのない肢体不自由児を対象としていたようであるが，知的障害がある子どもに対する汎用性も期待できる．ヴィゴツキーの指導原則を背景に持つ，知的発達を促進する総合的な教育法といえるが，それが開発されたハンガリーが当時共産圏にあったことで，ソビエト的集団行動を連想させるのか，西側にはあまり広まっていない[*14]．

3) ドーマン・デラカート法

アメリカ，フィラデルフィアに拠点を持つドーマン・デラカート法はグレン・ドーマンとカール・デラカートが共同で始めた運動療法である[9)]．運動学習における系統発生的発想を重視し，年齢に関わりなく，歩く練習は四つ這いや立ち上がりなどの初歩的な動きの習得から開始される．これらの発達の初期段階で獲得される機能を一つのパターンとして，何回も繰り返すことがこの訓練法の中心である[*15]．アメリカでは，必ずしも小児科学会，理学療法士協会から好意的な印象を持たれているわけではないが，世界中に根強い人気を持っている．1972年デラカートはドーマンから離れたが，パターニングの実施方法に弾力を持たせるなど，ドーマン法よりは融通性を広げると同時に認知領域の指導にも幅を広げている．

4) 臨床動作法

1960年代後半に「動作訓練」および「心理リハビリテーション」ともいう，もともとは催眠暗示により，脳性まひ者の手や腕が動いたという報告に着想を得て，九州大学の成瀬悟策によって開発された自己弛緩の方法によって運動学習を促進する心理療法あるいは学習理論である[10)11)]．この理論によると，脳性まひ児の姿勢保持や動作の不全状態は，「何かをしよう」と意図しても，自己の身体から得られる運動感覚のフィードバック自体が正常の感覚から偏移しているので，それを利用して運動を構築することが困難であることから生ずるもの，つまり緊張や拘縮は自己の運動感覚のフィードバックを利用できないための誤学習と理解されている．そこで援助者が正しい動作を外から誘導・教示することで，本人に姿勢の保持の仕方，動き方を学習させるという学習理論である．

その後，この方法は過剰な動きの抑制にも効果があるとされ，動作法[12)]と呼ばれ，自閉症児

---

*13 "I stand up"，"I sit down" などと口で全員で唱えながら，動作が繰り返し練習される．

*14 日本では1978年に肢体不自由児療育施設「わらしべ学園」（村井正直院長）に導入されている．1989年，「わらしべ学園」は成人施設として生まれ変わり，そこではプリッチというプログラムとして継続され，いろいろな手作業，工芸，芸術活動の中で展開されている．1986年，身体障害者更正援護施設「大滝わらしべ園」（北海道伊達市），1987年，身体障害者療護施設「浦河わらしべ園」（北海道浦河町）でもペトー法の理念のもとに活動が展開されている．

*15 ボイタ法，ドーマン・デラカート法はともに四つ這いの運動発達上の重要性を強調する．この他，斉藤公子氏のさくらさくらんぼ保育など，動物行動学からの影響を受けている自閉症指導などに系統発生的な発想がみられる．

の行動偏奇の矯正などにも応用されている．筋緊張の異常とその結果である非典型的運動，拘縮などが，本人の努力によって学習されるという理解が，医療的リハビリテーションの理解と大きく異なるが，肢体不自由児特別支援学校の教員など，教育現場における運動障害に対する主要なアプローチになっている．

■ Ⅱ-D-c 感覚統合療法

1） 感覚統合理論の特徴

感覚統合療法は，1960～1970年代にアメリカの作業療法士エアーズ（Ayres AJ）によって体系づけられた治療理論である．学習障害児にみられる行動上のつまずき，学業の不振，社会的技能の低下の原因を明らかにする中で，治療法としての感覚統合療法ができ上がってきた．彼女によると学習障害児にみられる問題は，何らかの脳の機能不全のあらわれであり，脳の機能が改善されれば，行動や学習のつまずきも改善されるという[13]．とりわけ彼女は，高次脳機能が皮質下の脳機能と相互作用を持つことに注目し，感覚入力を調節する脳幹機能の役割を重要視している．

この治療理論の特徴の第1は，個々の能力低下を直接治療の対象とせず，原因としての学習の過程に目を向けている点にある．その特徴の第2は発達を各感覚系の統合の過程とみなし，障害をその統合の不全として理解するところにある．またこの治療法が，南カリフォルニア感覚統合検査をはじめとする評価道具を開発し，診断と治療を総合させた点も優れたところである[14]．エアーズ自身は学習障害児の治療を中心に，自閉症児の一部にこの治療理論を適用したにすぎないが，その後，学校教育や作業療法の現場では重症児，知的障害児など多彩な発達障害児に対して，この治療法が適用されつつある．

2） 感覚系の統合過程としての発達

感覚統合という観点からみた発達の構造が図Ⅱ-D-2にまとめられている[15]．一番右端の〈集中力〉〈組織力〉〈自尊心〉〈自己抑制〉〈自信〉〈抽象的思考および推理力〉〈身体および脳の両側特殊化〉などは，学齢期の子どもが社会生活

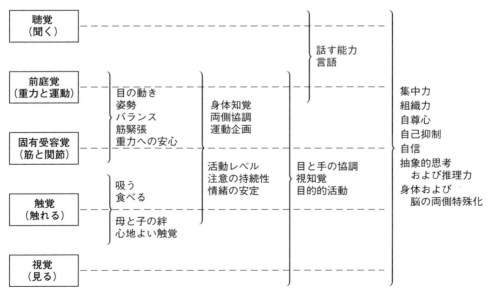

図Ⅱ-D-2　感覚統合過程における最終産物
（文献15より）

を送るために必要な能力である．子どもは三つ
の段階を経てこれらの能力を獲得するが，その
段階はそれぞれ前のものが，後のものの出現を
準備するための基盤になっている．

　第一段階では，触覚系内部，固有感覚系，前
庭感覚系がそれぞれ統合される．触覚でははじ
め防衛的機能が優位になっているのであるが，
弁別のためにも使えるようになることが，触覚
系内の統合ということである．子どもは触覚を
弁別に使えることで，環境に安心感を抱くこと
ができるようになる．またそれと同時に，母親
との間に愛着関係を形成し，そこで得られる信
頼をその他の人との関係の基盤にしていく．固
有感覚系と前庭感覚系の統合は，3次元の空間
で自由に姿勢を維持・変換し，移動できるよう
になることによって実現される．

　空間を移動しものに触れる経験を土台とし
て，子どもは身体の各部分の位置関係を理解し，
正中線を知り両側をうまく協調させるようにな
る．ものと環境が理解されるにつれて，外界に
あるものはますます興味を引くようになり，満
足と慰めを与える対象になってくる．その結果，
注意も持続し落ち着いてものごとに取り組め，
そのことによって感情も豊かになり，安定する
ようになる．これが前庭感覚系，触覚，固有感
覚系の三者が統合される第2水準での出来事で
ある．

　ものに直接触れないで，見たり聞いたりする
ことで対象が理解されるようになると，直接的
知覚体験に代わってイメージが行動を主導する
ようになる．行動も反射的・衝動的なものから，
意図に導かれた合目的な行動になってくる．
さらにことばがこれに加わると，ことばを介し
て人と交われるようになる．これらが聴覚系と
視覚系の第3水準の統合の産物である．

3) 感覚統合理論の独自性

　多くの研究者が運動経験と精神的機能の相互
交渉的な発達経過に言及しており，抽象的思考
や自己有能感が運動経験の基盤の上に成立する
という知見は，必ずしも感覚統合理論の専売特

許ではない．しかし，① 各感覚系の統合の過程
と順序を明確にし，② 視知覚・聴知覚がうまく
はたらくための基盤として体性感覚系と前庭感
覚系の重要性を指摘し，③ これを治療法として
結実させた点が感覚統合理論の業績といえる．
従来，発達は運動，認知機能，情緒というよう
にそれを構成する要素ごとに記述されることが
多かった．それに対して感覚統合療法の発達観
では，発達を脳における感覚情報の処理過程の
組織化と見，発達の本質としての各機能の相互
関連性を重視している点がその特徴といえる．

4) 治療法としての感覚統合理論

　感覚統合障害は感覚調整障害と行為機能障害
の二つに大きく分類され，感覚調整障害は多動，
注意，不安，攻撃性，行為機能障害は姿勢や運
動の不器用さといった生活上の困難さと関連す
ることが多い．

　この治療法は個々の生活技術や学業をいちい
ち指導するわけではなく，治療はそれらの現象
の背後にある感覚処理過程の不全に向けられ，
その正常化に焦点が当てられている．典型的ボ
トムアップ型（積み上げ型）治療法といえる．
それゆえこの治療法は技能の学習の代替ではな
く，むしろ技能の指導とともに並行して行われ
るものである．治療では空間をダイナミックに
使った遊びの中で，脳を活性化するような形で
体性感覚，前庭感覚などが与えられ，子どもは
それに対する適切な運動反応が求められる．脳
の組織化は，合目的な動作を喜んで行うこと
の中で最も推進されるので，この療法では子ど
もの自発的な遊びが誘導される．発達障害児の
臨床では遊びがよく利用され，これが教育現場
などにも親しみを持たれている理由の一つでは
あるが，これがまたこの療法の誤解の一因にも
なっている．感覚統合療法とは単に子どもに刺
激を与えることではなく，あくまでそれらを通
して目標とする適合反応を引き出すことにあ
る．

■ Ⅱ-D-d
認知発達を中心とした治療理論

1) ピアジェの認知発達理論の特徴と意義

　ジャン・ピアジェ（Piaget J）は認知の発達を段階づけたばかりでなく，それぞれの段階における特徴を明確にし，認知機能の発生的な構造を明らかにしている[16]．それまでの発達に対する考え方は，認知発達過程における環境の影響を認めるもののそこに構造を認めないか[17]，構造を認めるもののそれを遺伝的な決定として環境からの影響を認めないかのいずれかであった[18]．

　ピアジェは認知が直接的感覚経験からイメージや概念に向かって発達することを指摘し，それを推進するものとしての環境からの影響を認めている．また発達のいずれの段階でも〈同化〉と〈調節〉の相互作用が認められ，それを認知発達の構造として認めている[19]．ピアジェ自身は発達障害の臨床に携わったわけではなく，その理論も発達障害児の治療を意識したものではない．しかし発達障害児の治療理論の多くは，知能の発達過程の理解を多かれ少なかれ，この発生的認識論に求め，そこから治療的，教育的な示唆を得ようとしている．

2) 認知発達治療理論の発展

　感覚・運動期における運動と精神的機能の相互作用，初期発達における感覚・運動経験の重要性は，シュトラウス（Strauss A），レーチネン（Rehtinen L）ら[20]の脳損傷児の研究によっても確認されている．また具体的操作期における体性感覚や視覚経験が概念操作に与える影響についても，クリュックシャンク（Cruickshank WM）[21]，ケファート（Kephart N）[22]，フロスティヒ（Frostig M）[23]らの研究によって確認され，発達障害の臨床に携わる人々にあらためて感覚・知覚を通したはたらきかけの重要性を知らしめた．

　わが国における認知を中心にした治療理論も，対人関係，情緒発達も視野に入れた幅広い展開をみせている．治療理論としての完成度はさまざまであるが，ピアジェを共通項に持ちながら，それぞれ独自の特色をみせている．認知発達を感覚入力と運動出力との関係から捉え直し，それぞれの発達段階における課題を音楽，遊具，グループダイナミックスを利用しながら展開する，①「感覚と運動の高次化理論」（宇佐川浩，1989）[24]，神経生理学的な基盤の上に，認知課題，生活技能，集団行動の中での人とのやりとりを通して，認知と情緒・対人関係技能，適応行動を同時に促進しようとする②「コロロメソッド」（石井聖，1987）[25]，言語能力テストによる評価法を開発し，自閉症児の認知障害を段階づけ各段階に沿った認知課題をまとめた，③「認知発達治療」（太田昌孝・永井洋子，1997）[26]などがその代表的なものである．作業療法からの取り組みはことばや概念の操作より，その基盤となるものに焦点を当てているが，彼らの開発した評価法，指導内容，教材と遊具，手技は作業療法の参考になる部分が多い．

■ Ⅱ-D-e
情緒・社会性を中心にした治療理論

1) 精神分析学理論における発達理論

　フロイト（Freud S）は，神経症の治療の中で，病理現象を，患者がその幼児体験を再現する退行現象として捉える着想を得，性衝動と攻撃行動を主体とした自我の発達過程を展開した．彼によると人間はもともとイドと呼ばれる快楽を原則とする生理的なエネルギーを持っており，常にその充足を求めているという．一方，社会的規範やその自覚である良心は独立して存在するものなので超自我と呼ばれ，イドを阻止する方向にはたらいている．この両者の衝突が，イドを現実原則に修正するものとしての自我を生むことになるというのである．フロイトは，

性衝動と攻撃行動を調停する自我の展開を①口唇期，②肛門期，③男根期，④潜伏期，⑤生殖期という段階に分けて，それぞれの時期の特徴を描写している[27]．

フロイト自身は，子どもの治療には携わっておらず，発達も常に現在の病理現象の説明として回帰的に捉えているだけである．フロイトの考えをもとに，子どもの心の病気の臨床に携わったのは，その娘アンナ・フロイト（Freud A)[28]をはじめ，その直系の弟子たちのクライン（Klein M)[29]，ウィニコット（Winnicott DW)[30]などであり，精神分析学を対象関係論として発展させた人々である．彼らは必ずしも自我の発達をフロイトのように性衝動と攻撃行動が現実原則と折り合いをつける過程として描くわけではないが，情動と対人関係を発達の牽引力としている点では同じ見方に立つものである．新フロイト学派といわれるサリバン（Sullivan HS)も[31]，発達は子どもの生物学的欲求と社会・心理的欲求がそれぞれどの程度満たされるかによって決まるといい[32]，情動と対人関係の重要性を指摘している．ボールビー（Bowlby J）らは[33]，幼児期におけるこの社会・心理的欲求の充足過程としての愛着行動の重要性を強調している．発達障害の臨床で治療理論としてまとめられているものは，多かれ少なかれ，このボールビーの考えに影響を受けている．

2) 情緒・対人関係を中心とする治療理論

情動，対人関係を中心に置いた治療理論は，程度の差はあっても，いずれも乳・幼児期における情緒的共感を発達の駆動因とし，とりわけ母子関係における触経験の発達的意義を強調している[34]~[36]．触り，触られる能動・受動的触経験は，他者の存在を気づかせると同時に意識を自分自身に向かわせる．つまり皮膚で感じられる障壁感は，共生状態にある母子関係を自・他の関係に変化させるきっかけになっているのである．また動けるようになり危険な目に遭うことが多くなると，安心を回復する基地としての母親の役割がより強く意識されるようにもなる．

これらの考えを発達障害児への治療理論としてまとめたものが，ユング（Jung CG）の流れを汲むというアラン（Alain J）による抱っこ法[37]，ジェンバーグ（Jernberg A）によるセラプレイ[38]などである．特にアランは，ワロン（Wallon H）が覚醒状態，姿勢筋緊張と情緒を同系列の機能と考えたように，愛着行動の未熟さは姿勢，筋緊張，活動水準などに現れると考え，抱っこという身体接触を通して筋緊張や活動水準を正常化し，不安や心的外傷を慰めることができるとした．ジェンバーグは，家族を治療に参加させ，構造化された遊びを通して，母子関係の構築を目指している．

この他，問題行動といわれる行動や，不安，不快感情の表出に，自我の防衛を読み取ろうとする視点の重要性を指摘する受容的交流療法（石井哲夫，1994)[39]や，子どもの内的世界のメカニズムにもっと注目すべきだとする意見も聞かれる[40]．これらの動向は一時期，過剰に言語・認知機能障害としての理解に傾きかけた自閉症児へのアプローチに対する揺り戻しとも考えられるが，1950年代の絶対的受容[41]やアクスライン（Axline V)[42]の遊戯療法に時代錯誤的に回帰するものではない．半世紀にもなろうとする自閉症児の生物学的な研究を踏まえたうえでの「情緒」的側面の重要性の再認識といえる．また動物の行動が環境刺激への単なる反応ではなく，より複雑な動物の内面の情動に起因すると考え，進化的な側面の研究をしたニコラス・ティンバーゲン（Tinbergen N）らの動物行動生態学からも示唆を受け[43]，言語の遅れ，不適応行動を濃密な母子関係欠如から理解しようとした「ことばの治療教室」田口理論[44]なども，このジャンルに属する治療理論*16といえる．

II-D　作業療法における治療理論

■II-D-f
応用行動分析理論

1)　応用行動分析理論の特徴

　発達をリードする因子を何と考えるかの違いはあっても，認知発達療法も情緒・対人療法も，子どもの能力を発達段階の中で位置づけ，その治療を，発達的基盤を整えることを考える点で同じである．これらと行動の理解の枠組みをまったく異にするのが，応用行動分析理論である．応用行動分析理論では，行動の原因を神経生理学的な機能不全や心的な出来事など個体の内部に求めず，個体の環境との相互交渉の中に見出そうとする．つまり行動と環境とに何らかの関係を仮定し，環境にはたらきかけることによって，行動を形成し，変化させようとすることがこの考え方の中心にある．それゆえはたらきかけの良し悪しは，常に結果によってのみ決められるものである．このように応用行動分析理論では，基本的に動機，思考，感情，社会性など心的なメカニズムを説明するような概念は排除され，観察可能な行動のみが問題とされる．

2)　応用行動分析理論の基本的概念

① オペラント行動

　オペラント行動とは人間の随意的な反応をパブロフ（Pavlov IP）らの古典的な条件反射と区別するために，スキナー（Skinner BF）によって使われた用語である[45]．パブロフは犬に食べ物と音刺激を同時に用いて唾液の分泌を促し，これを繰り返すうちに音刺激だけで唾液の分泌を誘発できるようになったといい，この学習過程を条件反応と呼んだ[46]．それは音に対する唾液の分泌がはじめから存在する反応ではなく，食べ物と同時に提示されるという条件のもとで形成された反応だからである．しかし人間の行動は，刺激によって機械的に誘発されるものば

かりではない．スキナーは，パブロフの条件反応を，刺激に応答せざるを得ない反応としてレスポンデント行動と呼び，人間の行動のほうをラテン語の operor（はたらきかける）からオペラント（operant：自発的にはたらきかけるものの意）行動と呼んだのである[47]．オペラント行動とは，ある行動の結果によって，同じような状況でそれ以降その行動が起こる確率が高まるような行動を指し，反射のように強制的に出現するものを意味しない．

② 三項目随伴性

　三項目随伴性（three-term contingency）が応用行動分析理論の中心的概念であり，この理論による行動形成のメカニズムを説明する．三項目とは，① 弁別刺激（discrimitive stimulus），② オペラント行動（operant behavior），③ 強化刺激（reinforcing stimulus）をいい，この三者の関係によって行動が決定されるという[48]．強化（reinforcing）とは，行動を生起・維持させることをいい，行動の結果の中でもその行動の出現を高めるような環境刺激を〈強化刺激〉と呼ぶ．〈弁別刺激〉とは最初は行動の出現に影響しなかったものが，強化刺激が与えられることによって行動の出現率が高まったきっかけになった刺激をいう．

　ある人がたまたま駅前の宝くじ売り場で宝くじを買ったところ，それが1万円の当たりくじだったとする．そしてそれ以降，その人は宝くじを頻繁に買うようになり，それも駅前の売り場ばかり買うようになったとしよう．この場合1万円の宝くじが当たったことが〈強化刺激〉である．このことが宝くじを買う行動（オペラント行動）の頻度を高めるきっかけになったからである．最初どこでもよかった宝くじ売り場は，1万円当たったことで「駅前の」という限定された場所になったのである（〈弁別刺激〉）[49]（図II-D-3）．

---

*16　特に1980年代，田口がNHK「ことばの治療教室」の講師になったため，一時は母子関係理論からの治療論が全国に普及した．

57

Ⅱ．作業療法における治療

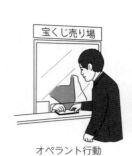
オペラント行動
(宝くじを買う行動)

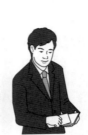
強化刺激
(宝くじを買う行動が強化されるきっかけとなった百円の券で一万円当たった，という経験)

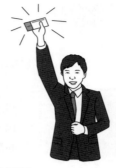

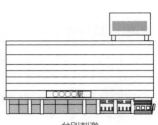
弁別刺激
(駅前の宝くじ売り場で当たったことがそこを他と区別する場所として成立させる)

図Ⅱ-D-3　応用行動分析理論の中心的概念

3) 治療理論としての特徴

この理論では，行動とは環境に対する個体のはたらきかけのすべてをいう．それゆえ不適応，問題行動といえども環境に対する一つのはたらきかけであり，個体に原因を持つ病理現象とは考えられていない．環境要因が変わることによって，結果としての行動も変わり得るものだからである．治療的なはたらきかけとは環境要因を変えることで出現する行動を変化させることであって，決して個体の能力を変えたり，引き出したりするということではないのである[50]．ある場面でこうすればこうなるという図式が形成されることが学習である．それゆえ行動を変えることができる刺激を明らかにすることが重要になる．

行動療法では，基本的に直接操作できない認知や感情などの内的メカニズムには焦点を当てず，表出された行動だけを対象とする．つまり認知や感情のはたらきも行動に現れるはずであるから，それらを一部とみなすわけである．しかしそれでは対症療法的で，個人の知的水準や対人意識を考慮していないために，学習課題の選択が不適切であったり，不快刺激提供に対する感情的な反発が出たりするという批判もあった．これに対して，感情や認知的側面の重要性を積極的に行動療法的な技法を取り込んで発展させたのが，認知行動療法と呼ばれるものである[*17]．しかしこれらは，主に認知的側面の成熟をみた精神・神経疾患患者に応用されるものの，認知的側面の成熟そのものが問題である知的障害の場合には，治療理論としては成果をみていない．

[*17] さらに近年は「マインドフルネス (mindfulness)」と「アクセプタンス (acceptance)」を共通の治療要素とする第三世代の行動療法が展開されている．

Ⅱ-E 介入理論適用に関わる問題点

　介入理論は，子どもの問題の構造を理解する理論的枠組みであるとともに，問題への取り組みを具体的に示唆する治療ガイドでもある．通常，扱うターゲットが複雑になればなるほど，そこに関与する因子も多くなり，その組み合わせに対する解釈に多様性が高くなってくる．作業療法のように人の活動を全体的・直接的に扱うような介入方法では，そこに複数の考え方，取り組み方が存在することは，あながち不思議なことではない．むしろ介入理論が複数存在することが，人の作業という作業療法の治療対象がそれだけ豊かなものであることをものがたるものである．

　介入理論が複数存在するとしても，知的・精神的側面と姿勢・運動面など，それが主として対象としている領域が異なる場合には，共存が可能であり，問題が生じることもない．しかし同じ領域の問題において介入理論が複数存在し，しかもその内容が相反するような場合には，当然いずれが正しいかを明らかにする必要に迫られる．こういう対立がある場合，黒白をつけなければならないほどではなくても，いずれがより有効であるかという疑問が生ずるのも自然なことである．

　一つの方法の治療効果が誰の目にも明白なほど歴然としていれば，同一問題に対して介入理論が五つや六つも存在することは考えにくい．複数の介入理論が存在していること自体が，一つが他を圧倒するほど突出していないことを暗示している．またこのことは，いずれの介入理論にも有効な部分がまったくないわけではないことも暗に示唆している．まったく無効ならば，一定の時間を経るうちに自然に淘汰されると思われるからである．このように介入理論の選択には，何らかの客観的な基準が必要であると認識されてはいても，現実にはそれがそれほど明白になっていないのである．介入理論の紹介を締めくくるに当たって，介入理論・技法の併用や選択を含めて，どういう視点に立って，それらを利用すればよいかという点について触れる．

　介入理論の有用性を，①包括性（その理論が説明できる範囲の広さ），②妥当性（その説明が検証できるものか），③予測性（その理論でどの程度，予後の予測ができるか），④節約性（その説明がどの程度単純化されているか）などから測ろうとする試みがある[51]．本書で取り上げた代表的な介入理論を，これに従って評価したものを表Ⅱ-E-1にまとめた[*18]．これによるとそれぞれ一長一短があるものの，その中でも応用行動分析理論が比較的有用性が高いもののようである．しかしこれはあくまでその有用性（どれほど便利であるか）を比較するものであっても，個々の理論の有効性について直接言及するものではない．

Ⅱ-E-a 根拠に基づいた推論の必要性—合理的な考え方

　医学史を紐解くと，近代以前には魔術のようなことが真面目に治療として行われていたことに驚かされる．例えば瀉血といって血液を抜き取る治療法があったが，これは1628年にハー

---

*18 包括性：その理論で人間の行動の一側面だけではなく，行動の大部分を説明できるか
　　妥当性：その説明が検証できるものであるか
　　予測性：その理論で，ある環境下で人間がどのような行動をとるか予見できるか
　　節約性：その理論による説明が，どの程度単純化されているか

表Ⅱ-E-1　代表的介入理論の有効性の比較

	生理学的理論	精神分析理論	認知理論	応用行動分析理論
包括生	△	◎	◎	○
妥当性	○	△	◎	◎
予測性	△	○	△	◎
節約性	△	△	△	◎

◎優，○良，△可　　　　　　　　　　　　　　　　（Alberto & Troutman, 1986）

ベイ（Harvey W）が血液循環説を発表するまで，広く一般的に行われていた治療法らしい．これの根拠となっている考えは，悪い血液が溜まるとそこに病気が起こってくるという古代や中世の人体精気論，体液論的解釈にある[19]．つまり瀉血という治療法は，根拠となった理屈と整合しているが，理屈そのものは事実によって確認されたものではない．このようにまず（精気論などという）アイデアがあって，それに照らして事実を解釈・整理するような考え方を観念論という．こういう考えのもとではアイデアと現実が相反するようなことがあると，事実を曲げてでも，依拠する観念に合わせるようなことも起こってくる[20]．それに対して，事実から出発し，事実に即して何らかの理屈を作り上げようとする考え方を合理論と呼ぶ．そして後者のような考え方ができるかどうかが学問において，中世から近代という時代を画する指標になったともいえる．ハーベイの偉大さは，その発見の内容もさることながら，事実に即して物事を判断するという姿勢を医学の中で明確に示した点にある．同時代に合理主義の祖といわれるデカルト（Descartes R）がいるが，合理主義とは事実に基づいて推論を重ね，徹頭徹尾その

論理の整合性，妥当性を重視する考え方に他ならない．ハーベイはまさに医学におけるこの合理主義の実践者といえる．

発達障害領域における治療理論にも，その有効性を示すためにはこの合理論が必要になる．先に紹介したようなさまざまな介入理論は，その主張にもオリジナリティーがあり，論理的整合性も高く，介入理論としての完成度はそれぞれ決して低くはない．しかしだからといって，それが介入理論としての有効性を証明するものではない．その有効性は，論理の整合性，組織性ではなく，あくまで有効であったとする事実によってのみ検証されるべきものである．それゆえ，これらの介入理論を個々の問題の解決に適用するためには，どうしてもそれが有効であったとする証拠が必要になってくる．またさらにそれを適用している最中に，それを適用した後で，その結果を確認し，はたらきかけの内容がその結果と照合されなければならない．臨床医学の中で，こういう考え方をさらに徹底させようとする運動が EBM（evidence based medicine）と呼ばれるものである．

20 世紀の後半には，神経学など基礎医学が飛躍的に伸びたとはいえ，まだ作業療法における

---

[19] 16 世紀には，古代のヒポクラテスやガレノスの医学大系が色濃く反映されており，リナクル（Linacre T）においても人間には黒胆汁質，多血質，粘液質，胆汁質などがあり，精気や体液といったものの故障によって病気が起こると考えられている．

[20] ハーベイと同時代の人であった動物学者のファブリチウス（Fabricius JC）は，動物の血管，心臓の弁の方向に一定の規則性があることに気づいていながら，そのことを伝統的な観念によって解釈しようとしたので，血液が循環するということには思い至らなかった．また日本でも実際の解剖所見から，漢方医学の五臓六腑が存在しないことを初めて実証した人は山脇東洋であった．それ以前でも解剖はあったらしいが，人体の内部が漢方医学の伝承通りでないのは，被験者が罪人であるから例外なのであるというような理由をつけて，むしろ事実を観念に従属させようとした．

治療的なはたらきかけを直接的，具体的に示唆するほどではない．神経生理学，神経解剖学などの成果に基盤を置いている神経発達学的治療，感覚統合療法などでも，治療的はたらきかけの内容そのものは仮説の段階に留まるものが多い．それゆえ，作業療法の臨床の現場では，選択した理論で説明できないことが出てきてもむしろ当然といえる．

　合理的な思考とは，解釈できないものはそれとして残すことであり，介入理論を絶対的な枠組みとして，個々の事実をそれに無理に付会させ，解釈することではない．そういう方法こそ，自然科学の名を借りた観念論的な理論の利用の仕方といえる．もともと治療手技は，関連諸科学の発展や臨床的知見の蓄積とともに変化し，発展すべきものである．絶えず変化しているものを固定的に捉えたり，絶対視したりすることこそ，非合理的といわざるを得ない．

　以上のように，介入理論，治療手技の適用においては，常に事実に立脚し，実際の効果によって裏づけるという視点がどうしても不可欠となる．

■ II-E-b
ある観念論の悲劇

　1984年，米国の大学で作業療法を学んでいた筆者は8週間の精神科の臨床実習をカリフォルニア州ナパ州立病院で行った．5,000人収容という典型的な一昔前のコロニー型精神病院である．小さな村ほどの敷地に40～50人くらいずつ収容する小さな病棟がいくつも点在しており，共用の消防署，講堂，体育館，プールなどもあった．筆者が配属された先は，精神科患者の刑務所で，ここだけは例外的に窓にも鉄格子

がはめられ，すべてのドアは厳重に施錠されていた．しかし筆者がこの病院に興味を持ったのは，そこに自閉症者専門病棟があったからである．スーパーバイザーは私の希望を聞き入れてくれ，半分の4週間をそこで勉強させてくれた．

　1950～1960年代，自閉症児の治療がシカゴで世界に先駆けて始まった．この年代に治療を受けていた自閉症児が，その後どのような経過をたどっているのか筆者は関心を抱いていた．この自閉症児の治療は，ベッテルハイム（Bettelheim B, 1903～1990）によって，1956～1962年にフォード財団の援助を受けて，シカゴ大学ソニア・シャンクマン養護学校で行われたのである．彼の自閉の心的機制の理解はいわゆる心因説で，母親との親密関係が築けなかったために生じるもので[21]，まず指導者との間で基本的な信頼関係を築き，それを基盤に他者との関係を獲得するというもので，治療は徹底した受容一辺倒である．彼の方法論は，現実の子どもではなく常に理論から出発する点である．彼は自己の作り出した理論に沿うエピソードをエビデンスとし，科学的なデータや出典を示すこともなく，ただ語りの面白みだけで乗り切ろうとする．1960年代には，彼の治療に反論が出始め[22]，彼の弟子である故エリック・ショプラー（Eric Schopler）もその批判の中からTEACCH理論[4]を発展させた．彼は自分への批判に対して1967年に『うつろな砦』[23]を出版するが，傷口を大きくしたのは彼の語り口に，ある種の説得力があったことと，またそれなりの結果・成果を上げていたようにみえたことである[24]．

　2006年，ミシガン大学は，その地でアメリカ最初の自閉症治療を始めたことを記念して，ベッテルハイムの像をシカゴ大学に建てようとしたが，全米の自閉症協会に反対されて断念し

---

[21] その理由として，母親が子どもに冷たかったことを挙げ，そのような母親を冷蔵庫マザーと呼んだ．
[22] リムランド（Rimland B）は過去20年間の学術データを徹底的に調べ，心因説には信頼できる根拠がないことを1964年の著書で証明した．
[23] ベッテルハイム B：自閉症・うつろな砦（1967）．日本初版第1：1973年，第2：1975年（みすず書房）
[24] 絶対受容でいい結果が出せた子どもは，自閉症ではなかったといわれている．

Ⅱ. 作業療法における治療

Ⅱ-E
介入理論適用に関わる問題点

た. 彼自身はナチスのユダヤ人強制収容所を経験し, アメリカに亡命してきたという大変な苦労の経験の持ち主である. 晩年, 彼の治療に性的虐待があったという訴えや, 学歴詐称があったことなどが明るみに出され, 87歳で自らの人生を閉じてしまうことになる.

彼の悲劇は事実に根拠を持たない観念論から出発したというよりは, 何度も指摘があったにもかかわらず, 自らの失敗に気づこうとしなかったことにある. 人は誰でも失敗をする. そして反省する. 反省するから改善が期待できる. 自分の失敗を嘆くことは誠に健全なことである. 精神的に不健康な人はその失敗を人のせいにする. 人のせいにしているから, 反省がなく, 反省がないから改善もない.

■ Ⅱ-E-c
介入理論の選択における指針

1) 対象とする中核的な疾患の認識

治療法というものは, それを支持・推進する人々にとっては, あまねくそれを伝播したいものなので, 勢いどのような障害に対しても効果的であると触れ回る可能性がないわけではない. 通常, 介入理論は何らかの疾患の障害構造や原因を解明する過程の中で形成されてきた経過を持つものが多い. それゆえ, それがどういう疾患や問題を対象にしてきたかを知ることが, 介入理論の選択に際して参考になる. 介入理論をそれが対象としてきた疾患に適用する場合には, 有効性に関する文献も多く, 当然それを適用する根拠が得られやすい. 感覚統合療法は学習障害児の障害構造を明らかにする過程の中で成立し, 神経発達学的治療法は脳性まひ児の異常姿勢・運動パターンの分析の中で治療法としての体裁が整ってきた. また応用行動分析理論は知的障害児の行動形成を取り扱うことの

中で生まれ, その理論としての発展の経過が行動療法, 行動変容理論, 応用行動分析理論というような名称の中に反映されている.

それゆえ学習障害児の学力不振や社会的スキルの低下が転導性, 不器用さ, 触覚防衛などに起因すると判断されるならば感覚統合療法が使われてもよい. 随意運動の制限が, 筋力低下や耐久性の問題にではなく, 自動的な姿勢のコントロール機構にあると判断されるならば, 神経発達学的治療法が勧められる. また知的障害児や自閉症児などの身辺処理活動やものの操作の低下が学習の問題であると判断されるならば, 積極的に応用行動分析理論が利用されるとよい. 反対に上述の疾患以外にそれぞれの介入理論が適用される場合には, 利用する根拠が明確にされなければならない. ボバース法などの神経発達学的治療法は, 多動児 (hyperactive child)[25]と呼ばれる子どもたちもその対象にしていると述べているが, この方法による多動児の臨床経験の蓄積も乏しく, またその方法による治療手技が実際に多動児に使えるものかどうかは疑問が残るところである. 感覚統合療法を脳性まひ児に適用する場合にも, 応用行動分析理論を脳性まひ児に適用する場合にも同様のことがいえる. このように, その介入理論がどういう疾患や問題を得意としてきたかを, まず介入理論の選択の際のおおまかな指針とするとよい.

2) 異なる内容の明確化―介入理論の併用

問題の理解の仕方とその取り組みに一つの特徴があって, それを支持する集団ができ上がると, 独立した介入理論とみなされ「○○理論」「○○法」と名前がつけられる. しかし, ① 理論の独自性, ② 組織化の程度, ③ 理論と技術との整合性, ④ 技術の独自性などの点から吟味してみると, 「○○法」と呼ばれる治療法, 指導理論

---

*25 ADHD (注意欠陥障害) 児, LD (学習障害) 児などを意味するのであろうか.

もその完成度はさまざまである．介入の範囲が全体にわたっておらず，ある部分だけしか扱っていないもの，理論としての独自性に乏しいもの，理論そのものに独自性があっても技術が寄せ集め的なもの，治療技術と理論との結びつきに必然性がないものなどさまざまである．そうしてみると，治療法と名のつくものでも一長一短があると同時に，各所に共通する部分が存在することにも気づく．

異なる領域，異なる問題を扱うものならば，介入理論は共存が可能であるだけでなく，それらを併用することで欠けている部分を補うことができる．代償や連合反応が出現しないように筋緊張の亢進を抑制できるならば（神経発達学的治療法），感覚統合療法で使われる揺れ遊具などにも脳性まひ児を乗せることが可能になる．また脳性まひ児においても，その超早期の治療においては，情緒・対人関係の治療理論が強調するような慰めや安心などの視点は不可欠なものである（抱っこ法など）．感覚統合療法は主に学習の基盤作りに焦点を当てているが，それらの諸能力が実際の機能に結びつくためには，身辺処理活動などの反復練習も必要になってくる（応用行動分析理論）．また応用行動分析理論は学習の形成に向けられた方法であるが，目標とする行動の設定において，認知発達理論からの視点が助けになる．また脳性まひ児では，無意識で自動的な姿勢調節のコントロールが問題なので，単に励ましたり，褒めたりしながら動機を維持して目的動作を促す（応用行動分析理論）だけでは，動作学習に対応しきれない．このように各介入理論の特徴，異なる特徴をよく知ったうえでそれらを併用させられれば，作業療法士のはたらきかけはより厚みを増し，問題に対してより現実的な対処をすることができ

るようになる可能性がある．

3) 介入理論間の共通点

介入理論間で用語などは違っても，同じようなはたらきかけがなされていることがある．「セラプレイ」と呼ばれる方法（情緒・対人関係を中心とする治療法）で使われる概念に「構造化」「侵入」などの治療手技があるが[38]*26，これらはTEACCHプログラムの基本概念であると同時に，「パーセプション」（Affolter FD, 1991）[52]にも共通するものである．このほか，姿勢・運動領域のファシリテーション技法にも，類似のものが多々ある．また個々の治療手技ではなく，治療の進め方において，まったく異なる問題であるにもかかわらず，同様な形式が存在することもある．神経発達学的方法では，随意的な運動が限られている段階では，支持をなるべく多くし運動を誘導していくが，自発的な運動が増すに従って支持を少なくし，子どもの自発的なコントロールをより多く引き出すようにする．この治療原則は，そのまま精神発達遅滞児や自閉症児に応用することができる．つまり何らかの動作パターンができるまでは多くの手がかりを与えて誘導するが，いったん動作パターンが獲得されれば手がかりを減らし，パターンも変化させ，なるべく自発的に行動するように見守るのである．

以上のように，各介入理論の類似点に着目することによって，治療的なはたらきかけの基本的な構造に触れることができる．

---

*26 ジェンバーグ（Jernberg AM）は「セラプレイ」の中で，構造化（structuring），挑戦（challenging），侵入（intruding），養育（nurturing）という治療手技を紹介している．「構造化」とは子どもが自分の身体の境界と周囲の世界の境界をよりよく知るように，環境を整えることを意味する．子どもをダンボール箱や籠の中に入れてやると安心する．だだっ広い部屋の場合，椅子や座布団を置くとそこに留まりやすくなる．「侵入」とは子どもがある一つの動作パターンを覚えたら，その対象を変えたり，やり方を少し変えたりして現在のパターンを揺さぶる方法である．

4) 介入理論間での対立点の明確化

「どの歌手が一番上手いか」というような問いに対して，いろいろな答えが返ってきても誰も不思議に思わない．それは「歌が上手い」というような判断が個人の好みに左右されることを皆知っているからである．脳性まひ児の姿勢・運動障害に対する介入理論にも，ボバース法，ボイタ法，上田法，心理リハビリテーション（臨床動作法），ドーマン・デラカート法などよく耳にするものだけでも五つや六つはある．知的障害児の学習を促通する方法に関しても，応用行動分析理論，感覚統合療法，認知発達を中心にした治療法，情緒・対人関係を中心とする治療理論など少なからずある．

介入理論の是非，優劣の判断は「歌唱力の判断」などとは異なり，主観的な好みではなく治療効果という客観的な基準によって判断されなければならない[*27]．それにもかかわらず「どれが一番効果的か」という問いに対して，治療者によってさまざまな答えが返ってくるのは，効果判定そのものが明確になりにくいものなのか，あるいは選択行為の中に主観的な要素が入らざるを得ないのか，あるいはその両方なのかいずれかである．

複数の見方が成り立つようであれば，介入理論に異なる点が存在していても共存は可能であるが，対立点があるといずれかを選ばなくてはならない．対立点は，効果判定に基づいた共通の土俵の上に立った議論を重ねることで収斂さ

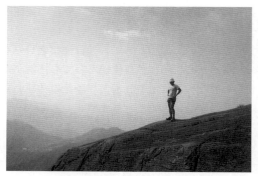

図Ⅱ-E-1　各治療論の共通性への着目
頂上からの眺めは見通しがよい．

れ，有効なものだけが残るはずのものである[*28]．

介入理論の選択も含めて治療的枠組みを作り上げるのは，個人に委ねられた課題である．障害構造の理解は，しばしば特定の介入理論の理解とともに解釈されることが多く，解釈の原理を離れて疾患や問題の理解が深められるのは稀である．それゆえ介入理論の選択は理論の整合性やその理念などではなく，むしろ治療技術に着目し，介入理論間における治療技術上の対立点を浮き彫りにすることのほうが選択の際の助けになる．なるべく多くの介入理論・治療手技に親しむに越したことはないが，そういうことよりも，現実の問題に対して，臨床の中でそれぞれの手技がどう有効であるかという実感を持つことが介入理論の選択の際のヒントとなる（**図Ⅱ-E-1**）．

江戸時代に武芸日本一を決めるために，将軍徳川家光の観覧下，寛永御前試合が行われたと

[*27] これは蓼食う虫も好き好きということではない．美空ひばり，天童よしみ，都はるみ，ちあきなおみなどが，並みいる女性歌手たちの中でも圧倒的な歌唱力を持つものであることは多くの人が認めている．しかしこのうち誰が一番上手いかは決められないだけでなく，決める意味がないということなのである．

[*28] それぞれの介入理論はその主な利用者が異なり，それぞれの職域においてのみ介入理論として成立している観があるので，短期的にはそういう収斂が停滞することも考えられる．理学療法士，作業療法士の間ではボバース法が最も普及し，ボイタ法は理学療法士に利用されるが作業療法士にはよく浸透していない．ボイタ法，上田法はADL，遊びなどへの広がりという点で限界があり，作業療法士で利用するものは少ない．心理リハビリテーションは主に教育関係者の間で普及しており，医学的リハビリテーションとの摩擦がよく報告されている．その摩擦の争点は，脳性まひの動作の困難を意図的な自己制御，自己統制の不十分さにみている点である．この療法では拘縮は〈誤学習〉ということになる．ドーマン・デラカート法は運動だけに留まらず，知的機能も含めた脳障害そのものを治療すると説く．アメリカで診断を受け，治療プログラムを受けて帰国後，家庭で両親が訓練する方法が基本となっている．理学療法士，作業療法士でこれに習熟している人は多くはない．

いう．槍あり，鎖鎌あり，棒術ありで，流儀も武器も異なるとなれば，実際に実戦で決着をつけるしか方法がなかったのかもしれない．発達障害に対する治療・指導論の有効性の実証においても，同様に，同じ子どもに対して，異なる二つの治療・指導手技を一定期間試行し，一定の評価基準を定めて比較・検討する方法が一番手っ取り早くわかりやすい．しかし柔道のようなスポーツでも，評価基準を細かく定め客観的な判定を目指していても，鮮やかな一本勝ちでもなければ，試合の判定はできてもどちらが強いかの判定は依然として困難なのである．

作業療法のような行動に対するはたらきかけの効果は，① 同じ治療理論に立脚していても治療者の技能に幅がある，② 子どもと治療者の相性，③ 治療が実施される状況（場所，期間，頻度）などによっても左右され，薬効の判定などとは比べものにならないくらい複雑であり，理論上はいくつか方法は考えられるにしても，実際においてはその実証は甚だ困難と言わざるを得ない．そのようなわけで治療理論の選択はあくまで治療者個人に委ねられた課題として残る[*29]．

基礎編第Ⅱ章「発達障害児の処遇の歴史と作業療法」で触れたように，知的・身体障害児に対して教育的，治療的，福祉的はたらきかけが始まったのが，ほんの 100 年ほど前のことである．さらにそれが公共のサービスとして，科学的，学問的根拠のもとに行われるようになったのは，50 年ほど前，第二次世界大戦後のことである．

自然科学は近代を特徴づける人間の知的活動の所産であるが，それは突然に生まれたわけではない．15～16 世紀以前に存在した錬金術（Alchemy）[53]と呼ばれた学問的基盤から生成・分離されてきたものであった．中世社会は価値観，世界観，信仰と具体的な実学は表裏一体の関係にあったので，技術の中に価値観や世界観が含まれており，どんな物質も金に変えるなどという呪術，迷信的な取り組みも含まれていた．しかし結局，結果としての事実のみが，本物と偽物を区別し，事実として認識されたものが科学として残ったのである．それが知の体系としてまとまるには四，五百年かかっている．

そのような意味では，発達障害児への治療・指導技術は科学的に取り組まれるようになってから，まだ 100 年も経っていない．どんな物質も金に変える式のまゆつばの治療・指導技術・理論が混在していても不思議ではない．あるいは価値観をも含む治療・指導技術，理論というものが，単一な総合ではなく，もともと多様な形で存在することを許すものかもしれない．そういう時代を生き抜く知とは，手段としての治療技術を"信じ込む"のではなく，予断を退け，あらゆるものを吟味し，徹頭徹尾合理性に身を委ねる他はないのかもしれない．

目的に対応する手段は本来多様なものであるはずである．治療の核心となる問題の構造の理解さえぶれなければ，むしろ方法は治療者によって，状況に応じて弾力的に取捨選択されてよいものなのである．現在ある治療理論・指導理論の多様性とその豊かさに触れることによって，作業療法士の治療に対する態度も弾力的になるとよい．特定の治療法，特定の手技にこだわるものは，ものごとを優・劣で測ろうとする傾向がある．しかし異なる角度から眺める視点を持つことによって，本当の意味での優・劣にも気づけるようになることを理解する必要がある．

[*29] 各関係学会などでも治療ガイドラインなどの中で，独自に効果判定をランクづけしているようである．脳卒中ガイドライン 2009 によると「ファシリテーション」（神経筋促通手技），〔Bobath 法，neurodevelopmental exercise（Davis），Proprioceptive neuromuscular facilitation（PNF）法，Brunnstrom 法など〕は行ってもよいが，伝統的なリハビリテーションより有効であるという科学的な根拠はない（グレード C1）」となっている．日本理学療法士協会診療ガイドラインは「回復期の姿勢・歩行練習」について「推奨グレード A エビデンスレベル 2」としながらも，「歩行困難な患者に対してボバースアプローチと比して，セラピストの指導のもとに行う部分的免荷下でのトレッドミル歩行を用いた課題指向型の反復練習により，歩行能力，歩行スピードを改善させる」といった文献が採択されている．グレードとエビデンスレベルは各協会独自のもので，ここでは上記脳卒中学会とは異なる．

II-F
作業療法の心・技・体

II-F-a
心──一歩踏み込んだ取り組み

　相撲に心・技・体ということばがある．その道のプロになるためのいわゆるコツや奥義をあらわすことばのようである．どのスポーツにもそのような秘伝があるのなら，作業療法士のような職業にもプロになるための秘訣があっても不思議はない．ただし作業療法士は格闘技ではないから，相撲で求められるような筋骨たくましい体格は必要ないような気がする．この場合，作業療法士にとっての「体」とは，作業療法士が勝負する場，教材や道具を含めてその環境にあるのであろうか．ここでは，心と技・体に分けてそのことについて少し触れてみたい．

　作業療法士に求められる「心」とは何であろうか．いろいろな言い方が可能であるが，ここではとりあえず，自分に期待されていることに応えるために最善を尽くす能力とでも表現しておこう．

　学習とは，壁にぶつかり，そこで感じるストレスをバネにして，壁を越える別の方法を考えつくこと（try another way）であることはすでに述べた．子どももおとなも，障害があっても障害がなくても，この学習の形式自体は同じである．作業療法の指導や治療とは，子どもにその壁を作ってあげると同時に，壁を越えるためのヒントや方向性を学習者に示してあげることといえる．発達障害の領域における学習とは，ほとんどが未獲得の機能の獲得，低下している機能の改善に向けられる．しかし誰しも能力が低下した部分，うまくできないことは，当然不得手であり，できれば避けて通りたいところである．特に問題行動などすでに誤学習が身につ

いてしまっていたりすると，その慣れ親しんだやり方を修正するためには多大の苦痛が加わることになる．基本的障害，生活技能の改善にしろ，社会への適応技能の獲得にしろ，発達の初期段階にいる子どもは，その意義を理解して，課題に主体的に関わり，治療者の意向に沿うなどという配慮はまず示さない．したがって，子どもに課題に興味を持ってもらおうと思うならば，当然そのための工夫と根気強さが必要になってくる．

　障害の程度によって差こそあるものの，基本的に発達障害がある子どもの介護，指導は通常終生にわたるといっても差し支えない．障害が重篤であれば，介護・指導の量も多く，それが軽度であれば，介護・指導の量も少なくなると考えられがちである．しかし障害が軽度であればあるほど，行動の範囲も広がり，所属する社会も多重化する．すると当然，社会からの期待も高くなり，より高いレベルの指導が必要となる．知的障害の青年も，グループホームで暮らそうと思えば，入居施設とは違って朝のごみ出しから，近所への挨拶，職場でのつき合い，服装への気配りなども求められるようになるのである．したがって，当事者への期待が高くなればなるほど，身につけなければいけない能力も増えてくる．

　そのようなわけで，支援や指導は成人期に至るまで間断なく必要になる場合が多いが，作業療法としての治療をいつまで続けるかは，病院・施設の診療状況，家族の都合など個々の事情によって異なる．しかし学校教育のように，子どもの年齢，指導年数によって終了するというより，設定された目標の実現を目安に終了するという形が望ましい．最も家族のニーズが高い部分において期待に応えることができるからこそ，専門家の支援といえるのである．したがって家族の期待に応えることこそが，作業療法士の本務である．基本障害の改善であれ，生活技能の獲得であれ，問題行動の解消であれ，そのためには通り一遍の関わりではなく，当然一歩踏み込んだ取り組みが必要となる．

Ⅱ-F　作業療法の心・技・体

2013年8月，東京ヤクルトスワローズの宮本慎也選手[*30]は，引退表明記者会見で「よく仕事を楽しむということを聞くが，私の場合はプロとしての義務を果たすのが精いっぱいで，野球を楽しんだことなど一度もなかった．いつも義務を果たすのは苦しかった」と淡々と語っていた．もともと仕事というものは，好きとか，嫌いとか，つらいとか，つらくないとか，そういうことでしたり，しなかったりするものではなく，大変であろうが，難しかろうが，任務であればやらなければならないものである．

求められることに最大限応えようとすることこそが，職業人としての責任（responsibility）である．責任とは，文字通り何かに応える（response）能力（ability）である．子どもの能力を測定する技量であり，子どものつまずいている課題とつまずいている理由を解釈できることであり，治療内容を考え，それを当事者の主体的な学習として推進する能力を備えることである．臨床の場で必要とされている知識と技術の獲得のためには，力を惜しまず，汗がかけること，そのようなことが，作業療法士がプロとして持たなければならない「心」といえる．つまり作業療法士に特別求められる何かというよりは，職業人一般に求められる気概といってもよい．

強度行動障害と呼ばれる社会生活を著しく困難にする一群の問題行動がある．そのほとんどが発達の過程で必要な学習をしてこなかったか，あるいは中途半端な指導によって問題行動が強化されてしまったケースである．強度行動障害を示す自閉症児のこだわりは生半可なものではない．2013年，新しくなった総合福祉支援法下でも，子ども発達支援事業を実施する通所施設の収益体制（日額制）は変わっていない．数が限られた職員のもとでは，他児に危害を及ぼす危険性のある子ども，著しく手がかかる子どもの入所に，施設側が消極的になることは当

然予想される．問題行動の修正に真剣に向き合ってこなかったことのつけは，教師やセラピストではなく，本人とその保護者のその後の生活に回ってくるのである．

問題行動の修正は，治療者にとっても子どもに真正面から向かい合い，子どもの可能性を信じつつ，子どもとの格闘の中でしか学習されないものである．もともと社会が求める能力を身につけるのは並大抵のことではない．子どもの問題行動の修正の学習において，「子どもの意向の尊重」などと口当たりのいい言い訳を子どもとの格闘と置き換えてはならない．子どもの力が親のそれに勝るようになったら，問題行動の修正は著しく困難になると考えてよい．問題行動の修正は，早期の段階からの常に先を見据えた取り組みの中で可能になる．

いつの時代にも，どの社会にも，助けを必要とする人々がいて，またそこにそれを支援する人々がいるものである．社会の中に，そういう機能を持った場所・組織・団体が存在すること，それに専従できる職業が存在することは，歴史を振り返ってみても世界全体を見渡してみても当たり前のことではなく，限りなくありがたくそして幸福なことである．ゆえに同時代に生きる人々はそれを存続させ，より良く機能させる義務がある．21世紀の日本の社会は，もはや年功序列，終身雇用が提供できず「いい学校，いい会社，いい人生」的価値観は崩壊したという．しかし統計によると，社会貢献したい若者は，高齢者より断然多いらしい[54]．個人の仕事に対する希望や思いも，社会の役に立つからこそ，誇りとして感じられるからであろう．

作業療法士が一歩踏み込んだ取り組みによって〈子どもを変えること〉ができたとするならば，そのことによって障害がある子どもやその家族の〈生きにくさ〉を軽減・解消することになる．カール・マルクス（Marx HK）は，労働を「自己の可能性を探り，自己の能力を高める」

[*30]　7度のゴールデングラブ賞，元プロ野球選手会長，アテネ，北京オリンピック野球チームの主将，プロ通算2000本安打達成．選手，監督からも常に絶大な信頼を受けた．

Ⅱ．作業療法における治療

手段といい，バチカン*31も「はたらくことは，人々への奉仕であり，奉仕という手段を通して自らの人格を高める」という．そのような自覚は専門家としての技能の習熟に専心させると同時に，自己が他者の幸福に寄与する感覚をもたらす．そういう感覚の中で専門家も専門家としての育ちを体験するといってよい．一歩踏み込んだ姿勢を貫くことで，人の役に立つと同時に，自己自身にも喜びと誇りがもたらされるのである．

Ⅱ-F-b
技・体—子どもの能力を見極め，治療する能力

子どもの能力を見る（評価）技能に関しては，すでに第Ⅰ章に詳しく触れているので，ここでは治療に関する技能を中心に語る．

治療の展開方法や頻度，職場の専門職種の多様性によって，作業療法士に求められる技能は異なるが，対応できる問題の幅が広ければ広いほど，当然より多様な子どもをみることができるようになる．疾患により，学習のタイプは異なる．知的障害の子どもは，一つひとつの学習に時間がかかる．その子どもがつまずいている段階を適切に見抜き，倦まず弛まず，忍耐強く，学習を持続させる必要がある．自閉症の子どもは，学習は速いがしばしば自分なりの誤学習であり，その誤学習が適応行動の学習を阻むという二重の困難を示す．自分の世界を築き，築き上げた世界の中で物事を終始させることに情熱を傾けるので，まず彼らの世界に侵入し，彼らと向かい合い，他者の存在を気づかせる必要がある．

いずれにしても，彼らが主体的に学習を持続することができるのは，そこに何らかの楽しみを感じるからである．楽しみを感じられる課題があるから，その場で自分の持つ最大限の能力

を発揮することができるのである．そのためには，道具や教材，そこで使われる課題は治療において重要な意味を持つことになる．

専門家の技量とは，そのような実践上の治療・指導手段のアイデアをひねり出す力に他ならない．教材は同一の目標であれば一つあればよいのではなく，発達段階に沿って複数そろえる必要がある．異なる目標であれば，またその目標を達成する道具が必要となる．つまり治療者が必要性を感じた分だけ，道具もまた必要になる．遊具や玩具の製作は，セラピストの固有の仕事であるとは思わないが，治療者が目標とする機能や動作を実現するものが市販されていないのであれば，手に入れる方法は自らで作るしかない．治療に使われる教材は需要が限られているため，コストパフォーマンスを無視できない商業ベースでの製品化の可能性は小さいといわざるを得ない．なければどうするのか．あるものでその場をしのぐのではなく，作らなければならないという強い意志と実際に玩具を作り上げる行動力を持つ必要がある．材料はどこで調達できるのか，製作道具は，製作方法はどうするのか，教材を作るための知識と技術もセラピストが身につけておくべき技能である．

学習が成立するかどうかは，ほとんど子どもと治療者との関係によって決まる．子どもによって権威として認められた人のみが，学習の出発点である壁にもなり，またそれを越えるためのヒントの提供者にもなり得る．子どもが治療者を自己の願望を実現する手段としてしか認識していないと，まず治療者の期待を子どもが認識することはない．生活技能の習得にしろ，問題行動の修正にしろ，それ自体は子どもの生得的な願望に根ざしているものではない．社会の期待の代弁でもある親の期待を伝えたいと思うとき，親は子どもに対して権威である必要がある．

人間関係といっても，固有な性格，固有な背

---

*31 宗派としては世界最大，12億の信者を擁するカトリック教の総本山．現在の法王は，アルゼンチン出身のフランシスコ１世．無神論者とキリスト教徒が共に，労働を人格を高める手段として位置づけている点が面白い．

景を持った具体的なセラピストと固有な育ちを持つ具体的な子どもとの情緒的関係の構築である．技術はもともと，実行する人の心身の条件，性格と不可分である．自分の持ち味，強みを生かした治療者による子どもとの人間関係の作り方こそが，それぞれの治療者の流儀となる．学習を可能にする権威関係は，子どもに対して威圧的になることで形成されるのではない．それでは子どもに怖がられることはあっても，信頼されることはない．他者が自己の行動に対するブレーキとして感じられるとき，子どもが困窮した際に援助の感覚が感じられること，自己の関心が集中するような対象を提供してもらったという感覚が持てるとき，自発的・主体的に行動したことが評価された感覚などが感じられるとき，自己の感情の原因となるそのおとなに信頼感を感じるようになるのである．治療者は子どもとの間に，このような信頼関係を構築するために子どもの感情とその推移の把握に全力を集中する必要がある．治療の場面で提供する課題の操作はほとんど無意識的，自動的に行えるほど習熟していなければならない．それは，臨床場面では，子どもの感情とその原因を把握し，その感情の発展を瞬時に予測する必要があるからである．

その人間関係の作り方に，誰にも通用するような普遍的な技術があるとは思われない．またそれが実際の子どもとの交渉なしに学習されるとは思われない．そのような意味で，臨床で最も大事な子どもとの関係の作り方は，治療者一人ひとりが臨床の中で独学するものであり，治療者の個性，経験，価値観から独立したものではない．

ある行動の汎化とは，ある状況下で学習されたことが，それ以外の状況においても実行できることであるが，子どもははじめからその行動を普遍的なものとして学習するわけではない．ある人間関係の中で学習されたことは，学習が成立したときと同じ人間関係が別の人との間にも感じられたときにのみ，実行されるにすぎない．したがって子どもに何かをうまくさせられない人は，うまくいっている場面での子ども-治療者関係構築のコツをその場面から学ぶ必要がある．人間関係とは，その場で構築するしかないものである．感情を読み取り，抑制のタイミングと量を見計らうその技術は，一人ひとりすべて異なる．一つの技術を覚えたら，それが他の子どもにも使えると推測するのは虫がよすぎるかもしれない．治療者は武芸者と同じく，練達の師匠の技を目指して精進すれば，精進しただけ技術も伸びる．しかし技術を伸ばせたとはいってもそれはあくまでその人の技術であり，師匠の技術ではない．技術は，常に治療者一代限りのものである．

子どもをよくしたい思いがあったとしても，治療・指導の技術がなければその思いは実現しない．その点で両者は連動するが，治療・指導の技やテクニックは，「心」とは独立したものである．しかし子どもをよくしたいという思いは，同時に技を極める自己研鑽，自己コントロールに向かうので，熱い心を持つものは優れた技能の入口に立ちやすい．

II-G
指導形態・治療場所・治療の展開上の問題

II-G-a
指導形態

　子どもが他人をよく意識できていない段階では個別に指導し，ある程度，他人との関係ができてから集団指導に移行するとよいといわれることが多い．しかし発達障害の臨床では，子どもが人をよく意識できていない段階から集団の中に入れることがないわけではない．集団に入れさえすれば，自然に対人技能が身につくというものでもないが，集団では模倣の見本が多く，グループダイナミックスもはたらくので，かえって人を意識しやすくなることもある．人の動きを意識させることによって，人そのものに対する意識が高められる可能性もある．そのようなわけであるから，対人意識が希薄であったり集中力が足りなかったりということが，必ずしも集団指導に不向きであることの理由にはならない．筆者の経験からは自閉症，精神発達遅滞児では早期から集団の中での取り組みをしたほうが，人に対する意識を早く育てることができるように思われる．コロロメソッドでのダイナミックリズムは，自閉症児の対人意識を高めるための有効な方法になっている[55]．

　指導形態は基本的には指導の目標や方法とより密接に関わる．脳性まひ児など脳性の運動障害がある子どもでは，促通と抑制の程度が個々に異なるので，どうしても個別的な対応が必要になる場合が多い．また感情爆発をはじめとする問題行動に対しても，個別的な行動抑制や修正が必要となるので，これも個別指導に向いている．

　治療集団は必ずしも発達的に均質な集団にする必要はないが，メンバーに能力的なばらつきがある場合には，同じ課題であっても子どもによって目標や課題の難易度を変える必要性が出てくる．集団指導の良さは，集団にはたらくグループダイナミックスを利用しながら共通の課題を行うところにある．集団指導において，一つの課題を子どもに順番に行わせるというやり方をすると，他の子どもたちの待ちの時間が相対的に長くなる．待つということ，人がやっていることを眺めることが不得手な子どもにとっては，このような時間が多くなると，この時間を無為に感じ集中力が途切れやすい．道具を複数準備して全員が同時に参加できるような課題にするか，集団が生かせる課題に変更する必要がある．集団指導には個別指導にはない他の利点もある．初めての経験に対して多かれ少なかれ不安を感じる子どもは少なくない．集団では自分がやる前に，他の子どもがやっていることを見る機会が多い．その子どもが楽しそうであると「ああ大丈夫なんだ」と思うかもしれない．集団では，自らの直接経験だけでなく，他者の経験からも学ぶ機会が多い．

　集団指導をより効率的に運営するためには，複数のセラピストがそれぞれ役割を分担して，指導に当たらなければいけない．まず集団全体を活性化する役割を果たすリーダーがおり，それと同時に課題についていけない子どもたちを拾い上げ，援助をする役割を担うセラピストも必要になってくる．個別から集団指導への移行形態として，治療者と子どもがそれぞれ2ないしは3の個別指導をまとめて，2対2あるいは2対3になった個別の複合指導も時には有効である．これは人的刺激も過剰にならず，それでいて子ども同士の集団力動性も利用できるので，まだ個別に抑制や促通が必要な子どもに適用するとよい．

■ II-G-b
治療場所

　採光もよく，室温がコントロールでき，騒音や人の往来が遮断される場所が治療環境としては理想的である．しかし訓練室を改造・新築する場合を除いては，通常，治療環境を自由に選択する余地はあまりなく，現在使用している場所をなるべく効果的に使うしかない．子どもの転導性がコントロールしにくい場合は，体育館のような視覚的手がかりが乏しい場所や反対に視覚刺激が氾濫しているような場所は避けたほうがよい．しかし刺激に対する自己抑制が目標となるような場合は，廊下，ホール，街の中，自然の中，どんな場所も治療の場とし，それらを積極的に利用するとよい．年少児などでは，大きな訓練室で複数が同時に治療されるとき，一人の子どもが泣き出すと皆泣き出してしまうようなことも起こり得る．そして子どもの泣き声でまた機嫌を悪くする子どもも出てくる．発達初期の臨床にはこういうこともよく起こるので，治療が行える場所は1カ所だけでなく複数あると便利である．

　基本的には，ADL指導ができる部屋，つり用具が使えるように天井にフックを備え，全体を三次元的に使用できる体育館のような広い部屋，机上課題に集中できる個別の部屋などがあると理想的である．

　基本的にはその行為が実際に行われ，求められている場所，機会，人々の前で指導が行われることが望ましい．施設であれば食事やトイレット訓練は病棟で行われるとよい．病棟の人々が作業療法士のもとで，子どもへの指導がうまくいっている事実を確認していると，それが病棟においても継続される可能性が高くなるということもある．外来部門での指導などでは，駐車場ですでに子どもが車から出ることを拒否する場合もある．そういう場合は，その駐車場から指導が開始されればよいのである．

■ II-G-c
治療の展開上の問題

1)　治療の協力者としての両親の役割

　両親は育児の主役であるが，治療場面でも治療の援助者として協力してもらうとよい．子どもが訓練室や作業療法士に不安を持っている場合は，作業療法士が前面に出ないで母親から子どもにはたらきかけてもらうようにするとよい．子どもの不安が解消するに従って，作業療法士はその遊びを通して，間接的に子どもに近づいていけばよい．子どもの側に不安がなくなると，作業療法士から直接ものを受け取ったり，作業療法士にものを手渡したりすることができるようになる．親と共同で子どもにはたらきかけることによって，治療が円滑になるばかりでなく，こういう共同作業を通して作業療法士の治療の意図も母親に伝わりやすくなる．

　母親が治療の場にいると，子どもが母親に甘えてしまって，指導が展開しないという場合がないわけではない．それでも母親を指導の場から分離させないほうがよいと筆者は考えている．それは治療や指導がうまくいっているかどうかということは，治療者側の問題であって，治療の対象として問題にすべきことは，子どもが自分で情緒的な立ち直りができるようになることに他ならないからである．やりにくさがあっても，母親が介在する状況の中で治療を進めることのほうが作業療法士にとっても学びが多い．

2)　子どもの感情の理解

　治療中に子どもが機嫌を損ねたり，癇癪を起こしたりするようなことがよくある．こういうときは子どもの機嫌の回復が当面の目標となり，そのことが治療の終了の理由になってはならない．子どもは感情を一度爆発させてしまうと自分でそれを止めることができなくなることがよくあるので，周りのおとながそれを止めてやらなくてはならない．しかし泣くことは不機

嫌の結果であり，誰もそのこと自体を止めることはできない．止めるべきことは，泣きながら起こしている自・他に対する身体的攻撃や破壊行動などである．泣いて暴れていることと，泣いても暴れないでいることとでは，泣いているという点では同じだが，適応という観点では雲泥の違いがある．

　子どもの機嫌が悪くなる理由はさまざまであるが，課題がわからなかったり，難しすぎたりすると機嫌が悪くなることが多い．しかし単なる"やらず嫌い"の場合もある．また課題の内容にではなく，そこに介在する人に反応して機嫌を損ねている場合もある．父親の前ではいい子にしていられたのに母親に代わったとたんに感情を爆発させたり，訓練場面では行動の統制がとれていても，家や学校でそれが崩れてしまったりするということもある．不快感情は通常〈つばを吐く〉〈ものや頭を叩く〉〈つねる〉〈自分の手を咬む〉などの低次の反応で表出されることが多い．自閉症児などでは子どもが持っているその人のイメージと実際の対応とにギャップがあると，そのことが不快反応を引き起こしやすい．そういう意味では，自己抑制することを教えていないおとながたまに抑制すると，子どもに感情爆発が誘発されやすい．

3） 作業療法士の自己の感情の対象化

　作業療法士の感情も子どもの感情に依存するところが少なくない．その依存の度合いが高ければ高いほど，作業療法士は子どもの感情に左右されやすくなる．子どもへのはたらきかけを適切なものにするためには，作業療法士はまず自分の感情を客観視できる必要がある．そのためにはまず作業療法士が自らの感情を対象化し，自分の感情を自分で取り扱えるような形にしておく必要があるが，図Ⅱ-G-1はその過程を図式化したものである．

　子どもの機嫌が悪くなると親がそれに反応し，親の感情がまた作業療法士に跳ね返ってくる．こういう力動的な悪循環の中で，作業療法士は子どもに追従するか，子どもを支配するか，いずれも短絡的な行動をとりがちになる．こういう状態が長く続くと親の作業療法士への信頼は揺らいでくる．作業療法士も子どもを持て余し，子どもに真正面から向かい合う意欲も徐々に萎えていく．しかしこの時こそ，作業療法士は自らの感情を対象化することが求められる．作業療法士がもし自分から子どもに向かい合うことを諦めるような行動をとるならば，作業療法士自身も自信を失い，疾患対象において不得

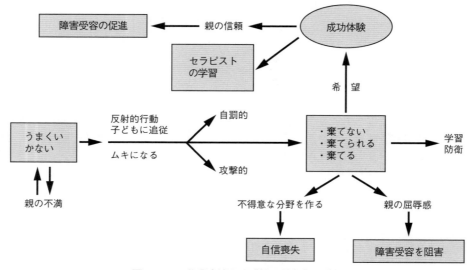

図Ⅱ-G-1　作業療法士の感情の対象化の過程

意の分野を作ることになってしまう．また子どもの親も，そういう行動を自分の子どもに対する拒否と感じ，そのことによって傷つく可能性がある．

八方塞がりの状態を持ちこたえることは楽なことではないが，その間，他のセラピストの治療を見たり，また他のセラピストに自分の治療場面を見てもらったりすることによって道が開けることもある．何かのきっかけで泣いていた子どもに笑顔が戻ると，作業療法士は，そこでこういう子には「こういうふうにすればよいのだ」というコツを学ぶことになる．臨床ではこのように成功体験によって治療技術が学習されることが多い．作業療法士は，自分の感情を対象化することによってのみ，こういう状態を持ちこたえることができる．

4） ホーム・プログラム

もともと家庭にいる時間のほうが圧倒的に長いので，訓練室での治療にもましてホーム・プログラムは重要である．生活技能も実生活に沿って指導されると効果的である．家庭での介助の方法なども治療場面で行われる訓練と結びついている必要がある．

ホーム・プログラムは口頭で伝えるだけでなく，作業療法士自らがその実演をすることが望ましい．コンサルテーションとは，単に正しいやり方を解説することでなく，ましてや今まで行われていたやり方を批判することではない．つまり，ある方法が実行されるようになるためには，その方法だけではなく，それが子どもにとっても——職員や家族にとっても——実施しやすくかつ有効であることが確実に伝わらなければならない．それゆえ当の作業療法士に実現されていないことは，当然家族や病棟でも実現されるとは思えない．治療場面で子どもが喜んで取り組むようなことがあると，勧めなくてもそれが家庭で実行されているということがよくある．治療場面で子どもの優れた面が前面に出れば出るほど，親は家庭での介助や関わり方をそれに連結させるようになる．

遊びというと誰でも指導できるように錯覚するが，子どもを遊ばせるには高度なテクニックを要する．ホーム・プログラムの内容としてはADL指導のほうがよい．

■ Ⅱ-G-d
治療の終了

治療は本来，期待された効果が得られ，設定した目標が達成されて終了するものである．治療効果が上がらないままに治療が終了になったり，治療効果が上がらないことが治療の終了の理由になったりすることは好ましくない．効果が上がらないまま治療が終了になる場合だけでなく，治療効果が上がっている場合でも，親の期待が高まる分，かえって治療の終了に納得が得られにくいこともある．何かと家族との間に感情的な問題が起こりやすいのが，この治療の終了時といえる．治療の終了は親にさまざまな心理的な葛藤を生むきっかけとなるので，作業療法士は現実的な治療目標を家族と共有するとともに，病院や施設に治療終了の条件があるならば，治療開始時にそれらの点をよく伝えておく必要がある．

■ Ⅱ-G-e
治療の効果判定

作業療法以外にも，発達を促進するような意図的・非意図的な関わりを，生活全般を通して子どもは受けている．作業療法における効果とは，薬理作用のように特定的なはたらきかけに対するほど，直接的なものではない．しかし問題に対する作業療法からのはたらきかけの妥当性も，常に治療前と後との状態像を比較することによって検証されなければならない．期待されるような結果が得られなかった場合には，治療期間，目標の妥当性，治療方法の選択，治療技術，環境的要因のいずれかが適切ではなかったことになる．「障害が重すぎたから」「子どもにやる気がなかったから」「家庭の協力が得ら

Ⅱ．作業療法における治療

Ⅱ-G
指導形態・治療場所・治療の展開上の問題

れなかったから」と子どもや家族のせいにするのは論外としても，自らの技量とともに適用した介入理論や技術の妥当性の検証にも，もっと目が向けられてよい．治療が意図的なはたらきかけである限り理論的根拠は必要であるが，介入理論は絶対視されるべきものではなく，治療方法やその内容は，常に現実の結果によって判断されなければならない．

定量化されたデータで治療前・後の臨床像が比較されると，はたらきかけの妥当性が客観的に示される．しかし作業療法士にとっては，治療効果とは定量化されたデータで示されることによって初めて実感されるものではなく，通常臨床の中ですでにそのことが実感されていなければならないものである．データをとってみたら，その効果が改めて確認できたということは

あっても，日々の治療に確証が持てないまま，結果だけがよかったということは考えにくい．そういう経験的な含蓄からの仮説が証拠づけられるようなことはあっても，含蓄のない治療の積み重ねには有効性の検証を問う意味も乏しい．

治療の効果とは，通常長い治療期間を経て突然訪れるというものでもない．もし治療の効果があるならば，毎回の治療の中での小さな改善が積み重なり，それが恒久的な改善につながっていくものと思われる．治療セッションの始めと終わりに，セラピストは姿勢・運動，アイコンタクト，機嫌，言語的応答，着席状態，活動・覚醒状態などの指標を設けておいて，毎回の治療で効果を確認する習慣をつけておくとよい．

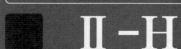

II-H 治療の限界，作業療法の限界

カトマンズ（ネパール国）郊外に障害児の家庭を巡回相談したときのことである．兄弟とも障害がある子どもを持つ家庭であった．母親から「日本は進んだ国だから，この子たちの教育も行き届くし，この子らをもらってくれないか」と真顔で言われたことがある．「この男はどう答えるのだろうか」，その瞬間そこに集まっていた村人のまなざしが一斉に筆者の口に注がれたような気がした．何か言わなければいけないような雰囲気である．何か言ったような気がするが何を言ったかよく覚えていない．おそらくは要領を得ないことを言ったのであろうが，何か言いつつ，それが彼らにとってまったく無力であろうと感じていたことだけはよく覚えている．

松尾芭蕉の紀行文に『野ざらし紀行』がある*32．そこに芭蕉が駿河の富士川のほとりで捨て子に遭遇したことが書かれてある[56]．彼はそれを「猿を聞く人捨て子に秋の風いかに」と詠み，「いかにぞや，汝父に憎まれたるか，母にうとまれたるか．父は汝を悪むにあらじ．唯これ天にして，汝が性のつたなきを泣け」という文章で結んでいる．美濃大垣の船問屋の谷久太夫宅に草鞋を脱いだ芭蕉は，主人にこの句の批評を乞うが，谷久太夫そのひとも谷木因と号する教養人である．芭蕉の句が「巴峡は長く，猿の泣くこと三声にして，涙は裳をうるほす（杜甫）」*33という古詩を踏んだものであることぐらい，当然周知している．しかし教養人としての彼の理解はここまでである．船問屋の主人は富士川を巴峡に，猿の声を捨て子の鳴き声に置き換え，自らの旅情を詠った芭蕉の創作であるとしか思いを巡らすことができない．芭蕉は50代ではあるが，すでに旅の途中に逝ってもいいというような老成した境地にある．その木因のコメントに抗弁などせず，ただ苦笑いをしているのみである[57]．

思えば戦後の障害児教育も，イタールがアヴェロンの野生児*34を教育しようと試みたことから始まっている．18世紀後半は，洋の東西を問わず，まだ捨て子がそれほど珍しくない時代であったのであろう．捨て子がそのまま放置される状況が近世であり，それを育てようとしたところから近代が始まるといってもよい*35．近世の思想家，猿聞く人＝芭蕉は，どうしようもない現実を前に，泣く子どもに食べ物を残してくることぐらいしかできない．どうしようもない現実を運命とし，「唯これ天にして，汝が性のつたなきを泣け」としか言うことばを持たないのである．そこで人は，芭蕉がそうであったように深い悲しみに打ちのめされる他はない．

さすがに現代では，捨て子が放置されることはない．捨て子はないにしても，現在でもそれに類する現実はいくらもある．施設へのある種の捨て子は後を絶たない．子どもを施設に預けたまま，年に一度の訪問も，帰省もさせてもら

---

*32 芭蕉が弟子の千里とともに出身地でもある伊賀上野への旅を記した俳諧紀行文．ここでは俳句が中心で文章は前書きあるいはつなぎであったが，やがて文章に重心をシフトした『笈の小文』を経て，句文が融合した『おくのほそ道』へと発展する．『野ざらし紀行』はその嚆矢である．

*33 巴峡（揚子江上流重慶付近）を船で上っていると，どこからか3匹の猿の声が聞こえてきた．「夫婦と子どもの声かしら」「なぜ泣いているのかしら」などと考えていると，なぜか涙がこぼれた．

*34 1797年頃に南フランスのアヴェロン県の森で野生児が発見された．当時軍医だったイタールは彼を教育することを決意する．映画『野生の少年』（フランソワ・トリュフォー監督）にその教育の様子が描かれている．

*35 日本で最初の知的障害児施設「滝乃川学園」（石井亮一，1891.12.30創立）も，その年に起こった濃尾大震災（10.28）の孤児を救済するために起こした石井亮一らの運動がきっかけであった．

えない子どもが，どこの知的障害児，重症心身障害児の入居施設にも2人や3人はいるものである．累犯障害者，ホームレス障害者になるに至った経過には，いかんともしがたい貧困と無知と不運の悪しき連鎖がある．通常，このような背景を持った子どもは作業療法の臨床現場に現れてはこないが，作業療法の効果を語る前に，発達障害がある子どもの療育には，このように運命と呼ぶしかない限界があることを知る必要がある．

　子どもの生活に寄与しているさまざまな因子，条件があり，それらの改善は重要である．しかし子どもを変えることがあくまでも作業療法士の本務であることは先に述べた．ある治療法が，適用の範囲と対象を超えて，普遍的に実施することができて有効であるというような，都合のよい話はない．ある方法がその適用の範囲と対象において制限があることは，その方法の有効性を何ら傷つけるものではない．作業を治療手段とする作業療法にも，限界がないわけではない．障害の重篤度，問題の性質によっては，作業療法としての体をなさない場合もありうる．しかしそのことが，作業療法が，ある対象と範囲において有効であるという価値をいささかも減ずるものではない．むしろ作業療法が万能であると思い込んでしまうと，それが適用できない対象に遭遇するとき，「子どもをよくする」という本務を遂行することができず，したがってそれ以外のこと，家族，他職種指導，環境調整などがあたかも本務のように誤解してしまうのである．

　ある職種のなせる技の限界の認識は，それ以外の職種を尊重することにつながる．チームというのは職員が複数いればいいというのではない．異なる職種が一人の子ども・家族を，異な

る視点からみることを意味する．異なる視点があればあるほど，異なるアプローチがあればあるほど，当然そのサービスがきめ細かくなり，子どもが必要としている真のニーズにより近づくことになる．医療・福祉におけるチーム・ワークの必然性は，個々の職種に限界があるからである．チーム・ワークといいながら，実は自己の職種が万能だと考えるのであれば，チーム・ワークは破綻してしまう（あるいはチーム・ワークはその意味をなさなくなる）．

　作業療法が職業として早い時期に確立したアメリカでは，21世紀に入り作業療法の手段であり，作業療法の目的でもある[*36]作業そのものの重要性を鑑み，作業をより根底から研究する基礎学としての充実を作業療法士自身の手によって確立する〈作業科学〉という学問動向が始まっている．ここには手段としての作業への自信がみなぎっており，作業療法の有限性などを持ち出すと叱られそうな気がする．しかし同じく北米で起こったカナダ作業遂行モデル（Canadian Model of Occupational Performance：CMOP）は，人間の諸ニーズの基層に生の意味や価値を問う「スピリチュアル」という側面を認めている[*37]．1990年代には，すでに終末期医療の現場ではスピリチュアル・ケアが不可欠なものと認識されていた．しかし人生の意味，自己の救済などが問題にされる現場において，「作業療法士がなすべきこと，なせることは何か」は当然起こってくる疑問である[58]．終末期医療の現場においても作業療法士が行うことができるADLの自立の援助は，スピリチュアル・ニーズに応えるものである．しかしそれがスピリチュアル・ニーズのすべてではない．終末期医療の現場において作業療法士の仕事に限界を認識するので，心理カウンセラー，宗教家など他

[*36] 作業療法の目的は，機能の改善というよりは，低下した作業の改善にある．

[*37] 従来，人間の精神的側面は，mental あるいは psychological な次元の問題とされていたが，1990年代後半に従来からの健康の定義に新たに「スピリチュアル」を加えようとする提案があり，世界保健機関（WHO）による健康の定義の見直し作業があった．結局，WHOでは「スピリチュアル」な次元を加えることは却下されている．この却下された「スピリチュアル」をCMOPは，人間の基層に置いている．

の職種に支援を仰げるのである.

作業療法士が実務に臨むに当たり, まず認識すべきは以下の3点である.（1）作業療法士の本務が〈子どもを変えること〉にあること,（2）作業療法にも限界があることを知ること,（3）チーム・ワークが不可避

であることを認識すること.

自己の本分を知り, 仕事に対して謙虚に向き合い, 他者との連携と和を重んじることが, 作業療法士として良い仕事をすることにつながる.

II-I
職場形態による
はたらき方の違い

　作業療法士のはたらく場所は社会の変化に沿って拡大しており，病院や施設だけでなく，学校，訪問リハビリテーション，障害児通所支援の施設などと多様化している．特に 2012 年の児童福祉法改正により開始した障害児通所支援事業では，障害児発達（児童発達支援センター・児童発達支援事業所），医療型児童発達支援（医療型児童発達支援センター），放課後等デイサービス，保育所等訪問支援などがあり，そこではたらく作業療法士も増えつつある．

　これらの施設，事業は，その目的，機能という点で，従来から作業療法士がはたらいてきた病院，肢体不自由児施設，重症心身障害児施設と異なるので，作業療法士の役割，作業療法士への期待，はたらき方，協業のあり方なども当然異なってくる．以下，施設ごとにその作業療法士のはたらき方の特徴について述べる．

II-I-a
学校関連施設

1) 特別支援学校教員資格認定

　教員の確保を図るため，広く一般社会に人材を求め，大学等における通常の教員養成のコースを歩んできたか否かを問わず，教員として必要な資質，能力を有すると認められた者に教員への道を開くために，教員資格認定が制定されたといわれている．

　自立活動[*38]に関する科目（Ⅲ）では，理学療法士もしくは作業療法士の免許を持っているものなどに対しては，試験の全部が免除されるとのことである．

　作業療法士が自立活動教諭として勤務している特別支援学校は，それほど多くはないが存在している．『作業療法白書 2015』によると，常勤，非常勤の情報はないが，特別支援学校ではたらく作業療法士は 91 名で，その内訳は肢体不自由児が 36 名，知的障害が 20 名，その他 28 名，不明 7 とのことである．

　特別支援学校教員資格認定とは別に，各都道府県教育委員会で授与される自立活動教諭特別免許状というものがある．教育職員に任命，雇用しようとするものの推薦に基づき特別免許状が授与されるものらしい．全国的なデータはないが，神奈川県の場合，全特別支援学校 26 校中 18 校に，作業療法士・理学療法士・言語聴覚士・臨床心理士が配置されているようである．

① 作業療法士の仕事

　特別支援学校ではたらく作業療法士は，主に自立活動の授業で生徒と関わっている．自立活動とは個々の障害による学習上または生活上の困難を改善・克服するための指導であり，姿勢や歩行，日常生活や作業上の動作，自助具作製，摂食動作やコミュニケーションなどに関わる業務をその内容としている．そして，作業療法士らは，これらのことに関して専門的な助言が求められている．学校により対応する活動が異なるが，通常の授業や給食も自立活動と考えられるので，そのような領域での関与が可能な学校もある．教師はそれらの助言に基づいて，児童生徒の心身の機能を評価し，その結果に基づいて指導を進めていく．

② 職場としての利点

　学校という職場で，専門職としてはたらくことで，学校生活の中での子どもの学習状態，そ

[*38] 自立活動：幼児児童生徒の障害に由来する種々の困難を改善・克服し，社会により良く適応していく資質を伸ばす指導．個々の生徒が自立を目指し，障害に基づく種々の困難を主体的に改善・克服するために必要な知識・技能・態度及び習慣を養い，もって心身の調和的発達の基礎を培う（文科省 HP より）

こで提供される活動, 行事などを把握しやすい. そしてそのような学校生活に必要な課題を見つけて, それを自立活動で取り組むことができる.

③ 学校ではたらく作業療法士の課題

自立活動以外の学習に関わることができないために, 自立活動で取り組んだ内容の一般化が難しい場合がある. 教師との連携がうまくとれないと, 効果的なはたらきかけが困難となる.

2) 外部専門家活用研修事業

2008 (平成 20) 年度より「外部専門家を活用した指導方法等の改善に関する実践研究事業 (特別支援教育地域支援事業)」が開始している. その事業の趣旨は, 特別支援学校において外部専門家を活用し, 医学, 心理学などの専門的視点から指導の充実を図るため, 理学療法士, 作業療法士, 言語聴覚士等の外部専門家を活用した指導方法の改善に取り組み, 特別支援学校のセンター的機能の強化を図ることにあるという. 外部専門家活用研修は, 特別支援学校に直接作業療法士などが訪問し, 教諭に専門的な指導・助言が行われることで専門性が高まるという報告がされている.

① 作業療法士の仕事

この事業における作業療法士の業務は特別支援学校教員資格認定のところで記述した内容とほぼ同様である. しかし, この事業では, 自立活動の指導は外部の専門家の指導にすべて委ねてしまうのではなく, 外部の専門家の助言や知見などを生かしつつ責任を持って指導を計画し実施するものはあくまで教師となっている. したがって特別支援教育の現場では, 教員と作業療法士などの専門家との連携がよくとれる体制を整えることは重要である. 作業療法士への派遣依頼は自治体により異なるが, 都道府県士会の窓口に依頼がある場合や, 希望する作業療法士がいる施設へ直接依頼がくる場合がある. 支援の方法は学校によって異なり, 直接生徒に触れることができず, 観察評価だけで教員への助言をする場合や, 直接生徒を評価・指導しながら教員に助言・指導することができる場合がある.

② 職場としての利点

施設や病院に勤務し, そこで発達障害の臨床の最新の知識と技術を磨きながら, 求めに応じて特別支援学校などに出向くというはたらき方にはいろいろな良さがある. まず身分が保証されることで, 社会的, 経済的, 心理的な安定感が高まる. そうした安定感が心の余裕を生み, 必要とされる支援に対しても, 全力を上げて取り組めるようになる.

③ 外部専門家活用研修事業ではたらく作業療法士の課題

この事業での業務は, 限定的, ピンポイントでの指導であるために, ややもすると生徒のことを十分に把握できないままの指導になる危険性がある. このような形での業務は, 作業療法士としての力量によるところが大きくなる. 発達障害領域以外の作業療法士が派遣依頼に対応していることもあり, 作業療法士自身が納得しないサービス内容であれば, 子ども, 作業療法士, 特別支援学校, 三者それぞれにとっても十分満足のいくものではなくなってくる.

この事業で担当する子どもが, すでに作業療法士が勤めている施設と異なる機関でリハビリテーションを受けている場合があり, そこでの内容と整合性が保たれていないと, 指導内容によっては混乱を生む可能性もある.

Ⅱ-I-b
障害児福祉の領域の事業

1) 保育所等訪問支援

障害者自立支援法, 児童福祉法の改正 (2012年) により, 通所支援事業として,「児童デイサービス」が学齢期における支援として「放課後等デイサービス」が始まった. また, 出張サービスとしては, 保育所を訪問し専門的な支援を行う「保育所等訪問支援」が創設された.

このように児童発達支援は, 発達支援事業施設に通ってくる子どもだけでなく, 地域の障害

児を抱えた家族や障害を持った子どもが在園する保育所に出張し，直接出向いていく支援をも意図しており，文字通り，地域を包括的に支援する事業となっている．

保育所等訪問支援では，障害を持つ子どもが，他の児童との集団生活をうまく営んでいくための専門的な支援を行う．具体的には ① 障害児本人に対する支援（集団生活適応のための訓練等），② 訪問先施設のスタッフに対する支援（支援方法等の指導等）などを行う．訪問支援員の要件は，障害児支援に関する知識および相当の経験を有する児童指導員，保育士，理学療法士，作業療法士，心理担当職員等とされている．

2012（平成24）年度の新制度開始時に，完全な新規事業として創設されていることから，大きな伸び率を示している領域である．しかし，事業が周知されるに伴い着実に伸びてきてはいるものの，児童発達支援，放課後等デイサービスと比較すると規模が圧倒的に小さく，今後作業療法士が活躍できる職場の一つといえる．

① 作業療法士の仕事

依頼された児童生徒の保育所・学校などに直接出向き，その場で評価指導を行う．児童生徒に直接的にはたらきかけることや，職員や教員に対してその関わり方を指導する．訪問する頻度としては2週間に一度程度とされている．

② 利点

必要とされる児童生徒のいる保育所・学校などに，定期的に直接出向くことができることである．定期的に評価指導ができることで，継続した切れ目のない指導が可能となる．医療機関につなげる橋渡しも可能である．

③ 保育所等訪問支援ではたらく作業療法士の課題

児童生徒が他機関でのリハビリテーションなどの指導を受けている場合には，連携を十分にとらないと現場に混乱を生む可能性がある．児童生徒が医療機関にまったくかかっていない場合があり，安易な指導や助言は家族に不安を生む場合がある．作業療法士の力量に大きく依存している．保育所等訪問支援ではたらくOTは

多いとはいえず，今後期待される働き方である．

2) 児童発達支援

集団療育および個別療育を行う必要があると認められる未就学の障害児を対象に，日常生活の基本的な動作の指導，知識技能の付与，集団生活への適応訓練，その他必要な支援を行う事業が児童発達支援である．

この事業の担い手として，児童発達支援センターと児童発達支援事業所とがある．

① 児童発達支援センター

通所してくる障害児とその家族に対する療育的な支援を行う施設である．また通所してくる子どもだけではなく，地域の障害児とその家族への療育相談，障害児を預かる施設の職員への援助・助言なども行い，地域の中核的な支援施設として機能することが期待されている．

② 児童発達支援事業所

業務内容としては，上述の児童発達支援センターとほぼ同じであるが，それよりも規模が小さなものが，この児童発達支援事業所である．通所利用の子どもへの療育とその家族に対する支援は児童発達支援センターと同じであるが，地域の中核的な支援施設としての役割を負っているわけではない．

③ 作業療法士の仕事

業務内容としては，集団や個別での作業療法を行うが，事業所によって作業療法士の仕事内容には幅がある．保育士，指導員など他の支援員とほぼ同じような動きをしているところもあれば，事業所によっては保育所等訪問事業にも関わることができるので，直接子どもの通う学校などにも出向くことができる．

④ 職場としての利点

リハビリテーション専門施設が不足しているという問題の受け皿になっている．子どもが必要としている支援が地域で受けられることが最大のメリットである．

⑤ 児童発達支援ではたらく作業療法士の課題

集団や個別的な作業療法を実施している場合もあるが，一職員として保育士と同様なはたら

き方をしている施設もある．専門職としての立ち位置の確立が今後の課題になる．

3) 放課後等デイサービス事業

学齢期の障害児が放課後や夏休みなどの長期休暇中に生活能力向上のための訓練などを継続的に受けられる通所の施設である．学校教育と相まって，学齢期の障害児の自立に貢献するとともに，放課後等の居場所作りにも寄与している．

放課後等デイサービスの総費用額は1,024億円（平成26年度）で，障害児支援全体の59.7%を占めている．費用の額，利用児童数，事業所数のすべてにおいて，新制度が始まった2012（平成24）年4月以降，大幅な増加を続けている．このように，障害児福祉サービスの利用者が多様化するとともに，サービスを提供する事業所数も大幅に増加している．それにつれて事業者が提供するサービスの質が大きな課題となってくる．利用者が個々のニーズに見合う良質なサービスを選択できるような仕組みが望まれている．

サービスの質の確保に当たっては，情報の透明性や適正な執行の確保が重要な課題となっている．放課後等デイサービス事業所は，放課後の時間を過ごすための単なる預かり場所ではなく，自立に向けての発達支援を推進するところでもある．作業療法士がいる放課後等デイサービス事業所では，作業療法士の専門性を生かすことによって，障害児の障害特性に合ったサービスを提供することができ，サービスの質の確保に貢献できる．このようなニーズがある中で，作業療法士がリーダーシップをとってチームを鼓舞していくことが期待されている．

① 作業療法士の仕事

放課後等デイサービス事業所には必ず作業療法士がいるわけではないが，作業療法士がいるところでは，その専門性を取り入れて，時間を決めて個別指導を行っているところもある．指導の内容は感覚統合理論に基づいた内容やADL，ソーシャルスキル，機能訓練などである．

② 職場としての利点

事業所の数も多く作業療法士の募集も多い．地域で専門性を生かした作業療法を実施できる．

③ 放課後等デイサービス事業ではたらくOTの課題

専門以外の児童生徒もみる必要があるので，作業療法士としての力量が問われる．施設によっては預かるだけの機能しかないところもあり，社会的な問題となっている．

■ II-I-c
訪問リハビリテーション

訪問看護のリハビリテーションには，介護保険を利用するところと医療保険を利用するところの2通りがある．どちらの保険を利用する場合も医師による訪問看護指示書が必要になる．訪問看護リハビリテーションでは，作業療法士の他に，理学療法士や言語聴覚士，看護師などの専門職がリハビリテーションを実施する．小児の場合には医療保険の適応で実施され，医療機関との併用も可能であり，作業療法士などによる専門的な指導を多く希望する場合にも利用されている．実施場所は家庭であり，実際の生活場面を評価しながら実施でき，生活に密着した支援が行いやすくなる．

一般社団法人日本訪問リハビリテーション協会では，作業療法士などの専門職のサービスの質の向上，人材育成・確保を目的に「認定訪問療法士」制度を創設している．

1) 作業療法士の仕事

医師の指示のもとに実際に利用者の家庭に出向いて，家庭の中で作業療法を実施する．内容としては，歩行，筋力トレーニングや関節可動域訓練，機能訓練，ADL，認知機能訓練と多岐にわたり，作業療法・理学療法・言語聴覚療法の職域を越えた業務が求められている．総合的な支援が必要であり，通常の施設や医療機関で行う内容とは異なっている．

2) 職場としての利点

家庭で必要な支援を家庭で実施することができる．利用者に対して職域を越え総合的に考えたリハビリテーションを実施することができる．

3) 訪問リハビリテーションではたらく作業療法士の課題

家庭がサービスの提供の場なので必要な訓練機材が限定される．作業療法の範囲を超えた指導を求められることがある．また対象も小児から高齢者，認知症から中枢性疾患，難病と多岐にわたる．したがってここでは，それに対応できるだけの作業療法士としての力量が必要となる．作業療法士ではなく認定訪問療法士とすることを疑問視する声もあるが，現実的には職域を越えた支援が求められていることは確かである．

文献

1) Trombly CA : Occupational therapy for physical dysfunction. Second Edition. Waverly Press, pp38-124, 1982
2) ボバース B, et al（梶浦一郎，他訳）：脳性麻痺の類型別運動発達．医歯薬出版，pp8-35, 1997
3) ボバース K（寺沢幸一，他訳）：脳性麻痺の運動障害第2版．医歯薬出版，pp7-15, 1985
4) シェルザー A, 他（今川忠男訳）：脳性まひ児の早期治療．医学書院，p68, 1988
5) 再掲4），pp36-62
6) ボイタ V, 他：ボイタ法の治療原理─反射性移動運動と運動発達における筋活動．医歯薬出版，2003
7) カロリー A（村井正直訳）：集団指導療育．医歯薬出版，1981
8) 岩崎清隆：重症心身障害児の治療教育システムについて．第11回海外研修報告集 昭和55年度．財団法人中央競馬社会福祉財団，p93
9) ドーマン G：親こそ最良の医師─あなたの脳障害児に何をしたらよいか．ドーマン研究所，2000
10) 成瀬悟策：動作療法─まったく新しい心理治療の理論と方法．誠信書房，2000
11) 成瀬悟策：臨床動作学基礎〈講座・臨床動作学〉．学苑社，1995
12) 今野義孝：とけあい動作法─心と体のつながりを求

めて．学苑社，2005
13) Ayres AJ : Patterns of perceptual-motor dysfunction in children : A factor analytic study. *Percept Mot Skills* **20**：335-368, 1965
14) Ayres AJ : Southern california sensory integration test. Western Psychological Services, 1980
15) エアーズ AJ（佐藤剛訳）：子どもの発達と感覚統合．協同医書出版社，p91, 1982
16) ピアジェ J：発生的認識論〈文庫クセジュ〉．白水社，1979
17) Watson JB : Behaviorism. New York, Norton, 1919
18) Bruner JS : The process of education, Cambridge, Mass, Harvard University Press, 1960
19) 岡本夏木：ピアジェ J. 村井潤一（編）：発達の理論をきづく〈別刷発達4〉．ミネルヴァ書房，pp128-129, 1986
20) シュトラウス A, 他（伊藤隆二，他訳）：脳障害児の精神病理と教育．福村出版，1979
21) クリュックシャンク W（伊藤隆二訳）：学習障害児の心理と教育．誠信書房，1980
22) ケファート N（佐藤剛訳）：発達障害児（上・下）．医歯薬出版，1976
23) フロスティヒ M（小林芳文，他訳）：ムーブメント教育．日本文化科学社，1978
24) 宇佐川浩：感覚と運動の高次化と自我発達．全国心身障害児福祉財団，1989
25) 石井　聖：『自閉』を生かす．学苑社，1987
26) 太田昌孝，他（編著）：認知発達治療の実践マニュアル．日本文化科学社，1997
27) フロイト S（懸田克躬，他訳）：性欲論三篇〈フロイト著作集5〉．人文書院，1969
28) フロイト A（黒丸正四郎，他訳）：自我と防衛機制〈アンナ・フロイト著作集2〉．岩崎学術出版社，1982
29) クライン M（西園昌久，他訳）：子どもの心的発達．誠信書房，1997
30) ウィニコット DW（橋本雅雄訳）：遊ぶことと現実．岩崎学術出版社，1997
31) サリバン HS（中井久夫，他訳）：精神医学は対人関係論である．みすず書房，1990
32) サリバン HS（中井久夫，他訳）：現代精神医学の概念．みすず書房，pp272-274, 1982
33) ボールビー J（黒田実郎，他訳）：母子関係の理論（Ⅰ，Ⅱ，Ⅲ）．岩崎学術出版社，1980
34) スピッツ RA（古賀行義訳）：母-子関係の成り立ち．同文書院，1965
35) エインワース S（依田明訳）：アタッチメント─情緒と対人関係の発達．金子書房，1983
36) ハーロウ HL（浜田壽美男訳）：愛のなりたち．ミネルヴァ書房，1978
37) アラン J（阿部秀雄訳）：情緒発達と抱っこ法．風媒社，1984
38) ジェンバーグ AM（海塚敏郎監訳）：セラプレイ．ミネルヴァ書房，1987
39) 石井哲夫，他：自閉症とこだわり行動．東京書籍，1994
40) 杉山登志郎：自閉症の内的世界．精神医学　**36**：570-

582，1992

41）ベッテルハイム B（黒丸正四郎，他訳）：自閉症・うつろな砦（1，2）．みすず書房，1975

42）アクスライン V（小林治夫訳）：遊戯療法．岩崎学術出版社，1972

43）ニコラス・ティンバーゲン：本能の研究．三共出版，1975

44）田口恒夫：今，赤ちゃんが危ない 母子密着育児の崩壊．近代文芸社，2002

45）Skinner BF：Science and human behavior. MacMillan Publishing, pp59-106, 1965

46）パブロフ IP（川村浩訳）：条件反射学〈岩波文庫，上・中・下〉．岩波書店，1975

47）Skinner BF：The behaviors of organism. Appleton-Century-Crofts, New York, 1938

48）小林重雄，他：応用行動分析学入門．学苑社，pp33-34，1997

49）再掲48），pp26-39

50）ホーナー R，他編（小林重雄，他監訳）：自閉症，発達障害者の社会参加をめざして―応用行動分析学からのアプローチ．二瓶社，1994

51）アルバート PA，他（佐久間徹，他訳）：はじめての応用行動分析．二瓶社，pp3-28，1992

52）アフォルタ FD（著），額谷一夫，他（翻訳）：パーセプション―発達の根源から言語の発見まで．シュプリンガー・フェアラーク東京，1993

53）アンドレーア アロマティコ（種村季弘監修）：錬金術―おおいなる神秘〈「知の再発見」双書72〉．創元社，1999

54）古市憲寿：絶望の国の幸福な若者．講談社，2011

55）石井 聖：自閉を超えて（上）（下）．学苑社，1993

56）小宮豊隆（監）：校本芭蕉全集第6巻．角川書店，p53，1962

57）中山義秀：芭蕉庵桃青〈講談社文芸文庫〉．講談社，p101，2002

58）岩﨑清隆：スピリチュアリティ論争の本質とそれが作業療法に提起するもの．作業療法 24：111-123，2005

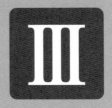

生存と健康生活への支援

Ⅲ-A 睡眠と覚醒リズムの確立への援助
Ⅲ-B 姿勢と移動の援助
Ⅲ-C 食事の援助

III-A
睡眠と覚醒リズムの確立への援助

III-A-a
睡眠と覚醒に関わる問題

　発達障害児には，睡眠や覚醒に問題を持つ子どもが少なくない．いつもウトウトしている子どもがいるかと思えば，逆に眠りが浅く，寝入っても途中ですぐ目を覚ましてしまう子どももいる．また睡眠と覚醒の日内サイクルが確立していなかったり，昼夜が逆転していたりすることもある．このような睡眠・覚醒状態であると，外からのはたらきかけに対する反応が低下するだけでなく，摂食や抗重力姿勢の保持など生命保持に関わる機能が停滞することにもなる．また夜間に啼泣や徘徊があると，当然，保護者も睡眠が妨げられる．

　脳は何かを考えるときだけはたらくのではなく，ただ目を開けて座っているときでも活動している．この脳の活動を支えているのが覚醒水準である．覚醒水準は脳内の脳幹網様体で調節されており，それが亢進しすぎても，低下しすぎても脳全体がうまくはたらかなくなる．それゆえ，多動や注意散漫なども，この覚醒水準の調節の障害と考えられている．図III-A-1は覚醒状態と活動の質との関係を描いた図式であるが，これによると，覚醒水準が低すぎても，高すぎても活動の質が低下することになる．眠くてたまらない状態であるA点以下では当然活動に集中できずその出来栄えも貧弱になる．また感情が高揚して一種の興奮状態であるB点以上になると，これも集中を要する知的な活動などが困難になる．したがって注意を集め，微細な動作をコントロールできるのは，A点からB点までという覚醒水準からの付帯条件がつくのである．多動や注意散漫に対する対処は，第

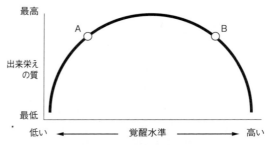

図III-A-1　行為と覚醒の関係

VII章「問題行動の理解とその対処」で触れるので，ここでは主に睡眠と覚醒のリズムの確立とその安定に向けての対処についてのみ触れる．

III-A-b
睡眠と覚醒リズムの発達

　成熟した睡眠・覚醒のサイクルでは，睡眠と覚醒がそれぞれ時間的にまとまっていると同時に，昼間に覚醒し，夜間に眠るというように，昼と夜の二つの相にはっきりと分化している．しかし睡眠・覚醒のサイクルは最初からこのようになっているのではなく，新生児期には，覚醒と睡眠は比較的短時間に小刻みに繰り返されているにすぎない．これが神経系の成熟とともに昼夜2極に分化し，4歳頃になって昼間は昼過ぎに一度昼寝をするくらいで起きていられ，夜間まとめて眠れるようになってくる[1]．

　睡眠にも深い浅いがあり，眠りが深いときは規則正しい呼吸をしており，少々の刺激では目を覚まさないくらいよく眠っている．眠りが浅いときは目は閉じてはいるものの，身体がよく動き，大きな音や自分の身体の動きで目を覚ましてしまうこともある．この睡眠が浅い状態のときにまぶたの中で速い眼球運動が観察できるので，この睡眠をその頭文字をまとめてレム睡眠と呼んでいる[*1]．

　胎生期では一日のうち大半をこのレム睡眠で過ごしている．レム睡眠が徐々に深い睡眠と覚醒に分化していき，生後，首がすわる頃にはレム睡眠の全睡眠に占める割合は，全体の半分以下になり，成人になると20％くらいになる[2)3)]．

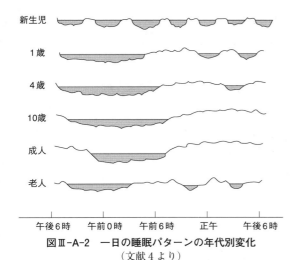

図Ⅲ-A-2　一日の睡眠パターンの年代別変化
（文献4より）

つまり覚醒状態は，睡眠の中から分化し，やがて時間的に睡眠状態をはるかに上回る長さになる．保育園の年長児にもなると，昼寝の時間になってもなかなか寝つけない子どもが出てくる．これはそのくらいの年頃になると，もう昼間の睡眠を必要としなくなるほどの，脳の生理的状態になったことをものがたっている．10歳頃になると昼寝は必要でなくなり，ほぼ成人と同じような日内覚醒・睡眠リズムになってくる．成人の睡眠では寝入ってから徐々に眠りが深くなり，また浅くなるというサイクルが認められる[*2]．成人では一晩でこれが3〜6回繰り返されるといわれているが，60歳代からは眠りがなかなか深まらなくなる．さらに高齢になると，一度単相化した昼間の覚醒状態が逆戻りをし，子どもの頃のようにまた昼寝をする現象がみられるようになる（図Ⅲ-A-2）[4]．

Ⅲ-A-c
重症児にみられる睡眠と覚醒状態

筆者らは覚醒・睡眠に問題がある重症児26人の睡眠と覚醒状態とその日内リズムについて調べたことがある[5]．ブラゼルトンによる新生児行動評価を使って（表Ⅲ-A-1）[6]，タイムサンプリング法で，1時間おきに4日間（トータル96時間）の睡眠と覚醒の分布を調べてみた．4日のうち，2日以上同じような覚醒・睡眠パターンを示したものが26人中21人おり，表Ⅲ-A-2，図Ⅲ-A-3のような六つの代表的なパターンが観察された．このうち①A型（49％）と②B型（24％）が全体の73％を占め，その他の四つのパターンがほぼ同じような割合で残りの27％を占めていた．

この中で，睡眠の開始と覚醒時間が少しずつ後にずれていくものの，基本的に①A型，②B型，③C型は，覚醒と睡眠が明確に分化しており，覚醒と睡眠のリズムの確立の程度という点では比較的成熟したパターンといえる．それに対して，睡眠が多相化し，昼夜と覚醒・睡眠が対応していない⑤E型は最も未熟なパターンである．④D型はこの中間に位置するもので，ちょうど午前中に昼寝が必要な幼児期のパターンに似ている．⑥F型は昼と夜の分化がみられるが，睡眠が浅く，むしろ老人性の睡眠パターンに近いものである．すべての被検者を睡眠する時間から眺め直したものが図Ⅲ-A-4で，睡眠時間が8〜9時間のもの（8人），10〜11時間のもの（8人）が全体の62％を占めており，その他一人を除いてすべてのものが12時間以上の睡眠をとっていた．

脳の機能不全に起因する障害を持っている子どもで，睡眠・覚醒に問題のある子どもの睡眠パターンは，以上に示した六つのパターンのうちのどれかに相当すると思われる．

[*1] レム睡眠のレムとはREM（Rapid Eye Movement）の略．
[*2] ラテン系の国々では，成人にもシエスタ（昼寝）という習慣があるが，習慣としての覚醒と睡眠の二相化には，気候や文化が影響を与えている．

Ⅲ．生存と健康生活への支援

表Ⅲ-A-1　児の状態の分類

状態 1	・規則正しい間隔で起こる驚愕（startles）または攣動的（jerky）運動を除いて自発的活動がなく，目を閉じ，規則正しい呼吸での深い眠り ・外的刺激で，いくらかの遅れがあっても驚愕が起こる ・驚愕の抑圧は急速であり，この状態からの変化は他の状態からの変化より少ない ・眼球運動はない
状態 2	・目を閉じた浅い眠り ・急速な眼球運動が閉じたまぶたを通してしばしば観察される ・不規則な運動と驚愕ないしは驚愕と同等な動きを持った低い活動レベル ・運動は状態 1 におけるよりもより滑らかで，より調整されているようにみえる ・驚愕と同等な動きで内的・外的動きに反応し，しばしば状態の変化を生じる．呼吸は不規則で，吸啜運動が時々起きる．開眼が時々短時間起こるかもしれない
状態 3	・眠そうな半居眠り状態 ・目は開けているが，鈍く，重たいまぶたをしているか，閉じてまぶたがぴくぴく動いている ・活動レベルは変化しやすく，散発的な軽度の驚愕運動が時々起こる ・感覚刺激に対し反応的であるが，しばしば反応は遅れる ・刺激後の状態変化はしばしば顕著である．運動は通常滑らかである．児は情報を処理したり，利用したりできないでぼうっとした顔つきを呈する
状態 4	・輝きのある目つきをした敏活な（alert）状態 ・吸う対象物や視覚ないしは聴覚刺激のような刺激源に生来の注意を集中するようにみえる．侵害性刺激は克服できるが，反応にいくらか遅れがある．運動の活動性は最小である．一種のどんよりした目つきをしていても，容易に克服される
状態 5	・目は開けている ・四肢は突き出すような運動と二，三の自発的驚愕運動さえ伴ってかなりの活動性がある ・外的刺激に対し，驚愕運動または活動性の増強を伴って反応的であるが，児が全般的に活動的レベルにあるため個々の反応を弁別することが困難である．この状態で短くぐずって声を出す
状態 6	・啼泣状態 ・刺激を受けつけないほどの強烈な啼泣によって特徴づけられる ・運動の活動性は高い

（文献 6 より）

表Ⅲ-A-2　重症児の覚醒・睡眠パターン

	睡眠のパターン	内　　容
1	A 型	午後 7 時頃から午前 5 時頃まで約 10 時間ぐっすり眠る
2	B 型	午後 11 時頃から午前 7 時頃まで約 8 時間ぐっすり眠る
3	C 型	午後 10 時頃から午前 5 時頃まで約 7 時間ぐっすり眠り，日中昼過ぎに 2 時間程度昼寝をする
4	D 型	夕方と深夜に 6 時間程度眠るが，夜間にまとまって睡眠がとれない．午前中も覚醒水準が落ちている
5	E 型	覚醒，睡眠が昼夜分化しておらず，小刻みに覚醒と睡眠を繰り返す
6	F 型	午後 10 時頃から午前 7 時頃まで 9 時間眠るが，日中も覚醒状態が下がっている

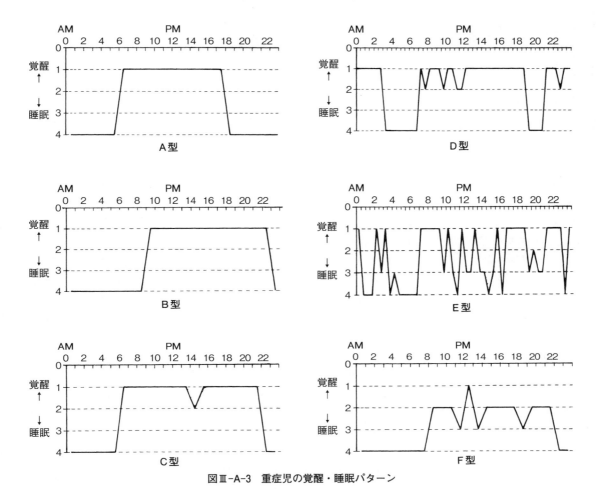

図Ⅲ-A-3 重症児の覚醒・睡眠パターン

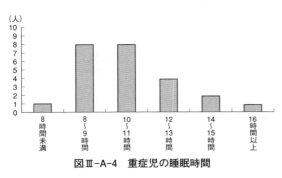

図Ⅲ-A-4 重症児の睡眠時間

系の組織化の未熟の他にも，①抗痙攣剤服用，②環境刺激，③生活習慣などの影響が考えられる．前述のA型，C型，F型などでも入眠がすべて午後10時以前となっているが，これは施設の日課の影響によるものが大きい．このような覚醒と睡眠の時間帯がはっきりしている群では，たとえ入眠や覚醒の時間が家族と多少ずれていても，生活の日課をきちんと守ることによって睡眠サイクルが修正される可能性がある．夜間覚醒している子どもの中には昼間それなりに寝ている子どもも多く，昼間寝てしまうので夜間に眠れなくなってしまうという悪循環に陥っている場合が少なくない．寝たくない子どもを寝かせるのは至難の業であるが，寝ている子どもを起こすことは可能である．重症児施

Ⅲ-A-d
睡眠・覚醒の問題への対処

1) 昼夜の逆転，時間帯のずれ

覚醒と睡眠の不全の原因としては，中枢神経

設などでは，朝，子どもを起こす順番を変えるだけで，1～2分ぐらい時間が変わってくるが，1週間で1分ずつ早く起こしていっても，1年で約1時間早く起きられる計算になる．実際，学童期を過ぎて入所する重症児の中には昼夜が逆転しているような子どもがいるが，入所して最初に改善が認められるのが，この昼夜の逆転現象である．

同じく昼夜が逆転しても，重症児のそれとは問題の性質が異なるものもある．アスペルガー型広汎性発達障害，注意欠陥多動性障害などの子どもたちの中で学齢期になって不登校になる子どもたちがいる．こういう子どもたちは，自宅にいても他の子どもたちが学校に行っている昼間の時間帯には，自分の生活が皆と異なることが強く自覚され，なかなか緊張が解けないことがある．他の子どもが寝る頃になると緊張がほぐれてくるので，夜間になってやっと活動を始めることになる．そしてその結果，夜更かしとなり昼間に起きていられなくなってしまう．こういう場合も，夜寝るように注意するよりは，なるべく昼間起こしておくような状況を作ることのほうが得策である．何でもよいから，昼間に子どもの好きなことをさせるようにするとよい．このような昼夜の逆転の場合は，安心できる場所や人，好きなことを見つけることが重要になってくる．

長期にわたる多量の抗痙攣剤の服用も当然覚醒水準を落とす．投薬の内容や投薬の時間帯の変更などを検討してもらうために，覚醒と睡眠に関する正確な情報を医師に伝える必要がある．

2) 覚醒と睡眠のリズムの未確立

覚醒と睡眠のリズムの未確立に対しては，基本的には中枢神経系の成熟を待つしかない．しかし，中枢神経系の髄鞘化は感覚入力との相互作用によって促進されるので，適切な感覚刺激の賦与は中枢神経系の成熟を助ける手段となる．脳に何らかの障害を持つ子どもたちは，一種の内的感覚遮断状態にあると同時に，異常な

フィードバックも受けている．それゆえ豊かな環境と正常な運動から得られる感覚をフィードバックさせる必要があり，そのことが樹状突起の成長，髄鞘化，シナプスの形成を促進させるといわれている[7]．

反射の出現は，それ以前にバラバラに機能していた感覚入力と運動出力とに一定の回路ができたことをものがたるものである．運動からの固有感覚と手が何かを触ったときの触覚などが脳にフィードバックされるので，一定の感覚入力に対して一定の運動が出力されるようになる．この追加的な刺激が新しいシナプスの形成を促し，定型的な動きを変化させるようにはたらく．つまり胎生期に，手で顔を触るなど最初，偶然に行われていたことが，それを積み重ねることによって，各反射弓を結びつける中継回路などを作り始め，子どもはフィードバック情報から運動を合目的的，調節的なものにしていくことができる．

脳幹網様体の上行性網様体賦活系（ascending reticular activating system：ARAS）が，睡眠や覚醒の状態をコントロールしていることが知られている．ここには大脳からの下行性フィードバックもあるが，視床への上行性伝導路がこの部分へ多く側枝を送っている．深部感覚，原始系触覚の感覚路は網様体への入力が多いとされている．最初に髄鞘化される伝導路は，小脳-前庭路，三叉神経，顔面神経，舌咽神経，迷走神経，舌下神経などである．それゆえ空間における頭の位置，咀嚼筋，粗い触覚，痛み，温度の変化，圧迫，吸啜・嚥下，咬合などの口腔運動経験は上行性網様体賦活系を刺激するものと考えられる．

頭を上げた垂直位の姿勢は，異常運動パターンを抑制し，正しい運動感覚を脳に送る．摂食などを通して，口腔周辺へ適切な刺激を与えることなどが結果的に覚醒と睡眠の分化を促すものといえる．睡眠・覚醒状態の異常への対処方法があるとすれば，それらへのはたらきかけにヒントが隠されている．

Ⅲ-B
姿勢と移動の援助

Ⅲ-B-a
脳性まひ児の運動障害

1) 発達全般を促す姿勢の保持・変換能力

抗重力姿勢の保持や変換能力は，認知や情緒の発達，パーソナリティーの形成にも少なからず影響を与える．姿勢を空間の中で自由に保持し変換できるようになると，手・足の動きも選択的になり，身体探索が盛んに行われるようになる．この身体探索を通して身体図式，運動企画能力が培われ，これらを基盤にしてさらに手の操作性や空間知覚が発達していく．安定した姿勢の獲得は周りの人や環境との交渉を容易にし，人との愛着的関係の形成を助ける．このような姿勢・運動の発達が発達全般へ及ぼす影響の大きさを考えると，発達の初期から姿勢の保持・変換の制限や低下に対して対処することの重要性がよく理解される．この姿勢保持と移動の援助は，発達障害児の療育チームの中では，通常，作業療法士や理学療法士にそのはたらきかけが期待されている領域である．

2) 脳性まひ児の運動障害の特徴

本書では疾患別にその治療内容を記述せず，運動障害に対するはたらきかけとしてその内容を紹介している．運動障害もその原因によって治療的はたらきかけが異なる．子どもの骨折，神経・筋疾患，末梢神経疾患など非脳性の運動障害に対する援助のあり方は基本的に成人に対するものと同じであり，それをそのまま子どもにも適用することができる．通常これらの疾患による運動障害に対しては，関節可動域の拡大，筋力強化，耐久性の増強など運動性をより直接的に引き出すことに焦点が当てられている．

しかし，脳性まひの治療の進め方では，成人の脳血管障害と同じく脳の損傷に起因する障害であっても，運動機能だけでなく，発達を全般的に促進するという点で中途障害の場合とは大きく異なる．ここでは発達障害における運動障害の代表として脳性まひを取り上げ，運動障害に対する治療的なはたらきかけは，脳性まひ児の姿勢の保持・変換の援助のあり方を中心に説明する．脳炎後遺症，先天性異常，頭部外傷など脳に起因する他の疾患の運動障害も，その援助の内容は基本的には脳性まひに共通するものである．

脳性まひの運動障害とは，脳の欠陥や損傷が中枢神経系の成熟を妨げるために生じた姿勢と運動の異常であり，その対処の仕方は他の運動障害とは多少異なる．例えば脳性まひと精神発達遅滞の運動の問題の違いを端的にいえば，前者では子どもが「したいと思っても，思うように動かせない」ことが問題であり，後者では「やろうとしない」ことが問題の核心である．「やろうとしない」のであれば，課題をできるだけ簡単なものにして動機を高めてやればよい．したがって課題が適切であれば，基本的にはどのようなはたらきかけをしても間違いということにはならない．しかし脳性まひのように「身体の動かし方がわからない」のであれば，運動の仕方を教えてやらなければ，その子どもへの援助にはならない．単に運動するように励ましたり，いろいろな運動経験を積ませたりするだけでは治療的援助にならないばかりか，そのことが異常な姿勢や運動パターンを助長することさえありうる．これらの子どもには異常な姿勢筋緊張や運動パターンを抑えつつ，正常な運動パターンや運動感覚を体験させることに治療の本質がある．

3) 脳性まひ児の基本障害—姿勢調節システムの障害

手が随意にコントロールされるためには，肩や体幹に運動の基盤としての安定性が求められ，その安定性は体幹が空間で保持されること

Ⅲ．生存と健康生活への支援

表Ⅲ-B-1　脳性まひの分類

麻痺の分布による分類	筋緊張の状態による分布	臨床的分類
・四肢麻痺 ・両麻痺 ・片麻痺 ・重複片麻痺 ・三肢麻痺 ・単肢麻痺 ・対麻痺	・痙直型 ・アテトーゼ型 ・弛緩型 ・失調型	・重症痙直型 ・中等度痙直型 ・アテトーゼ型 　痙直型アテトーゼ 　間欠性緊張スパズムを伴うアテトーゼ 　舞踏様アテトーゼ 　純粋型アテトーゼ ・失調型 ・弛緩型

によってもたらされている．この姿勢調節のシステムは自動的にはたらいているものである．立ち直り反応や平衡反応として現れるこの姿勢調節システムは，主に正常な筋緊張と相反神経支配などの神経・筋制御機構を通して機能する．筋緊張が正常に保たれていることによって，筋肉にいつでも運動を開始できる準備が整うのである．脳からの錐体路系と錐体外路系という二つの指令が協調しているので，筋肉は身体を支え，支えながら動かすことができる．また身体の各部分で神経が相反的にはたらくような機構が存在するので，主動作筋と拮抗筋，主動作筋と共同筋，深部筋と表層筋がそれぞれ協調し，各身体部分は安定と運動の役割をうまく分担し合っているのである（相反神経支配）．

脳性まひの運動障害は，この姿勢の調整システムがうまく機能していなかったり，過剰な努力によって意識的に姿勢を調整したりするところに起こってくるものであり，運動コントロールシステムの問題といえる．つまり，随意運動の障害の背景には立ち直り反応や平衡反応の欠如や低下などの全身的な問題がある．その点で整形外科疾患，末梢神経系疾患，神経・筋疾患が持つ筋の柔軟性や筋力の低下などの局所的問題とは大きく異なる．

4）　脳性まひの分類

脳性まひの運動障害は，姿勢筋緊張とその運動パターンによって分類される．また，麻痺の分布による分類もあり，診断では"痙直型両麻痺"などのように，この二つを合わせて使われることが多い[*3]．臨床場面では，さらに①自発運動の量，②援助量，③遠隔操作の可能性，④姿勢筋緊張の可変性，⑤運動の多様性などの臨床的な視点から，重度，中等度，軽度というような区分が加えられる（表Ⅲ-B-1）．

5）　脳性まひの障害構造

姿勢筋緊張の異常により，立ち直り反応，平衡反応の発達が阻害され，そのための代償的な姿勢や運動が出現し始める．初期にはその代償もわずかで，運動パターンにもあまり異常性が出現しないが，それが繰り返し使われることによって異常性が徐々に顕著になってくる．周りの環境を積極的に探索する頃に異常運動が急激に進んだり，知的に優れている子どもほど，異常運動パターンを発展させやすかったりする理由は，その時期に代償的な姿勢や運動パターンが集中的に使われるからに他ならない．異常運動もそれなりに機能し始めると，それが習慣化

[*3]　四肢麻痺：四肢，体幹の全身性の麻痺（上半身が下半身より障害の程度が大きいか，同程度）．通常非対称性がみられる．
　　両麻痺：全身麻痺しているが，上肢よりも下肢がより障害されている．未熟児に多い．
　　片麻痺：左右一側に麻痺が顕著であり，通常痙直型である．
　　対麻痺：上肢には麻痺がみられない（脳性まひには非常に稀である）．

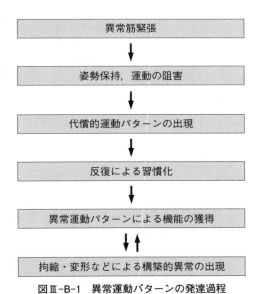

図Ⅲ-B-1　異常運動パターンの発達過程

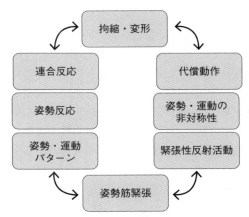

図Ⅲ-B-2　脳性まひ児の姿勢・運動評価の八つの視点

し，拘縮・変形などの構造的な異常を生むようになる．それが異常パターンを固定させ，最終的にはそれ以外のやり方ができなくなってしまう．これを図式化したものが図Ⅲ-B-1である．

Ⅲ-B-b 脳性まひ児の姿勢・運動の評価の視点

脳性まひ児の姿勢・運動の問題は以下のような視点から分析できる．これらの観察が具体的な姿勢や運動パターンの中で，それぞれどのように関連し合っているかを総合的に理解する必要がある（図Ⅲ-B-2）．そういう関連性が作業療法士の目と手で確認されると，治療的な手がかりがみえてくるようになる．

1）姿勢筋緊張

通常筋緊張という用語がよく使われるが，筋緊張は姿勢によって変化するものなので，臨床的には姿勢も含めて姿勢筋緊張（postural tone）という概念が便利である．筋緊張は運動のスピード，感覚刺激，動機，好き嫌いなど心理的，情緒的な要因によっても変化する．しかし筋の緊張の程度には一定の範囲があり，その上限，下限を越えて正常域に戻れなくなっている状態を異常と呼ぶ．正常では筋肉がすぐに運動に結びつく準備状態にあるのに対して，脳性まひ児の場合は，亢進，低下のいずれの状態からも，合目的的な運動を起こすことが難しい．

姿勢筋緊張には亢進，弛緩，変動の三つの状態がある．痙性（spasticity）とは，姿勢筋緊張が亢進し，筋のストレッチに対する抵抗が強い状態をいう．これによって関節可動域が制限されると〈拘縮〉と呼ばれるようになる．通常ある筋群の筋緊張が亢進していると，反対側にある拮抗筋も過剰に抑制されてしまい，それも十分はたらかなくなってくる（緊張性相反抑制）[4]．また姿勢筋緊張が低下すると全身的に弛緩した状態になり，ストレッチに対する抵抗がないばかりか，関節可動域も過剰になり，支持性が低下して姿勢の保持が困難になる．姿勢筋緊張が変動していると，筋が過剰に同時収縮するかと思えば，一転して弛緩した状態になることもある．こういう筋緊張の状態にあると，手や足をスムーズに動かしたり，空中に保持し

---

[4] 股関節屈筋群の過緊張により，殿筋と腹筋が過剰に抑制される．大腿二頭筋の過緊張により，大腿四頭筋が過剰に抑制される．下腿三頭筋の過緊張により，足関節背屈筋が過剰に抑制されるなど．

たり（プレーシング），抗重力姿勢を保持したりすることが難しくなる．

　以上のように姿勢筋緊張の問題は，脳性の運動障害の最も根底にある問題といえる．姿勢筋緊張はその種類や分布だけではなく，関節可動域，姿勢・運動パターン，変形・拘縮，姿勢反射などと関連づけて理解される必要がある．

　筋緊張は直接，筋腹を触診してもわかるが，姿勢の状態や関節の動きへの抵抗から判断することもできる．筋緊張は，弛緩，亢進，変動のいずれかであるが，一人の脳性まひ児の中でも部位によってそれが異なったり，変化したりすることはよくあることである．

2)　姿勢・運動パターン

　屈筋群の筋緊張が過剰な子どもでは背臥位でも屈曲姿勢を示し，伸筋群の筋緊張が過剰な子どもは腹臥位でも伸展位になっている．姿勢筋緊張に変動がみられる子どもでは，背臥位で動こうとすると伸筋スパズムを示し，腹臥位では屈筋スパズムを示す傾向がある．いろいろな姿勢におけるアライメント，そこでの自発的な運動，その姿勢の状態などをよく調べる必要がある．

　例えば健常児では座位への起き上がりは，はじめ腹臥位に寝返ってから対称的に座位へ起き上がるが，次第に背臥位から半側臥位になって非対称に起き上がるようになる．最後に背臥位からそのまま対称的に座位に起き上がるようになる．このように姿勢の保持や動作の遂行方法によって，姿勢変換の成熟度や異常性を判断することができる．

　発達初期には痙性やアテトーゼは著明ではなく，単に原始的な運動パターンが優位なだけであるが，そこに異常パターンにつながる要素を見出せると，その対処も具体的になる．頭の一側への回旋，後弓反張，肩の後退，足関節の底屈と一緒になった下肢の伸展，非対称的な運動，腹臥位への不快感，過度な外転と運動性の乏しさなどは，後の異常姿勢・運動を示す重要な兆候といえる．異常運動パターンから発達の過程で何を経験してこなかったかが想像できるようになると，治療をするうえで焦点がより明確になってくる．**表Ⅲ-B-2**は脳性まひのそれぞれのタイプが体験してこなかった機能を整理したものである．

表Ⅲ-B-2　各タイプが経験してこなかった運動

	背臥位		腹臥位	
	異常パターン	経験しない運動	異常パターン	経験しない運動
アテトーゼ	・頭の一側への回旋 ・頭や踵の床への押しつけ	・眼球の正中位指向 ・追視 ・肩のプロトラクション ・お尻の持ち上げ ・足を触ったり手を口へ持っていくこと		・頭の挙上
痙直型両麻痺	・非対称な蹴り ・肩のリトラクション ・骨盤前傾	・目と手の協調 ・目と足の協調 ・足の持ち上げ ・足を動かすこと	・腰椎前弯 ・骨盤前傾 ・骨盤下肢の動きが非対称	・骨盤後傾 ・四つ這い，高這い
痙直型四肢麻痺	・頭の後屈 ・肩のリトラクション ・体幹の一側への側屈	・手や頭の正中位指向 ・追視	・肘の屈曲内転	・伸展外転 ・体幹の回旋 ・頭の挙上 ・手による探索 ・四肢の分離運動

3) 姿勢や運動における非対称性

姿勢や運動における非対称性をよく観察する必要がある．日常生活での機能的な動作は，ほとんど非対称である．しかし，対称的な動作ができるので，非対称な動きをすることができるのである．

健常児では対称的，非対称的いずれの運動も姿勢もとることができる．発達的には3，4カ月頃に対称性を獲得し，そのうえで非対称な運動パターンが獲得されていくが，脳性まひ児では一度も対称性を獲得しないまま，非対称性を増幅させてしまう．姿勢や運動パターンの非対称性の有無は，その原因となっている姿勢筋緊張のアンバランス，異常運動パターン，代償動作などを気づかせてくれる点で重要な評価視点である．

4) 緊張性反射活動

反射をみるときには，どのような反射が存在しているかだけでなく，それがどういう機能を阻害しているかを理解する必要がある．非対称性緊張性頸反射（asymmetrical tonic neck reflex：ATNR）は健常児においては機能を阻害することはないが，脳性まひ児などでは両手動作やものを見ながらのリーチなどを妨げる．しかし麻痺の程度が軽度であると，緊張性反射活動が機能として利用される場合もある．中等度の両麻痺，四肢麻痺児などは，対称性緊張性頸反射（symmetrical tonic neck reflex：STNR）を利用し，四つ這い位をとったり，うさぎ跳び移動をしたりする．

緊張性迷路反射（tonic labyrinthine reflex：TLR）は，頭部を後屈，肩を後退，胸郭を強制的に広げている．その結果，周りが見渡せなくなり，胸郭の動きが制限されることによって呼吸も浅くなってくる．いつでも口を開いている子どもがいるが，そのことはこのような胸郭の運動性の制限と関係がある．また TLR による肩の後退，下肢の伸展・内転は，当然子どもが下肢を触って遊ぶことを困難にする．前腕支持位がとれず，腕が固く引き込まれていること，股関節，膝，足関節の屈曲によって寝返りが阻止されていることなども，TLR と関係づけて考えられる必要がある．

5) 姿勢反応

頭部，体幹の立ち直り反応，平衡反応を総称した用語が姿勢反応であり，姿勢反応は緊張性反射活動と拮抗して出現する．つまり緊張性反射活動が優位であると姿勢反応は出現しておらず，姿勢反応が出現していると緊張性反射は統合されていることになる．脳性まひ児では，姿勢反応は異常運動パターンや異常姿勢緊張を少し抑制しないと表に現れにくいので，そういう操作の中で潜在能力としての姿勢反応をみる必要がある．

例えば頭が後ろに引かれている子どもでは，肩をプロトラクトさせて伸筋痙性を少し抑制しながら，頭が保持できるか，どのくらい自発的に動きがあるかをみるとよい（図Ⅲ-B-3）．腹臥位では肩から肘の方向へ圧迫を加えながら，おもちゃなどを見せて，頭部の持ち上げ具合をみることができる．体幹の立ち直り反応では，まず直立位を保持しておいて，その支持を徐々に遠位や下方にずらしていくことによって，潜在的な立ち直り能力を引き出すことができる．体幹の回旋なども，子どもの一側上肢から誘導することによって，寝返りに必要な骨盤の回旋

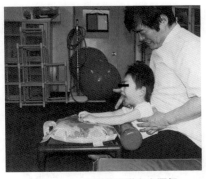

図Ⅲ-B-3　自発的な動きを評価
子どもの肩をプロトラクトさせ伸筋痙性を少し抑制しながら，頭の保持能力や自発的運動をみる．

や脚の屈曲を引き出すことができる．

6）代償動作

うまくできない部分を，他の部分を使って，何とか機能させようとすることが代償動作である．代償が常に自覚的に行われるわけではない．しかし自発的な運動がなければ代償も起こり得ないので，代償動作の存在は，子どもが自発的な運動を持っている証拠でもある．知的に高くなればなるほど代償も多くなるといわれるのはそういう理由による．代償動作が定型化・習慣化してくると，代償されている部分と代償している部分の両方に影響が出てくる．代償されている部分では，代償されることによってもともと乏しい動きがますます減少し，潜在的な能力まで失われていく危険性がある．代償する部分は本来の使われ方がされていないので，機能が十分発揮されず，異常なパターンに発展することが多い．

アテトーゼ児は体幹をうまく回旋することができないので，頭部と踵を床に押しつけ，全身をのけ反らせて寝返ることが多い（図Ⅲ-B-4）．しかしその結果，頭部と上肢のコントロールが徐々に失われていくことになる．またいつも伸展パターンで動きを作ろうとするので，寝返りに必要な股関節・下肢の分離と体幹の回旋がなかなか覚えられず，体幹が次第に非対称にねじれていくことになる．

それらの代償動作を姿勢筋緊張，緊張性反射活動，姿勢反応などと関連づけて考え，その原因が推測できると，そこから多くの治療的な示唆を得ることができる．作業療法士は姿勢や動きを見て，本来の動きと代償動作とをよく観察する必要がある．

7）連合反応

体のある部分で過剰な努力がなされると，それ以外の場所にその影響が現れ，自由で選択的な動きが消失することがある．原因となる身体部分の動きに連合し，支配されてしまうのでそれを連合反応（associated reaction）という．ある身体部分が過剰な努力を要することは，そこがうまく機能していないことを意味する．したがって連合反応を観察することによって，課題の難易度と同時に原因となった機能低下がどこにあるか知ることができる．

通常，連合反応は代償動作と一緒になって出現することが多い．両麻痺児は下肢の交互運動が乏しいので，腕だけで身体を引き込むようにして前進するが（代償動作），このことが下肢の内転・内旋傾向を一層強めることになる（連合反応，図Ⅲ-B-5）．片麻痺児は麻痺側の支持が弱いので，非麻痺側を使って座位でずり這いをしようとする（代償動作）．その結果ますます麻痺側上肢の屈曲，肩や骨盤の後退が起こってくる（連合反応，図Ⅲ-B-6）．四肢麻痺児では，屈曲パターンを使って障害が軽い側から重い側へ寝返る（代償動作）が，そのことで四肢・体幹の屈筋痙性がますます強まってしまう（連合反応）．

アテトーゼ児は腹臥位から座位へ起き上がるとき，上肢を伸展させて体重を支持することが難しい．脚を屈曲させたまま，同時に腰の下に脚を引き込もうとするが（代償動作），そのとき

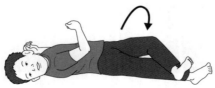

図Ⅲ-B-4　アテトーゼ児の寝返り
アテトーゼ児は頭部と踵を床に押しつけ，全身をのけ反らせて寝返る．

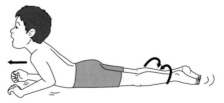

図Ⅲ-B-5　両麻痺児における連合反応の例
腕だけで身体を引きずるので，下肢の内転・内旋が強まる．

Ⅲ-B 姿勢と移動の援助

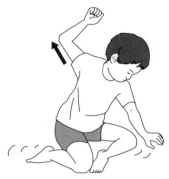

図Ⅲ-B-6 片麻痺児における連合反応の例
非麻痺側を使ってずり這いをすると、麻痺側上肢の屈曲、肩や骨盤の後退が起こる。

に下肢・骨盤周辺の屈筋痙性を高めてしまう（連合反応）．痙直型両麻痺児，アテトーゼ児では上肢での努力が下肢に，痙直型片麻痺児，四肢麻痺児では一側での努力が他側に影響を与えやすい．反対に立位や歩行では，その影響が上肢に現れてくる．

8) 拘縮・変形

　長期にわたって同じ肢位をとったり，同じ動作ばかりを繰り返していたりすると，そこに拘縮が起こりやすい．そしてそれが構造的な変化を生むようになると，機能を制限し，制限された機能がまた代償を生み，ますます変形を強めるような悪循環を作ってしまう．すでに出現している拘縮・変形に対しては，徒手的な方法による改善は望めない．しかし姿勢筋緊張のアンバランス，異常姿勢・運動パターン，緊張性反射活動などと拘縮，変形との関連が理解されると拘縮・変形のそれ以上の進行を防ぐことができる．拘縮・変形は，必ずしも徐々に作られていくものではなく，探索活動や歩行など活動性が高まると痙性が一気に高まり，そのまま拘縮につながっていく場合が多い．

■Ⅲ-B-c
痙直型両麻痺児への援助

1) 姿勢・運動の特徴

　痙直型両麻痺の多くが未熟児であり，生理的屈曲パターンがかなり長く続く．頭部と上肢機能のコントロールはよく，下肢はやや動きが不活発であるが，発達の初期には痙性もあまり目立たない．寝返りや臥位からの起き上がりが遅れたり，座位でのバランスが悪かったり，四つ這い移動が上手にできないことから，親が子どもの運動性の異常に気づくことが多い．

① 寝返り
　頭部と上肢を使って寝返りを始めるが，体幹に分節的な回旋が乏しく下肢の動きにも滑らかさが欠けている．丸太様の回旋をするたびに，その影響が下肢の内転・伸展になって現れる．

② 腹臥位
　頭部を挙上し前腕で上体を支えようとするが，股関節が完全に伸展せず，重心を骨盤や大腿部で受けることができないので，手を床から自由に離すことが難しい．下肢も交互に動かすことが難しいので，この姿勢からの移動は，腕で体を引き寄せるようなずり這いになってしまう．このような上肢の努力性の使用が，股関節の内転・内旋を顕著にする．

③ 座位
　股関節の屈曲が不十分なため，骨盤が後傾し，脊柱を後弯させてかろうじてバランスを保っている．両手はバランスの維持に使われ遊ぶために使えないので，この姿勢を嫌い，より安定が得られる割り座を日常的にとるようになる．

④ 腹臥位から座位への起き上がり
　頭部を挙上し，上肢で上体を後方へ押し上げて，下肢を腹部へ引き込むようにして割り座の姿勢をとる．体幹の回旋が乏しく，骨盤周辺の動きも限られているので，ここから横座りに移ることは困難極まりない．

⑤ 四つ這い移動
　初期にはゆっくりとした下肢の交互運動がみ

られることもあるが，上肢で体重が支持できるようになると，上肢で支え両下肢を引き込むような，全身の屈曲パターンを使って前進するようになる．

⑥ 立ち上がり

下肢を分離し，股関節，膝を伸展させて体重を支持することができないので，両手を台につきながら，体を引き寄せるようにして立ち上がる．下肢は爪先立ちとなって上半身の動きに後からついてくる．

⑦ 歩行

下肢の痙性が軽度で，上半身の機能のよいものだけが歩行可能となる．下肢を伸展させて一側での体重支持が困難なので，左・右への体重移動が限られ，足の踏み出しも難しくなる．歩行時の骨盤の前傾，腰椎の前弯は，この足の踏み出しを容易にするための代償といえる．股関節の外転が限られ歩行バランスも悪いので，一度歩き始めると止まることが難しい．また後方への体重移動に対処できないので，後ろ歩きやしゃがみ姿勢をとることが甚だ困難である．

2) 問題点のまとめ

① 骨盤・下肢の運動性，支持性，バランス能力の低下

下肢の伸筋に痙性があり，拮抗筋も抑制されて弱化しており，運動性，支持性とともにバランス反応も低下している．椅子座位でも重心が移動すると，連合反応によって下肢の伸筋痙性が高まり，骨盤が後傾してしまう．結果的に体重支持面が狭くなって姿勢が不安定になると，脊柱を後弯させ，重心を前にもってくることでそれを代償しようとするが，そういう努力がまた下肢の伸筋痙性を高めてしまうことになる．

② 拘縮，変形

骨盤，下肢には常に一定の運動パターンが出現しやすいので（骨盤-前傾，股関節-内旋・内転・半屈曲，膝-半屈曲，足関節-内反・底屈），該当する箇所では拘縮，変形が出現しやすい．特に割り座をするようになると骨盤，膝の屈曲痙性が強まり，これが後に歩行の獲得の障害に

なってくる．

③ 上肢，頭部，体幹の代償的使用

骨盤・下肢の運動性，支持性，バランスの低下を上半身が代償するが，その過剰努力が下肢の連合反応を一層強めることになる．ものを見るとき，頭を傾けたり，体幹を前屈したりするのは，眼球の頭部からの分離運動の制限を代償しようとする試みと解釈される．

④ 協調運動・巧緻動作の未発達

骨盤周辺での安定性が低いため，側方や上方に腕を伸ばしたり，空間で自由に動かしたりする余裕がなかなか出てこない．どちらか一方の手を，バランス保持のために使わなければならず，両手を一緒に使う機会が非常に限られてくる．体幹が骨盤・下肢から，上肢が体幹から，手首が上肢全体の動きから分離していないので，指先での巧緻運動も限られてくる．

⑤ 運動企画の未発達

下半身に痙性があり運動性も乏しいので，上・下肢間では入力される感覚にギャップが生まれてくる．子どもは下肢を無視しがちになると同時に，全身の身体イメージを持ちにくくなる．

図Ⅲ-B-7は以上のような五つの問題点の構造を図式化したものである．

3) 治療のポイントとその展開

① 育児，遊びの中で下肢を意識させ，運動性を高める

両麻痺の子どもは下肢の動きが乏しく感覚入力も低下するので，乳児期から子どもに下肢を意識させ，なるべく自発的な動きを引き出すようにする必要がある．背臥位では子どもの足を視野内に持っていき，足を触らせたり，足に引っかけたおもちゃを取らせたりするとよい．おむつや衣服を替えるときも，下肢を屈伸させたり，足で作業療法士の手を交互に蹴らせたりするなど，早期から上・下肢間の運動・感覚経験のギャップを大きくしないような配慮が必要である．下肢の内転・内旋傾向が顕著になる前から，保護者に外転・外旋を意識した抱き方や介助の

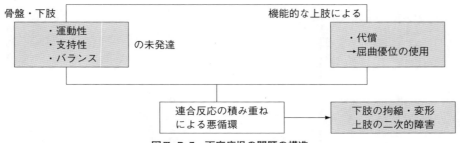

図Ⅲ-B-7　両麻痺児の問題の構造

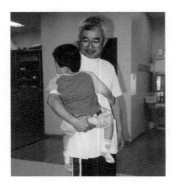

図Ⅲ-B-8　下肢の外転・外旋を意識した抱き方

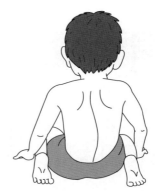

図Ⅲ-B-9　割り座

仕方を指導するとよい（図Ⅲ-B-8）．

② さまざまな座位姿勢を体験させる

　子どもが四つ這いで移動したり，立ち上がったりする頃に，上肢の代償性が急激に高まってくる．それゆえ作業療法，日常の両場面において，上・下肢間で感覚・運動経験の差が広がらないような工夫が必要になる．子どもはその姿勢をとると，手を自由に使えるようになるので，一日の大半を割り座で過ごすようになる（図Ⅲ-B-9）．しかしこの姿勢による股関節の内旋，膝の屈曲は将来の歩行の阻害要因になりうる．衣服の着脱，入浴，遊びなど，あらゆる機会を通して長座位，あぐら座位，椅子座位，横座りなどいろいろな座位を経験させる必要がある．椅子座位も椅子に少し工夫を加えると，姿勢の保持に過剰な努力をしないですむようになる．

　図Ⅲ-B-10は市販の幼児椅子に，骨盤の前滑りと後傾を防ぐ工夫を施したものであるが，これによって子どもは，体重を坐骨結節と足底で受け止めることができるようになり，骨盤周辺

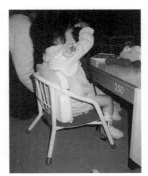

図Ⅲ-B-10　幼児椅子
骨盤の前滑りと後傾を防ぐ工夫をした幼児椅子．

の安定性が大きく増した．姿勢が不安定な子どもでは，大きな動作をさせると姿勢が崩れやすいので，単に座位や立位の保持が目的になっているような場合では，そこであまりダイナミックな動作をさせず，何かを見るような課題にするとよい（図Ⅲ-B-11）．

Ⅲ. 生存と健康生活への支援

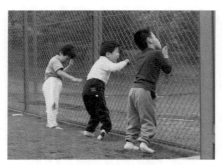

図Ⅲ-B-11　野球観戦（静的な活動）

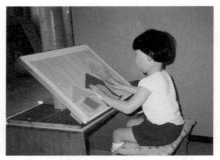

図Ⅲ-B-13　斜面台
屈曲痙性を使わせないために斜面台を利用する.

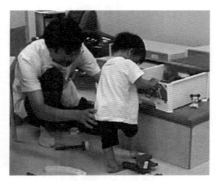

図Ⅲ-B-12　分離動作
一側下肢で体重を支持し、もう一方の脚を動かすという分離動作を経験している．

③ 空間での姿勢変換を促し，下肢での体重移動を経験させる

　活発に動ける子どもでは，高低差のある三次元の空間を利用して，姿勢変換を促すとよい．おもちゃを適当な台に置くと，子どもはそれに誘われて膝立ち位をとり，下肢で体重を支え，両手を使うことを経験するようになる．作業療法士は課題を変化させることで，さらに膝立ち位から立位，立位からしゃがみ肢位へといろいろな姿勢へ誘導することができる．転倒を経験したり，姿勢の変換に不安を感じたりすると，自発的な姿勢変換を嫌がるようになる．作業療法士は子どもの重心が支持基底面から大きく外れないように，重心の位置の調整を助け，必要に応じて安定性を保障してやる必要がある．図Ⅲ-B-12の子どもは偶然に足元に落ちたおもちゃを払いのけようとし，一側下肢で体重を支持し，もう一方の脚を動かすという分離動作の

経験をしているところである．また中間位の姿勢を繰り返し経験するので，下肢の支持性，運動性とともにバランス能力を身につけさせるよい活動となっている．

④ 上肢による代償を抑制し，協調動作を体験させる

　姿勢の保持に不安があると手を使う余裕がなくなるばかりか，その不安が上肢の屈曲パターンを誘発してしまうことになる．それゆえ椅子座位，端座位では，子どもの姿勢の安定に留意しなければならない．前にテーブルを置くと子どもは姿勢の崩れを手で修正できるので，頸の後屈や脊柱の円背などの代償を使わないですむようになる．痙直型両麻痺の子どもは，体幹から上肢を分離させて使うことが苦手であり，上肢を外転，回外位に伸ばすことも難しい．それゆえ上肢活動では，はじめから両手を違う方向へ伸ばすような難しい課題をさせず，身体の中心付近で，ものを持ち替えるような単純な課題から始めるとよい．ものを見るのに眼球を頭部から分離させられない子どもでは，その代償として頭を屈曲させる傾向があり，そのことが上肢・体幹の屈曲パターンを強めてしまう．図Ⅲ-B-13のような斜面台を置くと，そのような代償を使わせないで両手動作を体験させることができる．図Ⅲ-B-14は前方の壁に手・足を貼りつけて人形を完成させる遊びであるが，この子どもは，体幹を伸展しつつ，手関節も背屈させて，上肢を選択的に動かすことができている．
　両手を空中で余裕を持って保持できるように

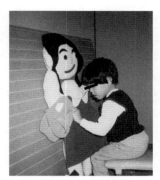

図Ⅲ-B-14 人形遊び
体幹の伸展，手関節の背屈，上肢の分離運動を促進するための人形遊び．

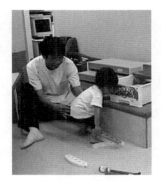

図Ⅲ-B-15 協調運動
しゃがみ肢位から下方へのリーチ．

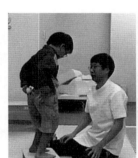 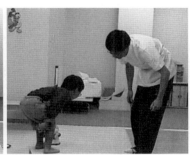

図Ⅲ-B-16 立位・歩行バランスの強化
背中に回したボールを持ち換える（左），背中と両足ではさんでボールを運ぶ（右）．

なったら，その動きを徐々に体幹に伝えるようにしていく．両手が正中線を越える経験を重ねることで，骨盤，下半身でも重心移動を体験するようになる．また椅子座位から床のものを拾わせるなど前方・下方にリーチさせることで，子どもは下肢で体重移動を感じ，下肢の支持に上肢の動きを協調させる体験をする（図Ⅲ-B-15）．こういう経験を重ねることによって，子どもは上肢を体幹から分離させて使えるようになる．

⑤ 歩行バランスを高める

　上半身の動きによる重心移動を下肢で感じることが，上肢の随意的な使用には不可欠になる．そのような意味では，装具の助けを借りてでも，なるべく早期から立位を経験させるとよい．下肢で体重を支持できるようになったら，机に手をついて横歩きをさせ，机の角を回らせたりするのもよい．股関節の外転方向への動きは，後のクラッチ歩行を容易にするものである．また痙直型両麻痺児は，基本的に下肢の交互伸展運動が制限されているので，遊びの中でも，自転車漕ぎやものを蹴る遊びを数多く経験させるとよい．歩行が可能になっている子どもでは，お盆を運ぶ，床に落ちているものを拾うなどの遊びを通してバランス能力を高める必要がある．

　図Ⅲ-B-16はボールを背側で持ち換えたり背中や両足にボールを挟んだりして運んでいるところである．

Ⅲ．生存と健康生活への支援

■ Ⅲ-B-d
痙直型片麻痺児への援助

1) 姿勢・運動の特徴

　片麻痺児は一方の手だけを握りしめ，その動きも決して活発ではない．下肢もどちらか一方をあまり動かさないので，親は座位がとれる8，9カ月頃までに，姿勢や運動の左右差に気づくことが多い．非麻痺側での機能の獲得は早く，その非麻痺側での活動によって麻痺側の痙性の出現が早められることになる．

① 腹臥位・ずり這い

　麻痺側上肢を胸の下に引き込んでおり，子どもはそこから手を抜き出すことが難しくなっている．麻痺側では上体を支持できないので，発達初期には腹臥位は嫌われることが多い．この姿勢から顔を非麻痺側に回旋し，非麻痺側上・下肢を使って身体を引き寄せながら前進するが，過剰な努力をする分，麻痺側上肢が胸に引き込まれ，下肢はますます伸展・内旋位に固められてしまうことになる．

② 寝返り

　発達初期には，麻痺側の肩が後退しており，上肢を，正中線を越えて反対側に持ってくることができない．そのため麻痺側方向へ寝返ることが多い．

③ 座位，座位への起き上がり

　座位への起き上がりは，まず半側臥位になり非麻痺側上肢を使って上体を押し上げながら座位をとることが多い．上肢が使えるので座位を好み，日中，座位で過ごす時間が長い．この姿勢から非麻痺上・下肢を使って，座ったままのずり這い移動を覚えるが，このような非対称の動きが活発化するにつれて，体幹の非対称，非麻痺側上肢の屈曲，肩の後退が目立つようになる．

④ 立ち上がり，立位

　非麻痺側上肢でものにつかまり，主に非麻痺側を使った膝立ちから非麻痺側下肢をすばやく前方に出して，立ち上がろうとする．立位では麻痺側下肢には体重が負荷されず，骨盤は後方に回旋している．その結果，麻痺側足部は非麻痺側より常に後方に置かれていることが多い．

⑤ 歩行

　初期には，麻痺側下肢の股関節を外転し，膝を伸展させ，体重をかけないように麻痺側下肢を引きずって歩いている．しかし歩行速度が速くなるに従って，麻痺側の股関節，膝を過度に屈曲させて足を踏み出すようになる．その結果，伸筋痙性が強まってアキレス腱を短縮させてしまっている．歩き方も尖足で着地し，膝を半屈曲位のまま歩くような歩き方になってしまう．両麻痺，四肢麻痺児に比べて比較的早い時期から歩行ができるようになるが，そのことによって麻痺側の異常発達を促進し，その分対称的な動きが困難になってくる．

2) 問題点のまとめ

① 麻痺側の運動性，支持性の低下（非対称的な姿勢筋緊張）

　臥位，座位において麻痺側上肢を支持に使えない．また座位，立ち上がり，立位においては下肢で体重を負荷することが難しい．発達の過程で麻痺側での体重負荷を経験せず，次第に運動性も低下して，麻痺側の上・下肢を選択的に動かすことが困難になる．

② 麻痺側の感覚運動経験の不足と感受性の低下

　麻痺側は支持にも操作にも使われることがないので，筋の弾力性とともに，手による識別性も低下していく．通常，麻痺側は触れられたり，動かされたりすることに過敏に反応し，子どもは麻痺側にはたらきかけられることを嫌うようになる．

③ 非麻痺側の過剰使用とその結果の姿勢の非対称性

　麻痺側の運動性の低下を非麻痺側が代償するが，そのことが姿勢や運動パターンをますます非対称にしている．

④ 拘縮・変形

　脊柱側弯，前腕回内，手関節尺屈，肘関節・

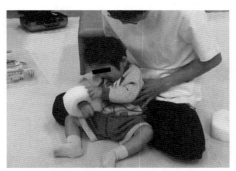
図Ⅲ-B-17　両手の感覚経験①
麻痺側の腕にかけたスポンジのドーナッツをもう一方の手で取ろうとしている.

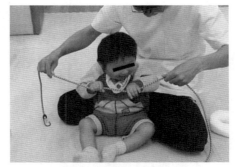
図Ⅲ-B-18　両手の感覚経験②
手掌が紐でこすられることを喜び，麻痺側の手を自発的に開閉する.

手関節屈曲，母指の内転，アキレス腱に拘縮が起きやすい.

⑤ **正中線の未発達および麻痺側の無視**

運動，姿勢の非対称性は身体像の形成にも影響し，正中軸が非麻痺側に偏位している．非麻痺側の過剰使用による連合反応が，ますます麻痺側の運動性を制限する．

⑥ **バランスの低下**

麻痺側での体重負荷の経験が乏しいうえに，連合反応による屈曲パターンが，下肢の外転方向の運動と伸展位での支持を困難にしている．

⑦ **多動**

もともと視覚は周りのものに反応しやすく，止まってじっくりものを眺めたり，手の動きを見て，よくコントロールして動かしたりする経験が乏しい．その結果，視覚による形態弁別や空間知覚が発達せず，ものごとを触・固有覚で確かめようとする傾向が出てくる．また，麻痺側での支持が不十分なので，歩行では非麻痺側の下肢をすぐ踏み出さなければならない．この非麻痺側が支持と操作の両方に使われることで踏み出しが速くなり，その動作全体があわただしくなる．通常バランスが必要なときは動作が慎重になるが，片麻痺児には回旋運動が乏しく，体重を一側にかけた動き方をしているので，いきおい動作が速くなってしまう．

3) 治療のポイントとその展開

① 両側性，対称性を経験させる

早期から麻痺側を頻繁に触り，動かすことによって，触・固有感覚を入れ，随意的な反応を引き出すようにする．しかし麻痺側に対して単独にアプローチするというよりは，両側性の運動経験の中で，麻痺側の運動・感覚能力を改善するようにするとよい．

図Ⅲ-B-17の子どもは座位がまだ不安定であるが，麻痺側の腕にかけたスポンジのドーナッツをもう一方の手で取ろうとしている．そのスポンジをうまく抜くために，子どもは非麻痺側に合わせて麻痺側の上肢も使わなければならない．この課題ではスポンジをかける位置を変えることで，子どものリーチの方向，距離，手首の向きなどを調節することができる．また図Ⅲ-B-18の子どもは手掌が紐でこすられることを喜んでおり，麻痺側の手を緩め，それを自発的に開閉できるようになっている．両手に持った洗面器でお手玉を受け取らせ，それがいっぱいになったら，頭からかぶらせるような遊びにすると子どもは喜ぶ．この課題の中では子どもは両手の挙上，空中での保持，手首の調節を自然に体験することになる．図Ⅲ-B-19は子どもが両手で小さなコップを持って，中のビー玉を同じ数にそろえようとしているところである．指を伸展位に保持させるためにおもちゃを大きめにしたほうがよい．取っ手が拇指の外転を保て

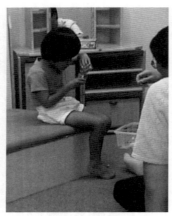

図Ⅲ-B-19　両手の感覚経験③
中のビー玉を同じ数にそろえようとしているところ.

るようになっていると，リラックスして握っていられる．

② 日常動作の中でも両手を使わせる

両手動作を遊び，更衣動作，食事動作，机上動作の中で積極的に促していくとよい．しかしいったん獲得された方法はなかなか修正されにくく，また過度な努力が求められるようなやり方もなかなか定着しづらい．それゆえ，非麻痺側主導の使い方は変わらないとしても，麻痺側を機能的に使わせることにこだわらず，それが連合反応を引き起こさないような仕方で使わせるという発想の転換も必要になってくる．何よりも非麻痺側だけで行われている活動に，麻痺側も参加させるような工夫が必要である．肘や肩の位置がどこにあってもものを握り続けていられるならば，それだけでも日常動作はかなり容易になる．日常機能に結びつけるという点でも，麻痺側上肢のピンチやリリースを目指すよりも，まず把持を確実にするようにしたほうがよい．

③ 両側での体重負荷，左右への体重移動を経験させる

両手動作とともに，麻痺側上肢を，正中線を越えて使わせるようにするとよい．子どもに持ちやすいバチを持たせ，いろいろな位置に置かれた空き缶を叩かせるような課題は，この目的に沿っている．空き缶の向きを変えることにより，手首，前腕の調節を覚えさせることができるが，空き缶を麻痺側に置くことで，麻痺側の骨盤や下肢への体重移動とそこでのバランスを体験させることができる．左・右へうまくリーチできるようになれば，その方向を上・下へと広げていくとよい．

肩甲帯と骨盤が分離していない状態で上方へのリーチをさせると，肩甲帯が挙上し体重が非麻痺側に移り，麻痺側の手関節が掌屈してしまう．したがって下方へのリーチから練習させ，体幹の分離動作を十分出すようにするとよい．通常，床からの立ち上がりは過度な努力を要し，姿勢が非対称になりやすいので，椅子からの立ち上がりを練習させることから始めるとよい．

④ バランスの向上と歩行の介助

歩行の介助をするときは，肩，骨盤の後退，体幹の側屈を修正するような形で介助するとよい．歩行時に麻痺側の手を引いていても，子どものほうが早足で介助者の前に出てしまい，かえって麻痺側の肩が後ろに引かれてしまうこともある．麻痺側の腕をしっかり支えて，麻痺側の足を，非麻痺側の足よりも前方に置かせるように足の踏み出しを誘導してやると，麻痺側下肢でも体重負荷を経験するようになる．

片麻痺児は比較的早期から歩き出してしまうことが多いが，この非麻痺側だけを使った歩き方が非対称歩行を習慣化させるので，独歩をなるべく遅らせ，カタカタ，三輪車，歩行器などを使って対称的な歩行をさせ，両側での体重負荷を経験させる必要がある．

⑤ 多動に対する対処

子どもの注意が次から次へと移っていくような場合は，静かな課題よりむしろ，ダイナミックな運動課題の中でのほうが麻痺側の参加が得られやすい．図Ⅲ-B-20左の写真は左片麻痺児が滑り台を昇っているところであるが，麻痺側下肢への体重負荷や伸展した麻痺側上肢での支持を経験している．落ちないように気を使うことによって，多動が抑制され，麻痺側の参加が自然に促されている．写真右は同じく子どもが

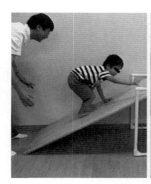
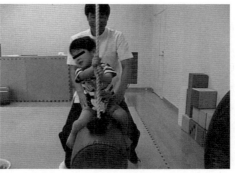

図Ⅲ-B-20　滑り台，ブランコの活用
(左) 滑り台から落ちないように気を使うことで，麻痺側の参加が自然に促される.
(右) ブランコの動きに伴う重心の移動に肘，肩が自然についてくる.

作業療法士と一緒にブランコに乗っているところであるが，手でロープを握りしめたまま，ブランコの動きに伴う重心の前後への移動に，肘，肩が自然についていく.

⑥ 学校生活への援助

学校では着席して過ごす時間が長い．机上動作では，麻痺側を押さえや支持に使わせ，常に麻痺側も活動に参加させるようにするとよい．テーブルは身体にくっつけるようにしたほうが姿勢の安定を得られやすいが，活動によっては肘が浮いたり下に落ちたりするので，麻痺側が前にくるように椅子を斜めにしたり，テーブルをカットする必要がある.

麻痺側の手の回りをなぞったり，何かで押さえて描いたり，紙で包んだり，紙を破らせたりする遊びも片麻痺児の運動課題としては適切である．粗大な動作をすると，どうしても姿勢が非対称に戻りやすいので，小学生高学年くらいでは活動の後に亢進した姿勢筋緊張を抑制する方法も覚えさせるとよい．何かを頑張った後には，必ず壁に麻痺側の手を伸ばし，上から体重をかけるようにして，非麻痺側の手で麻痺側の手を押さえるようにするような痙性の自己抑制の方法を教えることもできる．朝礼のときに麻痺側に体重をかけて休む，お風呂では両手で頭を洗う，テレビを見るときは，両手の中でクルミを転がしたり，麻痺側の手を着いたりするなど，日常何度となく繰り返されるような活動においては，ある程度やり方を決めておくとよい．

Ⅲ-B-e 痙直型四肢麻痺児への援助

自発的な動きがほとんどない重度の痙直型四肢麻痺児は別に触れるので (Ⅲ-B-g「重症児への援助」)，ここではある程度自発的な動きを持つ痙直型四肢麻痺児だけを取り上げる．

1) 姿勢・運動の特徴

① 背臥位

発達の初期から四肢に痙性が分布しているが，安静時には痙性はさほど目立たず，むしろ四肢の動きは少なく弱々しいくらいである．しかし感覚刺激に反応し自分で動こうとすると，全身に筋緊張が高まり，手を握りしめ腕を引き込み，下肢を内転・内旋位に固く伸展させてしまう．この姿勢では肩が後方に引かれているため手を前方に伸ばせず，肘を屈曲させることで何とか両手を合わせることができる状態である．頭のコントロールも遅れ，かなりの期間，ATNRが観察されることがある．この状態から座位に引き起こすと，頭は後方に引かれたままであるが，座位までの中間くらいで，屈筋痙性を利用して頭を前に持ってくることもある．

② 腹臥位

肩を前方に突出させ，上肢を胸に抱え込み，

腕を出すことができない．頭も挙上できないだけでなく，他動的に引き上げようとすると抵抗が感じられる．股関節，膝関節は屈曲していることが多いが，頭を挙上させようとすると下肢は固く内転，伸展してしまう．前腕で上体を支えることができる子どももいるが，この姿勢から体重を一側に移して手を伸ばすことは難しい．上肢を回内・屈曲して身体を引き寄せるように移動するが，このことがさらに下肢の伸展・内転・内旋を強めてしまう結果になっている．

③ 座位

頭がある程度コントロールできるようになっても，頭と体幹がなかなか分離しないので，バランス能力も発達しにくい．座位で支えても脊柱を伸展に保持することが難しく，円背のまま頭を後屈させていることが多い．股関節の屈曲に抵抗を示し，股関節は内転・内旋し，骨盤が後傾している．ものを見ようと顔を上げると後方へ倒れてしまうので，子どもは屈筋痙性を使って頭と体幹を前に座っていき転倒を防いでいる．そのため肩が前方に突出し，上肢は胸に回内位に引き上げられている．中枢部がこのような状態になっているので，上肢は前方へリーチできないだけでなく，身体を支えるために伸展することもできない．椅子座位では背もたれや側板などの支えを得て，手を何とか使えるが，通常一側が優位に使われており，そのために椅子の中でも姿勢が非対称になっていることが多い．

④ 寝返り

腹臥位で頭を挙上できるくらいのコントロールがついてくると，腹臥位に寝返ることができる．しかし体幹に回旋が欠如しているので，屈曲パターンを用いて丸太様に寝返っている．

⑤ 腹臥位から座位への起き上がり

上肢で体重を支えることができる子どもは，頭を下げ，上・下肢を屈曲させて，腹部へ両膝を抱え込むようにしてしゃがみ込み，そのまま割り座になってしまう．しかし上肢にも屈曲痙性があるので，両麻痺児のようにそこからうさ

ぎ跳びをして移動できる子どもは少ない．四つ這い移動は，上肢の支持性が十分ではないので，重心を後に残しての四つ這い位である．股関節内転のため下肢も交互運動が制限されており，骨盤を左・右に振りながらゆっくり進んでいく．

⑥ 立位，歩行

立位をとらせると，下肢は尖足，内転・内旋位になり，立位の基底面が狭いうえにバランス能力も低下しているので，立位の保持や歩行は難しい．

2) 問題点のまとめ

① 感覚刺激や感情によって筋緊張がすぐに亢進する

何もしていないときには，比較的正常に近い姿勢筋緊張であっても，何かしようとすると姿勢筋緊張が一気に亢進してしまう．その他，他動的に動作を反復させたり，運動範囲を広げたりしても姿勢筋緊張が高まりやすい．幼児期には痙性が全身に不均等に分布しているが，年長になるに従って近位部の姿勢筋緊張が高まり，拘縮につながっていくことが多い．

② 自発運動が乏しいうえに，定型的な運動パターンになりやすい

屈筋痙性を利用しなければ座位を保持したり，寝返ったりすることもできない．常に上肢，体幹の屈曲パターンが優位になり，もともと少ない自発運動がパターン運動を繰り返すことにより，動きが定型化していく．

③ バランス能力の低下

自発運動を体験するためには，その基盤となる中枢部の安定が必要となる．しかし四肢麻痺児では，円背姿勢によって何とか前後のバランスが保たれているだけで，左・右への重心移動には十分対応できていない．立ち直り反応も低下しており，バランスをとろうとしてますます姿勢筋緊張を高めてしまう．

④ 連合反応が出現しやすい

バランス能力の低下を補おうと，身体のいろいろな部分を過剰に同時収縮していることが多い．そのため運動の開始が困難になり，何とか

動かそうと努力する．その努力が痙性を全身に広げ，運動をさらに困難にするという悪循環を繰り返す．

3) 治療のポイントとその展開

① 自発運動を促す

外からのはたらきかけがなければ，子どもは常に定型的な異常姿勢や運動パターンの中にいることが多い．それゆえ基本的には子どもの手足を，①"ゆっくり"，②"じっくり"，③"たくさん"動かしてやることが，四肢麻痺児の治療原則と考えてよい．屈筋痙性が抑制されるような姿勢をとらせ，体幹の近位部の関節から動かしていって痙性を落とし，なるべく姿勢筋緊張を正常に近づけるようにする．動かされることへの抵抗があるので，いきなり大きくは動かさず，筋の抵抗を確かめ，それが緩むのを待って可動域いっぱいまで動かすようにするとよい．動きの範囲を確かめながら，動かすスピードも徐々に上げていくと，かなりのスピードにも筋がついてくるようになる．しかしリラックスさせるだけでは不十分で，さらに自発運動の出現を促す必要がある．そのためには全部他動的に動かしてしまうのではなく，いつも子どもの自発的な反応を待ちながら，動きを誘導するようにすべきである．

② 姿勢反応を促通する

転倒への恐れは痙性を強めるので，立位では骨盤をしっかり支持する必要がある．子どもに支持点が意識されるとそこから立ち直りやすくなる．しっかりした支持基底面で姿勢反応を促通し，正常な筋緊張を積み上げ，体重支持面を徐々に面から点へと狭めていくようにするとよい．

③ 随意的な運動を促通する

体幹部だけでなく，四肢，頭部へもアプローチする必要がある．しかし臥位で四肢を個別に動かすというよりは，反射抑制肢位などの中で体幹の状態に注意し，体幹との協調を意識しながら，四肢に合目的的な動きを誘導するとよい．もともと動きが少ないので，なるべく大きな運動をさせるようにするとよいが，姿勢を崩したり，連合反応が出現したりするようなら動きの範囲を少し狭める必要がある．どの方向の動きとどこに異常パターンが出現するのかよく注意し，その部分での共同運動を抑制しながら多様な運動を体験させるとよい．

④ 移動手段の獲得

機能が高い子どもでは，四つ這い位移動がそれなりに機能している．しかし将来の歩容を考えると，なるべく早い時期から立位をとらせ，体を伸展させる活動を身につけさせる必要がある．下肢の外転方向の動きは，後のクラッチ歩行を容易にするので，寝返りの段階から，体幹の回旋や骨盤の動きを出すようにする．立位では，装具や起立板の助けを借りて，まず伸展した下肢に体重を乗せることを経験させ，屈曲痙性が抑制されたことを確認してから，上肢のブレーシングなどを通して体重移動を体験させていく．体重移動による姿勢緊張の変化が確かめられるようになったら，作業療法士による支持の援助を徐々に外していくとよい．

■ Ⅲ-B-f
アテトーゼ型四肢麻痺児への援助

1) 姿勢・運動の特徴

アテトーゼ児では下肢よりも頭部，上肢のコントロールが難しい．下肢はどちらかというと異常性より，未熟性が顕著といってもいいかもしれない．頭部のコントロールが遅れることからもわかるように，姿勢反応が低下している場合が多い．アテトーゼ型の運動障害の本質は，痙直型の各タイプと違って，筋緊張の低下とその変動にある．それゆえ，動きそのものを引き出すというより，むしろ動きをコントロールすることが主要な課題といえる．

① 背臥位・腹臥位

初期には全身的な弛緩状態を示している．背臥位では重力に抗する動きが乏しく，首を一側

に回旋させて上・下肢とも弱々しく外転させていることが多い．しかし声かけや視覚刺激に反応するようになると，肩や後頭部を床に押しつけ，上半身を非対称にのけ反らせるようになる．動きの中で徐々に痙性が出現するようになると，動きが未熟な屈曲・外転パターンから伸展・内転パターンに変わってくる．緊張性反射活動（ATNR, TLR）がよく出現し，姿勢は非対称に崩れてしまうことが多い．また近位関節の同時収縮が乏しいので，頭部や手を正中線上に保持することも難しい．背臥位ではこの段階での唯一の遊びであるブリッジをしていることが多いが，抗重力屈曲活動はほとんどみられない．この姿勢から上肢を持って引き起こしてみると，セラピストの引き上げに対して上肢を協力させて起き上がれないだけでなく，反対に頭部を後ろにのけ反らせてしまう．肘で支持して頭部を上げることができないので，腹臥位を嫌う．

② 寝返り

踵で床を押しながら，首や肩を後退させ，上半身をのけ反らせて腹臥位へ寝返る．これを繰り返すことによって，姿勢の非対称が進展していく．

③ 座位への起き上がり

「小さかった頃，後方へのけ反りやすかったから，抱きにくかった」という親の声をよく耳にする．しかし身体が起きた状態で，頭部が身体の中心より前にくると，一気に力が抜けて前屈みに崩れてしまうことが多い．それゆえ椅子座位でも頭部が前に移動すると，股関節が過度に屈曲し，足部が引き上げられて前方へ倒れてしまう．反対に頭部が垂直より後方に傾くと，股関節，膝関節が伸展して背もたれに背中を押しつけるので，殿部が前にずり落ちそうになってしまう．椅子の中にいても，頭部，上肢の動きですぐバランスを失うので，椅子座位ではラップテーブルが必要となる．

腹臥位から座位への起き上がりは，全身を屈曲させ，両膝を一緒に腹部に引き込み，上肢と首を伸展させて体重を後方へ移し，一気に割り座になる．割り座は基底面が広く，下肢も屈曲

にロックされて物理的な安定が得られるので，バランスに問題を持つアテトーゼ児に好まれる姿勢である．上肢による支持が必要な四つ這いを敬遠し，アテトーゼ型の多くの子どもは割り座からうさぎ跳びを覚えて移動するようになる．

④ 立位・立ち上がり

膝立ちから，ものに肘や手をついて身体を引き上げる．頭部や脊柱を伸展させ，骨盤を前方に押し出しながら立ち上がるので，立位では肩が後退し肘が屈曲している．頭部を一側に回旋させて ATNR を押し上げに利用する子どももいる．立位では下肢は支持性が弱く，膝を過伸展させていることもある．また中枢部にも安定を欠くので，分離運動が発達せず，股関節を屈曲すると膝も伸展を維持できなくなって倒れてしまう．

⑤ 歩行

立位バランスが悪いため，一般的にいって歩行は遅れがちになる．体重を一側下肢に乗せると，他方が屈曲方向に引き上げられ，それを足の踏み出しに利用している．重心が身体の中心から後ろに反れたときのバランスの回復が難しいので，歩行時は，骨盤を前傾させ，股関節と膝を軽く屈曲して重心を前方に移動し，それを受けとめながら前進している．歩行中は，両腕を組み合わせたり，手を握りしめたりして上半身の安定を得ようとすることがある．交互に均等に足を前に出せず，一方の足が先行し，他側がそれに続くというような歩行になる．

2) 問題点のまとめ

① 姿勢筋緊張の変動と動作のコントロールの低下

通常，子どもの頭，腕，足を持ち上げて空中で離しても，すぐに無意識のコントロールが自動的にはたらくので，そのまま強く支持面に打ちつけられるということはない．しかしアテトーゼ児では，弛緩状態から正常の範囲を超えて一気に亢進状態に向かってしまう（あるいはその逆）ことが多いので，こういう自然な筋緊

張のコントロールが低下している．基本的に姿勢筋緊張が低く，体幹・近位関節では同時収縮が不十分であるが，頭部や四肢の動きによって突然伸展スパズムが出現してしまうことが多い．それゆえ動作を適切なところで止めたり，空中でものを保持したり，ゆっくり動かしたりすることが難しい課題となる．運動性そのものは比較的よいが，動きがコントロールされていないので，支持性を伴った動きにならず，そのことが多くの動作を機能的にしていない．通常どの関節も可動域が過剰気味で，痙性や不随意運動もどちらかというと末梢の関節により多くみられる．下肢では一側に体重が負荷されると反対側が引き上げられ，自動歩行様の足踏みが出現する．

② 緊張性反射活動の亢進

長期間，ATNR，STNR，TLR が優勢で，これらが姿勢の非対称を生んだり，抗重力姿勢の保持を困難にしたりしている．頭部の位置によって伸展パターンや屈曲パターンが出現してしまい，それが椅子座位を困難にしている．しかし立位や歩行ができるような子どもは，これを利用して支持性の不足を代償している．概して触覚，視覚，聴覚などの感覚刺激に対する反応が過敏で，何かを見たり聞いたりすると過剰に驚いてしまい，その感覚の過敏さが逃避的，防衛的な反射的動作を出現させてしまう．

③ バランスの低下

姿勢反応の出現は大幅に遅れ，成人になってもバランスの維持が低下している．立ち直り反応がまったく欠如していることはないが，スパズムなどによって姿勢が容易に崩れてしまうことが多い．バランスを保持するための努力が連合反応を生んだり，代償動作を発展させたりする．リーチによる重心移動に体幹がついていかないため，肘を十分伸展できなかったり，肘を固くして手を握りしめたりしていることがよくみられる．身体を支持するために手を伸ばせないので，椅子座位ではラップテーブルが必要になってくる．

④ 頭部のコントロールの未発達

上肢は頭部の近くにあり，頭部の影響をより強く受けるので，頭部のコントロールが不十分なアテトーゼ児では，下半身に比べ上半身のコントロールが遅れる．頭部が不安定であると，頭部の動きがそのまま他の身体の各部分にも波及してしまう．頭部の前・後屈で全屈曲パターンや全伸展パターンが出現したり，顔を一側に向けたりすることで身体が非対称に崩れてしまうことが多い．頭部のコントロールが少しよくなると，頭部が四肢・体幹に与える影響を利用して，頸反射を機能的に使えるようになる．ものに手を伸ばすとき，頭部を伸展させてリーチを助けたり，両手でものを操作したりするとき，自分で頭部，脊柱を前屈させるなどして，両手を正中線にもっていきやすい工夫をする．

⑤ 姿勢・動作の非対称性

伸展パターン，ATNR などが姿勢を非対称に崩してしまうが，その根底に頭部のコントロールとバランス能力の未発達がある．重症例では，背臥位での非対称な反り返りがそのまま脊柱の側弯，胸郭の変形，後頭側の股関節脱臼につながってしまうことが多い．伸展パターンを利用した寝返りを覚え，それを移動手段にするようになると，非対称がさらに助長されてしまうことになる．座位や立位でも，一側の肩が後退し骨盤が後ろに引かれ，両手動作が経験されにくい．

⑥ 選択的運動の未発達

姿勢筋緊張の低下とその動揺が同時収縮を困難にするので，姿勢も全屈曲か全伸展かいずれかのパターンになりやすい．椅子座位のような屈曲と伸展が混在するような肢位より，むしろ伸展の要素だけで成り立つ立位のほうが保持しやすい場合もある．動作もそれと同様，共同運動的になっており，各関節を独立して動かせないのでなかなか機能的にならず，ものをリリースするときなども，手関節掌屈を利用する子どもが多い．立位で股関節を屈曲させると膝も屈曲してしまって，立位姿勢が崩れてしまうことがよくある．随意運動の基盤になる頭部の安定

Ⅲ．生存と健康生活への支援

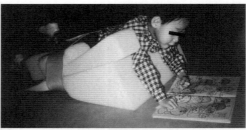
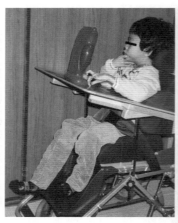
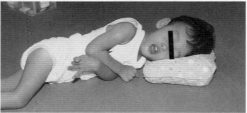
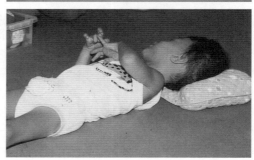

図Ⅲ-B-21　姿勢を安定させるための椅子，姿勢保持具

が乏しいので，口や目などそこに存在する器官の機能も頭部や下顎の動きから分離しておらず，嚥下，咀嚼に問題を持つ子どもが多い．

⑦ **拘縮・変形**

不随意運動がむしろ拘縮を予防している側面があるが，運動性が極端に制限された部分では，拘縮や変形が進みやすい．股関節，膝関節に屈曲拘縮，外反尖足，肘関節の屈曲など，座位や歩行で代償動作が定型化したところに拘縮がみられる．

3) 治療のポイントとその展開

① 姿勢の安定を助ける

発達の初期には，弛緩していて抱きにくいので，抱っこのコツを養育者によく教える必要がある．頭をのけ反らせる傾向があるので重心を少し前にもってきて，子どものお尻の上に脊柱，脊柱の上に頭をのせるというような感じで，ア

ライメントを保ち，しっかり保持するようにするとよい．子どもがこの姿勢に馴染んできたら，声かけをしながら一定のリズムでゆっくり動かすようにしてもよい．少し動かされることによって，子どもは自分の重心や正中線を感じやすくなる．こういう経験を重ねることで頸部，体幹の同時収縮が促通され，ミルクなどの飲みも良くなっていくはずである．

背臥位はアライメントを崩しやすいので，枕，三角マットを使って姿勢を対称的に保つ必要がある．図Ⅲ-B-21のように，遊び，学習，食事の姿勢を安定させるための椅子，姿勢保持具などを考案する必要がある．

② バランス能力を高める

立位は姿勢の中に伸展，屈曲の要素が混在していないので，子どもは膝や骨盤から支えてやると比較的対称的な伸展姿勢を保ちやすい．壁・テーブルなどを利用して，まず頭部の正中

Ⅲ-B　姿勢と移動の援助

表Ⅲ-B-3　アテトーゼ児の机上動作課題の方向

1	近位関節➡遠位関節のコントロール
2	支持面や視覚的・触覚的手がかりの量（多➡少）
3	支持面や視覚的・触覚的手がかりの量（近位➡遠位➡空間）
4	腕の動きの方向（前後方向➡外から正中線）

線，体幹の対称的伸展の保持を目指すとよい．この姿勢を基盤にしながら徐々に頸の動きや上肢の動きを加えていき，姿勢を垂直に修正・保持させるようにするとよい．頸や上肢の動きで姿勢が崩れなくなったら，立位のまま左・右の下肢で重心の正中線を越えての移動を感じさせ，長座位，端座位などでも体重移動を経験させるとよい．

③ 目と手の協調を促進する

肩をプロトラクトさせるようにして，両肘をラップテーブルに対称的につかせるようにすると，手の動きが視野内に入るだけでなく，頭部も安定し，両眼視，注視がしやすくなる．この状態から少しずつ手を動かす範囲を広げるようにするとよい．

④ 分離運動と両手動作を促通する

頭の動きで姿勢が崩れやすいので，椅子座位では子どもに見上げさせないようにし，子どもの正面の目の高さから話しかけるようにするとよい．手の動作が加わることで，視線が外れるようであれば，無理に手を使わせずものを見させるだけでもよい．前腕で支持させながらゆっくり動くものを追視させ，慣れてきたら追視の幅や方向を遠近，上下方向に徐々に広げていき頸や眼球のコントロールが増していくようにする．

机上動作もはじめは両手を空間で操作するようなものは避け，ものをしっかり両手で保持させるようにするとよい．ものを保持させた状態で，頸を回旋させ，手で押したり，引いたりさせ，肩や肘の動きを入れながら，段階的なコントロールを覚えさせるようにすると効率的である．近位関節，中間関節がある程度コントロールできるようになったら，手関節や指の動きを入れていくとよい．ものを入れたり出したりする課題は握りとリリースのよい練習になる．

話しかけ，音楽など聴覚刺激も課題の中に入れ，音を聞きながらキーボード，ボタン，レバーを押すなど，感覚間の統合にも気を配る必要がある．触覚を加え，触ってものが何か判断できるようになるためには，手や指がかなり分離して動けるようになっていなければならない．

表Ⅲ-B-3 はアテトーゼ児の運動指導の方向をまとめたものである．①ものを握らせ，肩，肘の関節を動かすことから，ものを握ったり，離したりする．②最初は，手がかりを多くし支持面をしっかりとさせ，分離運動が出てくるに従ってそれらを減少させ，最後は空間で操作させるようにする．次の段階では，③お手玉を押すことから，かき集めるような動作に高めていくようにするとよい．

学齢期での書字の練習としては，輪や積み木を利用して，その内側や外側をなぞらせ，それを何度か繰り返した後にものをのけて円を描かせるようにするとよい．直立位で対称性が得られにくい子どもでは，側臥位にさせると，両肩が前に出やすく自分の手が見やすくなる．下肢に内転痙性が出るようであれば，股にタオルなどを入れて内転を防ぐことができる．

■ Ⅲ-B-g
重症児への援助

重症児（重症心身障害児）とは「身体的・精神的障害が重複し，かつそれぞれの障害が重度である児童および満18歳以上のもの」を指しており，神経系障害，筋骨格系障害，呼吸・摂食・嚥下障害，消化器系障害など，さまざまな合併症が加齢とともに出現する．このような発達の中で出現してくる二次障害への対策には，

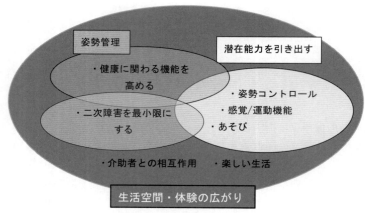

図Ⅲ-B-22 重症児のためのポジショニングの意義
QOLに貢献する安全,安心,安定,安楽姿勢を導く.

幼少期からの日常姿勢の指導がとても重要であり,ここではこの点について解説する.

1) ポジショニングに対する基本的な考え方

ポジショニング(positioning)は,重度の運動障害がある子どもたちにとって姿勢運動の異常発達と二次障害を最小限に留め,潜在能力を最大限に発揮できる環境を整えるという意味で重要なはたらきかけである(**図Ⅲ-B-22**).ポジショニングとは「ある姿位をとることの支援」の総称であるが,ここで重要なことは,その目的が「動きを支援すること」にあることである.個々のケースにおける適切なポジショニングは,①その時点で最も優先して考えられなければならない姿勢・運動上の問題,②現在の異常姿勢・運動パターンがたどってきた過程,③現在の姿勢上の問題の将来への影響,などをよく検討して判断されなければならない.

重症児のポジショニングでは,A.長時間同一姿勢をとらせず,なるべく多様な姿勢をとらせること,B.さまざまな姿勢の特性を生かすことによって生活経験を広げること,C.なるべく子どもを多く動かすことなどが指導のポイントとなる.

異常姿勢が出現してくる原因としては,①もともとの異常姿勢筋緊張,②知能低下をはじめとするさまざまな随伴症状,③養育環境の三つ

表Ⅲ-B-4 重度脳性まひ児の異常姿勢の原因

筋緊張の分布
・限定された姿勢・運動パターンの習慣化
・運動性の欠如による姿勢の固定化
・身体部位による障害の差およびそれがもたらす代償性
・努力性の運動とそれに伴う連合反応

重複障害
・感覚の鈍麻,過敏
・未熟な行動パターン
・常同行動,自己刺激行動

養育環境
・習慣化した不適切な介助
・誤った指導方法

が考えられるが,個々の重症児の具体的な異常姿勢はこれらが複雑に絡み合って作られたものである(**表Ⅲ-B-4**).障害が重くなればなるほど,子どもの姿勢は正常のアライメントからの隔たりも大きく,その介助方法も定型的になりがちである.

図Ⅲ-B-23のような体幹右側の短縮と脊柱の円背は,日常姿勢とその介助方法がともにマイナスに作用し合って作られた結果である.拘縮や変形の進行を防止するためには,姿勢保持具や装具を製作するだけでは不十分であり,まず子どもの姿勢と介助方法をはじめとする養育環境との不適切な相互作用を断ち切り,その両方にアプローチする必要がある.

III-B 姿勢と移動の援助

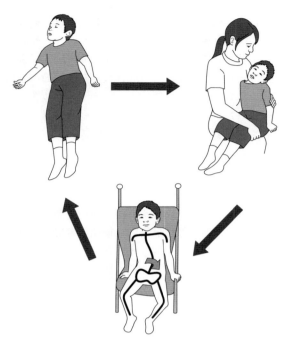

図III-B-23 日常姿勢とその介助方法の両方が作り上げた右体幹の短縮と脊柱円背

2) 重症児に対するポジショニングの対策

　自発運動が極めて制限されている重症児においては、まずさまざまな日常姿勢を組み合わせて工夫していくはたらきかけが大切であることを、療育スタッフや家族とともに繰り返し確認しておくことが重要である．それに加えて、いかなる姿勢においても、対象児にとってプラスになる点があると同時に、それをとり続けると弊害が出てくることを念頭に置いておくべきである．

　重症例においては、姿勢筋緊張を整え、リラックスできるように導くことを基本とし、必ず出現してくるであろう上気道通過障害を悪化させないことを取り組みの最優先課題にすべきである．対象児に呼吸機能障害がある場合、さまざまな姿勢における呼吸状態を観察し、時にはSpO_2[*5]などをモニターし、その対策を慎重に検討する必要がある．ここでは主な姿勢の特徴と姿勢保持の援助について解説する．

① 背臥位

　多くの重症児が日常的にとっている姿勢であり、最も安定している姿勢といってよい．しかしこの姿勢をとり続けると以下のような危険性が出てくる．姿勢変換ができないまま背臥位で過ごし、頭部の一側への固定的な回旋や下肢の姿勢筋緊張の非対称がみられるようになると、必ず脊柱側弯を進行させてしまう．また呼吸機能においても、下顎の後退や舌根沈下による上気道通過障害、機能的な残気量の低下などによる換気不均衡といった問題を引き起こすことになる．したがって、背臥位で過ごす場合は、これらの弊害を最小限にすることが必要であり、何より、唯一の安定姿勢だけをとっているということにならないよう配慮すべきである．

② 腹臥位

　対象児の抗重力伸展活動を促す機会になる肢位であり、背臥位に比べ肺の換気改善と血液酸素化などに有利だとされている．腹臥位では、過緊張による頭部伸展に対して、重力がはたらくので頭部前屈が容易になる．さらに、「不顕性誤嚥[*6]」や吸気性誤嚥、下顎後退、舌根沈下などの予防ができる．腹臥位をとるには、体幹前部を広い支持面で支えるなどして、口腔・顔面周囲に不快を感じさせることなく安定させる配慮が必要である．

③ 側臥位

　背臥位、腹臥位に比べ、身体各部の肢位に多様性があり、身体左右の分離、機能的分化を促

[*5] SpO_2：動脈血に含まれる酸素（O_2）の飽和度（Saturation）を経皮的（percutaneous）に測定した数値で、日本語で「経皮的動脈血酸素飽和度」という．正常値は96%以上、95%未満は呼吸不全の疑いがあり、90%未満は酸素療法の適用とされている．

[*6] 不顕性誤嚥：誤嚥を起こしているにもかかわらず、咳き込みやむせなどの反射がみられない症状を指し、「静かな誤嚥」（silent aspiration）とも呼ばれる．重症児にみられる不顕性誤嚥は、肺炎の主な原因にもなっている．

す姿勢でもある．また重症例においては，この肢位を脊柱変形や呼吸障害の左右差への対応の一つに利用できる．つまり脊柱側弯の修整という観点では凸側を下に，呼吸効率という観点からは，凸側を上に保持するのがよい．側臥位は体重支持面が限局されており，不安定で不快になりやすい姿勢であるため，接触面を広く安定させ，体圧を分散する工夫が必要である．

④ 座位

座位は，日常生活の中心的な姿勢である．望ましい座位姿勢は，身体各部が左右対称的で，体重負荷も坐骨へ左右均等にかかり，骨盤・肩が水平に保持され，脊柱の適度な伸展位が保たれた姿勢である．拘縮・変形が進行しているケースでは，そのような姿勢を追求するのは現実的ではない．姿勢の修整を試みながらも生活の道具として使えるためには，安楽で安心感のある姿勢でなくてはならない．この基準をどう見極めるかが後に述べるシーティングの技術である．

⑤ 立位

立位は，頭部・体幹の左右対称姿勢を導きやすく，抗重力伸展活動能力を発揮するのに効果的である．加えて心肺機能，循環機能，体重支持による骨成長などにも有効であるとされている．視野が広がり，認知機能にも良い影響を及ぼすこともある．したがって，可能であれば重症児の日常姿勢の一つに加えられることが望ましい．頭部・体幹の抗重力位における角度，身体支持部と形状などを慎重に検討すべきである．

種々の姿勢を日常生活に組み合わせている例をいくつか紹介しておきたい．図Ⅲ-B-24 は，9歳になる重症児であり，すでに下肢の非対称変形が進行している．日常姿勢を図Ⅲ-B-25 のように組み合わせて定着させ，後に左股関節の外転角度を経時的に計測したところ大幅な改善が確認できた．この結果は，おむつ交換が容易になる，車いすで下肢の対称性を保持しやすくなったという日常生活上の利便性に反映された．

図Ⅲ-B-26 は，低緊張を主症状とする 7 歳になる脳性まひ児であるが，体幹前傾姿勢（膝立装置）と体幹後傾座位姿勢，側臥位姿勢がバランスよく日常生活に取り入れられ，それぞれの姿勢が呼吸機能，潜在的能力に良い影響を与え合った例である．

3) 重症児のためのシーティング

シーティング（seating）とは，車いすや座位保持装置などの座るための道具全般と座位姿勢を援助する技術を含めた用語である．座位保持

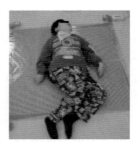

図Ⅲ-B-24　下肢の非対称変形
股関節の可動域制限が出現している．

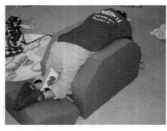 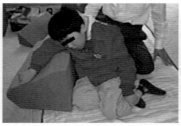 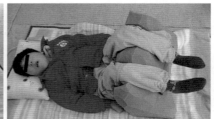

図Ⅲ-B-25　ポジショニングの対策
家族，養護教員と協力し，日常姿勢に多様性を取り入れた．

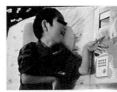
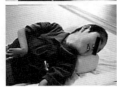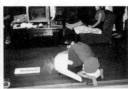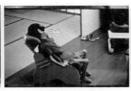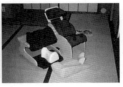

図Ⅲ-B-26　作製したさまざまな姿勢保持装置
簡易姿勢保持装置の組み合わせが子どもの日常生活に大いに貢献した.

表Ⅲ-B-5　姿勢保持パーツの各部分の名称

区分	番号	パーツ名	機能
テーブル部品	1	胸パッド	体幹の前傾防止
	2	肘パッド	肩甲帯のリトラクション抑制, 不随意運動の抑制
	3	縦型グリップ	手の不随意運動の抑制, 体幹の正中保持
	4	横型グリップ	同上
頭部保持部品	5	ヘッドレスト	頭部の支持および正中保持
	6	ヘッドサポート	同上（ヘッドレストだけでは不十分な場合）
	7	ネックレスト	同上
体幹保持部品	8	肩パッド	肩の挙上防止, 体幹の前傾防止
	9	肩甲パッド	肩甲帯のリトラクション抑制
	10	腰部パッド	腰椎の支持, 骨盤の後傾防止
	11	骨盤パッド	骨盤の固定
	12	内転防止パッド	股関節の内転防止, 前ずれ防止
	13	外転防止パッド	股関節の外転防止
	14	胸当て	体幹の前傾支持
	15	側板	体幹の横ずれ防止, 肩甲帯のリトラクション防止
	16	殿部パッド	骨盤の固定
	17	体幹パッド	体幹の支持, 側弯矯正
足部保持部品	18	下腿支え	下腿部の後方からの支持
	19	足台	足部のせ
	20	膝パッド	前ずれ防止, 膝の伸展防止, 骨盤の固定
	21	しきり板	足の交差防止
	22	サンダル	尖足の予防, 矯正, 足底の正しい接地
ベルト部分	23	胸ベルト	転倒防止
	24	腰ベルト	股関節の伸展の抑制, 前ずれの防止
	25	胸・肩ベルト	体幹の前傾防止, 正中保持
	26	Y字ベルト	同上
	27	V字ベルト	同上
	28	股ベルト	骨盤の前ずれ防止
	29	膝ベルト	前ずれ防止, 膝の伸展防止, 骨盤の固定
	30	足首ベルト	膝の伸展防止, 足の横ずれ防止
	31	腕ベルト	手の不随意運動の抑制, 体幹の正中保持
	32	肩ベルト	体幹の前傾防止, 正中保持

装置とは, 本来は公的な給付が認められている補装具の一つであるが, 臨床的には障害児に合わせて個別に製作される椅子の総称として使われていることが多い. 従来から欧米の優れた車いすや座位保持装置が紹介されてきたが, 近年日本においても, この領域の新製品の開発がにわかに進んできた. 製品そのものについてはカタログに直接当たってもらう他ないが, ここで

Ⅲ．生存と健康生活への支援

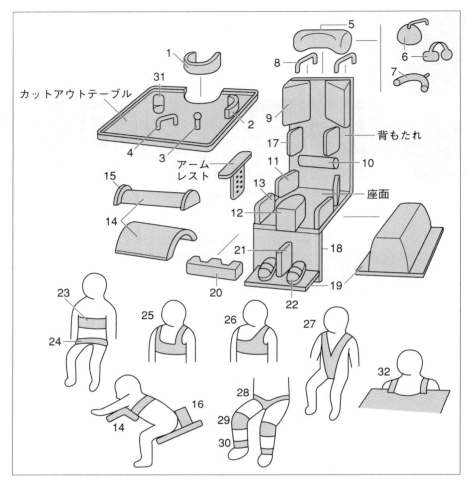

図Ⅲ-B-27 座位保持装置の基本的構造と主なパーツ

は重症児のシーティングの基礎知識とその実際の一部だけを紹介する．表Ⅲ-B-5，図Ⅲ-B-27は座位保持装置の基本的な構造と各部分の名称の一覧である．

養育者にとっては，車いすは子どもを運搬する道具であるが，自ら移動手段を持たない子どもにとっては，車いすは足であり移動の重要な手段である．手段であるならば，安全で，快適で，操作しやすいものであればあるほどよい．また車いすは服装や子どもの外見と同様，人の目を引きやすいものである．"かわいらしく"，また"かっこいい"ものであると，それだけ子どもは声をかけてもらえる機会が増えてくる．このような将来も含めて人から受けるであろう関わりの総和を考えると，車いすも機能だけでなく，美的な観点からも考えられる必要がある．

2017年7月，厚生労働省保健局医療課から公表された診療報酬の疑義解釈資料では，シーティングが疾患別リハビリテーション料として算定可能となった．このことは，作業療法においてもシーティング評価とその対応が本格的に求められている時代になったことを意味している．

① シーティングにおける作業療法士の役割

作業療法士が重症児の実生活を支援するうえで，シーティングの課題は避けて通れない．当然作業療法士には，さまざまな姿勢保持具や車いすに関する知識とそれを治療的に応用する技

Ⅲ-B 姿勢と移動の援助

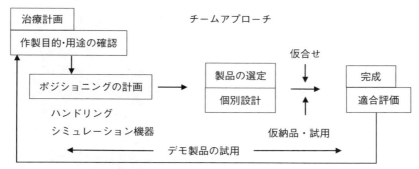

図Ⅲ-B-28 シーティング関連用具の作製手順

術が求められる．作業療法士の役割は，①対象児（者）の評価と治療計画の立案，②シーティングに期待できる効果の明確化と限界の把握，③設計から完成までの製作業者との協働，④適合判定とフォローアップにある．**図Ⅲ-B-28**は，シーティング関連用具の作製手順を示したものであるが，このチームアプローチの中で作業療法士は，対象児・家族と専門職間のチームワークの仲介的な役割を担っていくべきである．

シーティングがうまく適応しなかった例の多くに，シーティングの目的や用途がチームの中で十分吟味されておらず，実生活での使用場面を想定していなかったことが挙げられる．多目的，多用途の座位保持装置が求められることも多くあるが，この場合，必ず優先順位について共通認識を持つことが重要である．

設計から完成までの製作業者との協働の中で，①目的と用途に応じた姿勢のモデルを作る，②このモデル（最終安定姿勢）での計測と設計，③作られた装置と子どもを実際に照らし合わせる，という手順を踏んで進められていく．座位が困難な子どもほど，①のモデルの製作をこまめに根気よく行う必要がある．子どもをハンドリングしながら身体各部の相対的な位置関係を確認するとともに，姿勢筋緊張，動作パターンの潜在能力をよく見る必要がある．そういうことを確認しながら，姿勢筋緊張のアンバランス，緊張性反射活動，動作パターン，代償動作，

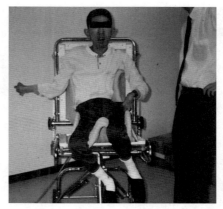

図Ⅲ-B-29 シミュレーターを用いた評価と設計場面
骨盤・下肢の非対称的体重支持面を広く確保した．

連合反応，拘縮や変形がそれぞれどのように関連し合っているかを検討すると，具体的な椅子のイメージが浮かび上がってくるはずである．

近年では，シミュレーション機器が身近に利用できるようになっており，作業療法士のシーティングの提案を具現化することができる．また逆に実現不可能であったシーティングの目的を修正し，現実的対策を導く手段にもなる．**図Ⅲ-B-29**は，すでに固定化してしまった対象児の拘縮・変形に対して大きな修整を加えることなくバランスよく座り，潜在的な頭部のコントロールが発揮でき，人と関わる場面で2時間程度使用できることを目的としたものである．このような製作業者との協働がチームでのシーティング技術の向上につながっていく．製作し

117

Ⅲ．生存と健康生活への支援

表Ⅲ-B-6　シーティングの不適合の背景

・設定したポジショニングが適切でない
　→抗重力位における身体各部の位置関係が不適切
　→無理な筋の伸張，関節の不快感
　→体重支持部が限局し，過敏な部分に偏っている
・姿勢を変えられることに対する不適応
　→体重支持部の変化に適応できない
　→抗重力感覚，視覚的，聴覚的変化への不安感
・無理やり座らされた不快な経験，放置される不安感

た椅子が子どもにうまく合っていない場合は，表Ⅲ-B-6に挙げたポイントをよくチェックし，修整する必要がある．

②重症児におけるシーティングの具体例

　重症児のシーティングにおいては，一人ひとりの症状の複雑さを考え，決して健常者の典型的な姿勢に当てはめようとせず，柔軟な姿勢作りの発想を持つべきである．シーティングのハード面の発展を応用し，今後さらに以下に述べていくような多様なデザインを導いていくことができる．図Ⅲ-B-30は，ハムストリングの短縮が進行し，一般的なリクライニング車いすでは頭部を中間位に保つことができなかった子どもに対し，股関節の屈曲制限と膝関節の伸展制限を代償したうえで，安定して座れるようにデザインした車いすである．これを用いることにより食事の介助が容易になり，仲間と視線を合わせて過ごせるなど施設での生活の質が大きく向上した．

　また重症児にとって呼吸や摂食の2次的障害の進行は深刻な問題であり，これらの原因は頸部，下顎の習慣的不良姿勢によるものが大きい．図Ⅲ-B-31はそのモデルを示している．

　座位保持装置ではこれらの悪影響を最小限にすることが求められるが，後傾位で座り続ける限り重力の影響による下顎の後退は防ぐことは

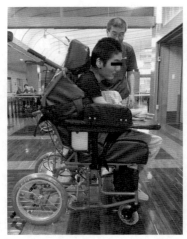

図Ⅲ-B-30　フルオーダーの車いす
シミュレーターを用いたポジショニングからモールドクッションの支持部と車いすフレームをデザインした．

できない．したがって将来的な呼吸摂食機能の問題が予測できる子どもの家庭で使用する椅子などは，前傾座位も可能なように設計するとよい（図Ⅲ-B-32）．図Ⅲ-B-33は，深刻な上気道通過障害を持つ子どもであるが，移乗時以外は前傾位で過ごし，安全に車いすが使用できている例である．また最近では，左右交互に側方への傾斜がつけられる車いすも設計できるようになり（図Ⅲ-B-34），呼吸機能障害への対応の幅が広がっている．

　重症児が加齢とともに，変形・拘縮が重篤化し，もはや左右対称的な姿勢に導くことが難しく，さらに多くの合併症を持つ場合，子どものそれ以前の生活環境を合わせて経過を鑑みながら，図Ⅲ-B-35のように選択肢に幅を持って，設計に当たるとよい．この図における水平面，前額面の組み合わせによって，対象児にとって安全，安心，安定，安楽な姿勢を慎重に検討していくのである．

Ⅲ-B　姿勢と移動の援助

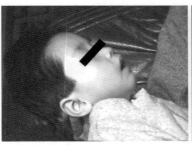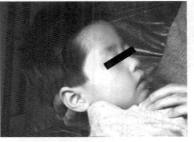

図Ⅲ-B-31　頸部の不良姿勢（左）と望ましい姿勢
頭部-体幹の位置関係の悪さは下顎の不良姿勢を作り，呼吸機能に影響する．

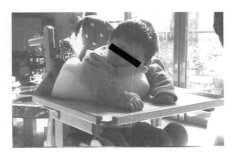

図Ⅲ-B-32　前傾位がとれる座位保持装置
時折，前傾座位をとり，下顎の後退を防ぐ．

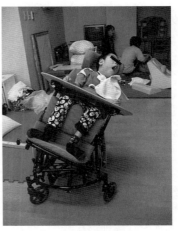

図Ⅲ-B-34　側方傾斜機構のついた車いす
口角から口腔内の分泌物を排出できる．

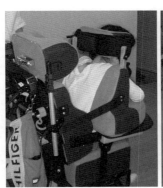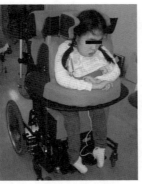

図Ⅲ-B-33　頭部・体幹の前傾位を維持し移動が可能な車いす

図Ⅲ-B-35　固定的変形に対する姿勢保持対策を考える材料

固定的側弯への姿勢保持対策
（左凸側弯の例）

A　B　C

前額面での重力の方向……ABC
水平面での座位保持装置正面の方向……①②③

Ⅲ-C
食事の援助

Ⅲ-C-a
摂食の意義

　食べる行為は人生で最初に覚え，そして最晩年まで失われることのない機能の一つである．また，テレビドラマの一家団らんの風景というと必ず食事の場面が出てくるように，食べることは生命を維持するだけではなく，人の生活を豊かにする行為でもある．口唇探索や指なめが，ものの弁別能力，手指の分化を促すという認知適応機能への相互作用もある．また授乳は言語コミュニケーション以前のコミュニケーションであり，哺乳は愛着関係の基盤となる．親もうまく授乳したり，食べさせたりすることによって親としての自信を持つようになる．授乳の体験は能動性と受動性の体験であり，コミュニケーションの基礎をなしている．

　われわれは食べる行為を通して，話しことばの基礎や他者との友好的な関係を作り，文字通り食べることによって育ち，人としての生活を維持しているともいえる．それゆえうまく食べられなかったり，マナーに適った食べ方になっていなかったりすると，周りの人々にとってもさることながら，本人にとっても食事することがストレスの原因になってくる．子どもは少しでもスプーンが使えるようになると，親の介助を嫌って自分で食べたがるようになる．これは自分で食事ができるということが，それだけ子どもにとって大きな満足と自信をもたらすものであり，自己有能感の基盤になるということをものがたる．

Ⅲ-C-b
摂食に関わる問題

　表Ⅲ-C-1 は，食事におけるつまずきをその原因や対処の仕方によって分類したものであるが，まず摂食に関わる運動コントロールに困難がある場合と，食事動作の学習につまずきがある場合とに大別される．前者はさらに，①口腔機能の機能低下が主要な問題になる場合と，②上肢機能を含めた口と手の協調動作が問題になる場合とがある．また口腔機能や随意運動の制限による食事の問題も，脳性まひ児にみられるような筋緊張の異常によるものと，筋ジストロフィー症のような進行性の筋の萎縮によるものとでは，その対処の仕方が異なってくる．食事動作の学習の問題も，③単なる未学習から，④転導性，触覚過敏などが背景となっている場合までさまざまである．

　精神発達遅滞児では，③④のいずれの問題もみられるが，単なるしつけレベルではなく，問題が上肢の操作性の未熟性と深く結びついている場合が多い．この他，認知能力が関わる⑤偏食，異食などの問題行動や心理社会的な問題に起因する摂食障害などもある．自閉症児，学習障害児では，④⑤の問題を併せ持っている子どもが多く，こだわりなど行動異常と深く結びついている場合も少なくない．

Ⅲ-C-c
正常口腔機能

　食べ物の取り込み，嚥下，咀嚼など口腔機能の問題では，その異常性や未熟性を理解するうえでも，①成熟した口腔機能の理解が不可欠なものとなる．また②口腔機能や手と口の協調性が，他の機能とどのように作用し合いながら発達してきたかが理解されると，障害の構造が理解しやすい．そのようなわけで，①スプーン摂食と，②コップからの飲みの一連の動作をいくつかの基本動作に分け，以下に，それぞれの段階での口腔の各器官のはたらきとそれらの相互作用について述べる（表Ⅲ-C-2）．

Ⅲ-C　食事の援助

表Ⅲ-C-1　食事におけるつまずきの分類

種類	原因		臨床像
運動コントロールの低下による問題	筋緊張の異常	口腔機能	・口腔反射の残存 ・舌突出 ・取り込みの困難 ・咀嚼の困難 ・嚥下の困難，むせ ・口が開いている ・口から食べ物をこぼす ・鼻から呼吸しない ・流涎 ・唇，舌を咬む
		口と手の協調	・こぼす ・スプーンが裏返しになる ・うまくスプーンですくえない ・指を咬む
	進行性の筋の萎縮	主に上肢の運動性	・逆さま動作 ・変則的手移動 ・非利き手による補助 ・道具を利用しての支持
食事動作の学習の問題	未学習・誤学習		・手づかみ ・丸のみあるいはよく噛まない
	上肢と口腔の操作の未熟性		・スプーンを握れない，すぐ落とす ・手づかみで食べる ・食べ物にすぐ手が出る ・スプーン操作が連続しない ・肘をつく ・食器に口をつけて食べる ・果物の種，魚の骨を出せない
食事マナーの問題	認知機能	偏食，異食	・食器類に対するこだわり ・味へのこだわり ・初めての食べ物を食べない ・初めての場所では食べない ・集団の中で食べない ・濃い味が好き ・異食 ・反芻
		マナー	・一品食い ・他人の食べ物をとる ・食器のどろぼう握り ・食べ物で遊ぶ ・離席する ・床に落ちたものを食べる
その他	社会心理的原因		・場所が変わると食べない ・集団の中で食べない ・過食 ・拒食

表Ⅲ-C-2　スプーンでの摂食，コップからの飲みの基本動作とその順序

①食べ物の認識　➡　②口への取り込み　➡　③咀嚼と食塊の形成　水塊の形成　➡　④嚥下

Ⅲ．生存と健康生活への支援

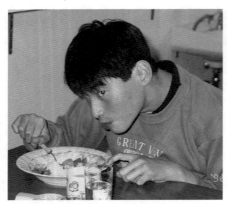

図Ⅲ-C-1　口への取り込み
口からスプーンを迎えにいく．

1) スプーン摂食

① 食べ物の認識

いきなり口の中にものが入れられると，それがたとえ食べ物であっても反射的に吐き出そうとするように，通常ものは口に入れられる前に食べ物として確認される機会が必要である．湯気が立ってジュージューおいしそうな音がして，いい匂いを漂わせていれば，食べ物として識別されるだけでなく，食欲もそそられ，身体が自然に前にせせり出し，唾液や胃液の分泌も促進される．このように食べ物の認識は心と身体と内臓に食べるための準備を整える．こういう諸感覚が十分にはたらくためには，当然一定の覚醒状態が保たれる必要もある．

② 口への取り込み

ものを食べるときスプーンが口に近づくだけでなく，口もスプーンを迎えにいっている（図Ⅲ-C-1）．またスプーンが口唇に触れてからではなくスプーンが近づくにつれて，口も食べ物の大きさに合わせて開けられる．食べ物が口に入ると下顎がゆっくり閉じられ，上唇がスプーンの底をさらうようにして食べ物が取り込まれる．舌はそれまで歯列弓の後で待機し下顎の安定を助けている．

③ 咀嚼と食塊の形成

食べ物は舌尖で臼歯に運ばれ，下顎の上・下，水平，回旋運動などによって咬み砕かれる．この咀嚼の間，食べ物が歯槽と頬の間に落ちないのは，頬が舌と共同して食べ物を臼歯の咬合面に押しているからである．上・下唇も軽く閉鎖されて，食べ物が口から出ないようにしている．食べ物がゼリー状，ペースト状のものでは，舌尖の側方運動が起こらずそのまま口蓋に押しつけられ，いわゆる押しつぶし咀嚼になる．食べ物は咀嚼の中で唾液と撹拌され，舌尖で口蓋に押しつけられることによって食塊が形成される．このように食塊の形成には，舌の安定性と口唇の閉鎖，そしてそれを可能にする下顎の安定性が求められる．

④ 嚥下

舌尖から舌を順次口蓋に押しつけていくことによって，食塊は口の奥に運ばれる．食塊が咽頭部に達すると嚥下反射を誘発し，これ以降は食塊を随意にコントロールすることはできなくなる．咽頭部は空気と食べ物の流入経路の交差点に当たり，喉頭蓋が空気を気管支へ，食べ物を食道へ向かうように交通整理している．食べ物が咽頭に流入すると喉頭が前上方に引き上げられ，喉頭蓋が反転して気道を塞ぎ，食塊は食道に誘導される．食塊はここをわずか0.5秒の速さで通過するが，それは食塊がここに留まる時間が長ければ長いほど気道に落ちる危険性が高まるからである．食塊は基本的に圧力によって移動するが，口唇の閉鎖が口腔を，口蓋垂の挙上が鼻腔を，喉頭蓋が気道をそれぞれ遮断することによって，口腔内のすべての空間が閉鎖されることになる．そうしておいて舌を挙上すると陰圧が形成され，それによって食塊が食道に移動するのである．こういう一連の動作を円滑にするために下顎の安定性が求められる．

2) コップからの飲み方

① 食べ物の認識

対象が水分であることが認識されるとそれを摂取するときの姿勢において，体幹や頭部の前傾が食べ物のときよりも顕著になってくる．これは口に運ぶ途中に水分がこぼれるのを防ぐと

いう意味もあるが，頭部・体幹を前傾させたほうが水分の取り込み，嚥下がコントロールしやすくなるからである．

② 口への取り込み

コップが口に近づくにつれて下顎はわずかに開けられる．そして唇を軽く開けたまま，下唇でコップの下縁を受け支える．舌は食べ物の取り込みのときと同様，歯列弓の後ろで待機し，下顎の安定を助けている．下顎も下唇がコップに接触していることによって安定が増すので，飲んでいる間，下顎を閉じずに下唇だけでコップを支えることができる．コップを傾けて水分を口腔に流入させるとき，上唇は水分の表面に広げられ，流入する水分の量を調整している．

③ 水塊の形成

水分の場合には咀嚼は起こらず，必要量が取り込まれると口唇が閉じられ，それをきっかけに舌尖が流入した水分を口蓋に押し当てて水塊を形成する．口唇の閉鎖，舌での水塊の保持が水分摂取の一連の動作の中で最も難しい部分であり，これらがうまく協調すると水分の摂取はうまくいく．口唇，舌の協調を得るためにも，下顎が十分に安定している必要がある．

④ 嚥下

食べ物のときと同じ過程を経るが，水分は重力の影響をそのまま受けてしまう分，舌でのコントロールがよけいに必要になってくる．喉頭が挙上し喉頭蓋が反転するためには，舌骨上・下筋群がリラックスしている必要がある．顔を一側に回旋させていると，この舌骨上・下筋群の筋緊張の状態が非対称になるので喉頭蓋の動きが悪くなる．顔が正中線を向いているほうが飲みやすいのは，舌骨上・下筋群の筋緊張が対称的に弛緩しているからである．

■ III-C-d
摂食機能の発達

1)　哺乳の発達

胎児は胎生期後半から自分の指を吸うことによって吸啜行動を練習しており，生下時にはすでに反射運動として哺乳能力を備えている．嚥下は吸啜と同時に起こるが，新生児期ではその動きはまだ呼吸パターンと明確に分離していない．吸啜は生後以下のような三つの段階をたどって変化していく．

① まず新生児期には，口唇を母親の乳房にぴったり圧し当てることで，不十分な口唇の閉鎖を代償している．その上で舌と下顎をリズミカルに上・下させることによって口腔内に陰圧を作り，乳汁を吸い出している．それゆえ，子どもは下顎，舌，口唇を独立して動かすことができず，口腔器官が一緒に動くことによって初めて哺乳できるようになる．この動きは反射的に出現し自分で随意に止めることができないので，通常疲れるまで吸啜を繰り返し，この頃の乳児は疲れて乳首をくわえたまま眠ってしまうことも少なくない．

② 生後2～3カ月で口腔の反射活動は著しく減少し，口腔の各器官が分離して動くようになるに従って，哺乳にも随意なコントロールが可能になってくる．舌で吸啜できるようになると口唇をそれほど固く閉める必要もなくなり，少し余裕をもって乳首をくわえられるようになる．吸啜の仕方にも変化が出てきて，舌の前・後運動を使って乳首を圧搾するサックリング（suckling）と呼ばれる吸い方になってくる．吸啜はもはや随意な動作となり，子どもにも乳首をくわえたまま遊ぶ余裕が出てくる．

③ さらに頭部のコントロールがよくなると，舌が前・後だけではなく，上・下にもコントロールすることができるようになるので，哺乳動作も口唇を閉じたまま，舌を下顎から分離して上・下に動かすサッキング（sucking）と呼ばれる吸い方になってくる．

2)　コップからの飲み方の発達

5～6カ月頃から，子どもは徐々にコップから水分がとれるようになってくる．この時期にはサッキングが出現しているが，コップからの摂取では，より上手に使える口唇，舌，下顎の一

123

Ⅲ．生存と健康生活への支援

体運動であるサックリングで対応しようとする．下顎がより安定し，口唇，舌も下顎から分離して動けるようになると，口唇ですするような仕方で水分を取り込むことができるようになる．下顎の安定が十分でないと，コップを咬んだりコップを口角に強く押しつけたりすることで代償しようとするが，1歳半くらいまではこれらの代償がよくみられる．2歳になると下顎も安定し，下唇だけで器の縁を安定させることができるようになる．このように下顎を安定させるためにコップを咬まないですむようになると，流入量の調節のために上唇が使えるようになってくる．はじめは口腔内に取り込んだごく少量の水塊を嚥下できる程度であるが，呼吸との調節がうまくなると，ゴクゴクと連続して飲めるようになる．また唇に触れる飲み物の感覚からコップの角度を調節できるようになるので，飲み物をこぼさなくなってくる．

3） スプーンでの摂取の発達

離乳食を食べ始めたばかりの頃（5～6カ月）は，子どもは哺乳のときのように舌でスプーンを包み込み，前・後に動かしながら食べ物を食べようとする（サックリング）．しかしこういう食べ方では，口唇の閉鎖の不十分さも手伝って，食べ物はよく口からはみ出してしまう．舌の上・下運動が使えるようになるにつれて，ものをこぼすことが少なくなるが，舌の動きは下顎のそれから完全には分離していないので，口をパクパク動かすような食べ方になってしまう．

7～8カ月頃になって下顎も段階的にコントロールされるようになると，上唇を突き出して1回でうまく食べ物を取り込むことができるようになる．咀嚼の間，口唇を閉じていられるので，舌の前・後運動も抑制され食べ物をこぼさなくなる．舌を口蓋に当てて食べ物を圧し潰すなど，舌を使って食べられるようになるので，いわゆるモグモグ食べという食べ方になる

（munching）．舌尖を口蓋へ圧し当てたとき，口角が横に引き伸ばされるので（口輪筋の収縮）[*7]，口角の動きから舌の上・下運動を推測することができる[8]．

1歳近くになると下顎，舌，口唇をそれぞれ分離して動かすことができるようになるとともに，それらをうまく協調させることができるので，舌や口唇を噛むこともなくなってくる．唇を閉じたまま下顎を上・下，前・後，左・右に動かすことができ，舌も下顎の動きに支配されなくなるので，固いものも咀嚼（chewing）できるようになる．

4） 発達における摂食と姿勢との相互作用

図Ⅲ-C-2は，食べ物と水分の摂取の仕方の発達を示すものである．水分摂取は吸啜・嚥下反射→サックリング→サッキング→コップ飲み→連続飲みへと発達するが，食べ物の摂取は，サッキングができる頃にはじめは舌の前・後運動だけでものを食べようとする．舌の上・下運動が利用できるようになると，munching（モグモグ食べ）という食べ方に発展し，歩行できるようになる頃に下顎と舌が分離したチューイング（chewing）という成熟した咀嚼がみられるようになる[9]．

これを姿勢や上肢機能の発達と重ね合わせてみると，ちょうど首がコントロールされる頃に，吸啜の仕方も反射の支配から離れるようになり，首のコントロールが増すに従って舌の運動が多様になって吸啜の随意性が高まっていく．つまり反射的な吸啜が出現している時期では，姿勢も屈曲が優位になっているが（生理的屈曲姿勢），頭部の伸展活動が活発化するに従って，吸啜パターンも随意的なものに変化してくる．首の安定が下顎の安定を生み，下顎の安定が舌の多様な運動を生むが，そのような発達は末梢と中枢部の相互作用によって促進されている．

---

*7 表情筋の中で，唇周辺の筋肉を総称したもの．口角挙筋，口角下制筋，頬筋など．

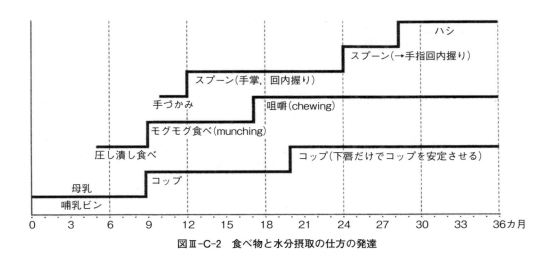

図Ⅲ-C-2 食べ物と水分摂取の仕方の発達

表Ⅲ-C-3 口の探索活動と食べる機能

反射的な口の活動	・生命維持 　気道の確保 　栄養摂取（哺乳）
探索的な口の活動	・さまざまな感覚刺激への適応 ・下顎，舌，口唇の協調した活動
随意的な口の活動	・目，手，口の協調 ・吸う，舐める，咬む，咬み切る，咬み砕く，嚥下するなどの摂食の基礎動作
多様で効率的な口の活動	・食物形態に合わせた口腔機能の発達
さまざまな知覚・認知機能の背景となる学習経験	

口唇，下顎の分離した動きが食べ物や飲み物の摂取を可能にするが，抱っこという抗重力位での吸啜経験が頸部や体幹の同時収縮を促通する経験にもなっている．

食べる機能もはじめは吸啜によって準備されるが，そこに上肢の動きが加わることによって口腔器内の分離運動がさらに促通される．首がすわり，姿勢が対称的になり，上肢の分離的な動作が獲得されると，手はいろいろなものを頻繁に口に持っていくようになり，口はさまざまな材質に接する経験をするようになる．このようにいろいろな素材を舐めたり，咬んだりすることによって，口は各器官の分化と協調を形成するとともに弁別機能を獲得していく．食べる機能は，このように口での探索機能の延長線上に発達するものであるが，**表Ⅲ-C-3**はその発達経過を示すものである．

飲みと咀嚼が並行して発達する頃，子どもは姿勢変換と移動の手段を獲得するとともに，手が機能的に使えるようになってくる．移動や姿勢変換能力は，食べ物への接近と獲得を可能にするものであるが，摂食も姿勢変換・移動の動機として，それらを積極的に促進するものである．寝返りができる頃に舌にも回旋運動が出現し，ものが食べられるようになる．下顎に骨盤と同調した安定性が備わってくるのも環境への適応という点では合理的であり，自然なことといえる．

はじめはバブキン反射など手と口は原始反射で連結している．姿勢の安定に伴って摂食に手が参加するようになり，「飲み」と「食べ」はともに意思に基づく行動となっていく．前歯が生えそろう10カ月頃になると，前歯でものを咬み切ることができるようになり，目的に応じた

Ⅲ．生存と健康生活への支援

表Ⅲ-C-4　摂食調査票

項目	内容
口腔器官の形態	口蓋の高さ 舌の厚さ 歯列 下顎の大きさ，変形（咬合可能か）
感覚	過敏性，鈍麻の有・無
口腔器官の運動	下顎：上・下，前・後，回旋 舌：前・後，上・下，側方，回旋，下顎からの分離性，舌の突出 口唇：口角の動き，左右対称性，上唇での取り込み，下唇の安定性
反射活動	探索反射，吸啜・嚥下反射，咬反射，嘔吐反射，その他の反射
姿勢筋緊張	亢進，低下，動揺

歯の使い方ができるようになる．手の橈側把握がスプーンの使用を可能にし，1歳を過ぎて空間を自由に歩き回れるようになる頃に，ようやく口腔機能と上肢動作が子ども自身でコントロールされるようになる．そして子どもの歯が生えそろう3歳頃に，取り込み，咀嚼，嚥下という一連の摂食動作，スプーンの操作もほぼ完成する．

■Ⅲ-C-e
摂食機能の評価

摂食機能の評価では，口腔器官の形態とともにその機能を調べる必要がある．そしてそれらが全身の姿勢筋緊張，感覚に対する反応性などと関連づけて理解される必要がある．スプーン操作の指導を行う場合は，口腔機能の他に，さらに姿勢保持能力，上肢の分離動作，口と上肢との協調動作なども分析する必要がある（表Ⅲ-C-4，表Ⅲ-C-5）．

1）　姿勢筋緊張

摂食機能は，特に頭部，体幹，肩甲帯の異常姿勢運動パターンに強く影響される．ATNRが出現すると前頸筋の左右バランスが崩れ，そのことが舌骨の上方移動を妨げ，嚥下を困難にする．姿勢筋緊張が亢進すると口腔周辺の運動が制限され，頸部の伸筋に過緊張があると，頭部が後屈し下顎が開いたままになってしまう．

この結果，舌が突出するか，後退するかのいずれかになってしまう．屈筋群に過緊張のある子どもたちは，下顎を固く咬みしめ，口を開けるために頭部の後屈を利用しようとする．このため内舌筋の運動性も低下し，口腔内での食べ物の搬送もスムーズに行われなくなってしまう．いずれの場合も口輪筋が短縮し，吸啜，咀嚼，嚥下時に口唇を閉じておくことができず，陰圧の形成が困難になる．

姿勢筋緊張が低下すると，体幹，頭部の抗重力伸展位の保持が困難になり，そのためもともと乏しい運動性がますます貧困になっていく．下顎，口唇，頬筋の収縮を持続できないので，食器を下唇で受けて保持することが難しく，食べ物の取り入れ，咀嚼，嚥下も低下する．舌は厚く，前歯の間に重そうに置かれていることが多い．

姿勢筋緊張が動揺していると，動作を関節可動域の中間でコントロールすることができず，口を開けようとすると下顎が爆発的に一気に大きく開いてしまう．また舌で水を保持することが難しく，嚥下を呼吸のパターンに合わせられず，水を飲むとすぐむせてしまうことになる．この他，筋緊張に動揺があると各器官のタイミングが合わなくなるので，よく唇や舌を咬んでしまう．開口による流涎，舌や口唇の選択的運動の低下，呼吸の困難などもこの頭部のコントロールの低下と関係する．

表Ⅲ-C-5　摂食機能評価表

```
摂食質問用紙

ID        患者氏名              生年月日


   どのような姿勢で一日を過ごしていますか？
   どんな遊びやおもちゃが好きですか？
   どんなことが嫌いですか（顔をふく，歯磨きなど）？
   機嫌が悪くなったとき，どのようにしていますか？
   睡眠のリズムは整っていますか？
   指しゃぶりはしますか（いつ頃から）？
   おもちゃを口へ持っていきますか（いつ頃から）？
   食欲はありますか？
   便通の頻度は？　どのようにしていますか？
   お母さん以外の人からでも食べられますか？
   好きな食べ物，きらいな食べ物がありますか？
   食事の介助をするときにどんなことが難しいですか？
   食事で今一番困っていることは？



   過去の摂食経験
     経口栄養期間：
     経管栄養期間：



   現在の摂食状態
     栄養摂取法：      経管・哺乳・経口



   1回摂取量：(        ,            回/日)  合計        /日
   水分摂取法：    経管    哺乳瓶    スポイト    ストロー    コップ
   食物形態：      流動    軟食      きざみ      軟らかめ    普通



   摂食時の姿勢
   介助方法
```

2)　触覚への反応性

　口腔周辺が過敏な子どもたちは，歯磨きだけでなく涎を拭かれたりすることさえも嫌う．また触覚への過敏性は，異常な筋緊張と結びつきやすく，よく全身の伸展パターンを誘発することがある．このような子どもたちは，抗重力姿勢を崩しやすく，それによって口唇，下顎，舌の選択的な運動が制限されることが多い．通常

触られることに敏感な子どもは，味覚や温度にも敏感であり，しばしばそれが偏食につながる．

3)　反射活動

　探索反射，吸啜・嚥下反射などの口腔反射が生得的に備わっているために，子どもは出生直後から哺乳することができる．しかし口腔反射は哺乳には有利なものであっても，ものを食べるためにはむしろ邪魔になるものである．脳性

Ⅲ．生存と健康生活への支援

（表Ⅲ-C-5　つづき）

摂食機能評価表1　　　　　　　　　年　　　月　　　日

　　　　　ID　　　　　　　　患者氏名

〈現在の障害像と潜在能力〉
　①姿勢筋緊張（全身および口腔周辺）：

　②基本的運動能力：

　③口腔反射と摂食機能への影響：
　　◇探索反射　　　◇吸啜・嚥下反射　　　◇咬反射　　　◇嘔吐反射

　④口腔-顔面周辺の触覚過敏性：

　⑤歯-口蓋の発達状態：

　⑥呼吸と発声：

　⑦合併症：

〈全身の状態と口腔-感覚運動機能の関連性　要約〉

〈日常生活上の留意点〉

まひ児などでは口腔反射がいつまでも残存することによって，口腔器官の随意なコントロールが阻害され，多様な食物形態への適応が遅れることになる．口腔機能の評価ではどういう原始反射が優勢で，それがどのような機能を阻害しているか知る必要がある．

① 探索反射

　探索反射は生下時にはすでに出現しており，3カ月頃には消失するといわれている．この反射の反応は触れられた方向へ首を向け，口唇で刺激源を探索するもので，母親の乳房の探索を容易にするものであるが，触覚など近接受容感覚が優位にはたらいていると，遠隔受容感覚（視覚，聴覚）がはたらきにくくなり，食べ物を認識し口に取り込むまでの心身の準備が出現しにくくなる．またこの反射は頭を後屈させて開口

128

III-C 食事の援助

（表Ⅲ-C-5 つづき）

摂食機能評価表 2

〈食事の連続過程の評価〉

◆食事状態の理解と介助者とのリズム：

☆固形物（半固形物）の摂取 　　　　　☆コップからの水分摂取

1．先行期
　　◇下顎の段階的開口 　　　　　　　◇下顎の段階的閉口
　　◇舌の抑制的安定性

2．取り込み
　　◇両唇の段階的閉口 　　　　　　　◇下唇の安定性
　　◇下顎，舌の抑制的安定性 　　　　◇上唇の協調運動

3．咀嚼と食塊の形成
　　◇下顎の咀嚼運動 　　　　　　　　◇下顎の安定性
　　◇内舌筋の選択的運動 　　　　　　◇両口唇の閉じ
　　◇両唇，頬の協調 　　　　　　　　◇舌尖の挙上と安定性

4．嚥下
　　◇口唇，下顎の閉鎖
　　◇舌根部の挙上
　　◇呼吸との調整

　　　　　　　（異常性および潜在能力を引き出す方法を分析する）

〈食事指導プログラム　要約〉

短期目標（1カ月，3カ月） 　　　　　　長期目標（6カ月，12カ月）

することを習慣化させるので，口唇，下顎，舌の非対称の原因にもなる．

② 吸啜・嚥下反射

　この反射も生下時には出現しており，2～5カ月くらいの間に消失するといわれている．この反射は探索反射と一緒にはたらき，指や乳首が口唇に触れると反射的に吸啜運動が誘発される．はじめ吸啜と嚥下は分離しておらず，吸ったものをすぐに飲み込んでしまうが，舌と下顎に選択的な動きがみられるようになると，吸ったものを口の中に留めることができるようになる．この反射が残存していると舌の突出が頻繁に起こり，選択的な舌の動き，閉口を困難にするので食べ物にむせやすくなる．

③ 咬反射

　これは歯茎部分を触ることで誘発される下顎の反射であり，3～5カ月くらいの間に消失するといわれている．咬反射が長く残存すると，下

Ⅲ．生存と健康生活への支援

顎や舌の自由な動きが阻害され，ものを随意に咀嚼することが困難になってくる．緊張性の咬反射は健常児ではみられないが，脳障害児にはよくみられ，これが食事介助や歯磨きを著しく困難にしている．

④ 嘔吐反射

これは舌または硬口蓋の奥を触ると誘発される反射で，発達の初期では食べ物の流入を防ぐという防御的な機能を果たしている．この保護反射は生涯残存するものであるが，咀嚼の始まる7カ月頃には，刺激部位が口腔の最も奥の一部分に徐々に限定されてくる．この反射は口腔内の触覚への過敏性とも連合しており，この反射が誘発される子どもは誤嚥の危険性も高い．

■ Ⅲ-C-f
脳性まひ児の食事指導

1) 食事指導の基本的な考え方

子どもの活動性が限られていればいるほど，食事の子どものQOLに占める比重は大きく，この機能の程度が生命維持に直結してくる．つまり慢性的な誤飲は肺胞の免疫力を低下させ，すぐ肺炎を起こさせてしまうのである[10]．また食事指導は介助者にとっても負担の大きい領域であり，子どもの食事能力の改善は子どもを取り囲む養育環境にも幅広い影響を与える．それゆえ食事指導は重要な治療領域であり，それと同時に根気よく取り組まねばならない領域でもある．摂食能力は姿勢保持能力，探索活動の発達とともに育つ．それゆえ食事指導は食事場面での指導だけに限定されるのではなく，介助や遊びを含めた日常生活全般の中で考えられなければならない．特に重症児などでは，口腔機能は日常のポジショニングから直接的に影響を受けており，ポジショニングの改善と一緒に考える必要がある．

2) 食事姿勢と覚醒状態

運動性が安定性の上に生じ，口腔機能に関わ

るすべての器官が頭部にあることを思えば，口腔機能に与える姿勢の重要性が理解される．食事時間以外でも頭部の安定，抗重力座位，立位の保持能力を高める必要があるが，食事場面では姿勢の保持に関して以下の事柄に留意する必要がある．

① 覚醒状態

覚醒状態が低下していると，当然口腔機能もはたらきにくくなる．姿勢保持に過度な努力が必要になると，これもまた嚥下，咀嚼をぎこちなくさせる．食事の直前まで寝ていると，心身ともに食事の準備ができないので，食事の30分くらい前から姿勢を整え，覚醒レベルを正常化させておく必要がある．

② 頭部と体幹のアライメントの整備

頭部の位置は全身の姿勢筋緊張を左右するとともに，口腔のコントロール能力にも影響を与える．頭が体幹の延長線上より後ろに傾くと，重力による落下が食べ物の処理を困難にするばかりでなく，嚥下に必要な喉頭蓋の閉鎖を困難にする．体幹の延長線上に頭が乗っている状態が，口腔の分離動作が得られやすい姿勢である．

③ 姿勢

食事では抱っこ，あるいは姿勢保持具で，上記の条件を満たすような姿勢を保障する必要がある．坐骨結節で体重が支持できると，体幹および首の同時収縮が起こりやすく，顎，舌，口唇の動きもよくなるので，なるべく垂直位に近い左右対称的な姿勢がよい．股関節の脱臼などがあって垂直位の保持が困難な場合もあるが，頭部からでもなるべく垂直位に近づけるようにするとよい（図Ⅲ-C-3）．抱っこで食事を介助するとき，介助者はあぐら姿勢で自分の足で子どもの股関節を十分屈曲させ，背中を支えるとよい（図Ⅲ-C-4）．

椅子座位ではできるだけ体幹の伸展と支持性が得られるようにする．介助者が，子どもの正面から口腔器官をコントロールするためにヘッドレストがあるとよいが，図Ⅲ-C-5は頭部の安定性を獲得するために楕円変形した後頸部を包むように支えたものである．リラックスしな

III-C 食事の援助

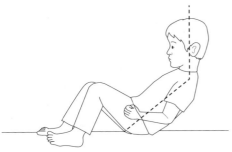

図III-C-3 食事姿勢
頭部からでもなるべく垂直位に近づける.

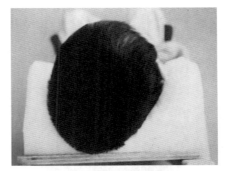

図III-C-5 椅子座位
楕円変形した後頸部を包むような支え

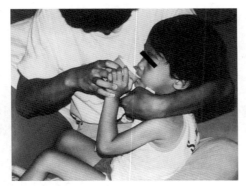

図III-C-4 抱っこでの食事姿勢
子どもの股関節を十分屈曲させる.

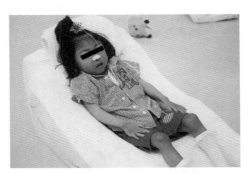

図III-C-6 クッション椅子の利用
垂直位での姿勢筋緊張の亢進に対して有効である.

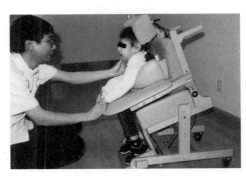

図III-C-7 前傾姿勢
姿勢を前傾,体重を前面で受けとめる経験をすることで後方へののけ反りが抑制される.

いとうまく食べられないので,食事を抗重力伸展姿勢の保持の訓練の場にするべきではない.体幹の矯正を意図した装具や椅子も食事中には向かないものである.

　頭部と体幹を垂直に起こすことで姿勢筋緊張を高めてしまうようであれば,クッション椅子を用いて,体幹,骨盤,肩甲帯,頭部を包み込むように支えてやるとよい(図III-C-6).誤嚥の危険性がある子どもでは,腹臥位や前傾姿勢をとらせるほうが安全である(図III-C-7).全身的に低緊張で,座位姿勢と頭部のコントロールを同時に行うことが難しい子どもに対しては,骨盤や体幹の安定性は椅子で,口腔機能を引き出すのは頭部の介助からというように考えるとよい(図III-C-8).頭部が不安定ですぐ前屈してしまう子どもには,下顎を乗せる台を配備する必要がある(図III-C-9).

　上肢の食事動作も含めて指導する場合では,姿勢の安定性と対称性が確保されるような工夫が椅子に求められることになる.車いすのフットレストに足底を接地させるようにすると,子どもにとって下肢の安定点が確認されやすい.頸や上肢の動きで体幹が動揺するようであれば,ラップテーブルに取っ手をつけ,それを握

Ⅲ．生存と健康生活への支援

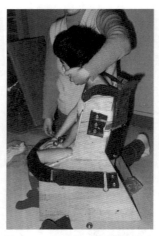

図Ⅲ-C-8　全身の低緊張の場合
骨盤の安定性は椅子で，口腔機能は介助で引き出す．

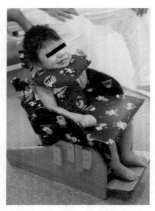

図Ⅲ-C-9　頭部が不安定の場合
頭部が不安定な子どもは，下顎を乗せる台を利用する．

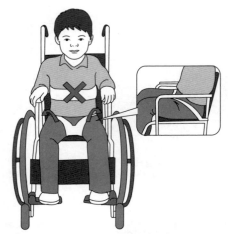

図Ⅲ-C-10　ストラップの縛り方
ストラップは鼠径部で縛る．

らせるようにするとよい．片麻痺児では麻痺側の肘を常にテーブルの上に置かせるようにするとよい．後方への伸展突出を抑え，上肢を前にもってきやすくするためには，椅子に肩のリトラクションを抑制するパッドを取りつけると有効である．ストラップは体幹の運動性を阻害せず，大腿をしっかり安定させるためには胸部ではなく鼠径部に当てられなければならない（図Ⅲ-C-10）．

3）口腔のコントロール

姿勢を整えることで，口腔機能の潜在能力を引き出すことができるが，さらにミューラー（Mueller H）が紹介した口腔のコントロール技術が必要になってくる[11]．その一つは後方や側方から子どもの下顎をコントロールするものである．まず作業療法士は片腕を子どもの肩から回し，子どもの頭部を作業療法士の胸部と上腕，前腕で安定させるやり方である．次に拇指，中指，示指を子どもの下顎に置いてみる．中指は舌根部のすぐ下につけ上に押すことで，口の閉じを促したり嚥下を促したりすることができる．また下顎が大きく開けられて後退するのを防ぐこともできる．拇指は頭部を安定させ，下顎の側方への偏位を防止できる．これは抱っこや介助端座位で使え，子どもの全身を調整しつつ，口腔機能をコントロールすることができるという点で優れた介助方法である．

子どもの体幹を伸展させるときは腕だけで子どもをコントロールするのではなく，子どもの顎を保持したまま，作業療法士自身が身体を伸ばすようにすると子どもの脊柱も伸びてくる．口が開きにくい場合は体幹を伸展気味にし，口が開きすぎる場合は少し前屈させるようにするとよい（図Ⅲ-C-11）．

もう一つの方法は，子どもの正面から作業療法士が中指を舌根部のすぐ下につけ，下顎が開きすぎないようにコントロールするものであ

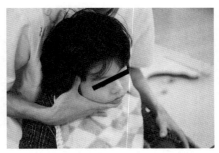

図Ⅲ-C-11　横からの口腔コントロール

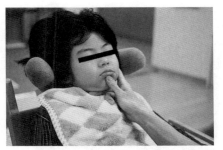

図Ⅲ-C-12　前からの口腔コントロール

る．示指は側方に当てると，下顎が非対称にならないようにコントロールすることができる．拇指は指腹を下唇のすぐ下に当てて下顎の閉鎖を促すとともに，頭部を適切な位置に安定させる（図Ⅲ-C-12）．しかしこの正面からの介助方法は，ヘッドレストなど子どもの後頭部が安定する支えがないとうまく行えない．口腔のコントロールでは，子どもの能動性を押さえ込んでしまうほど他動的になってはならない．全身の異常姿勢・運動パターンを抑制し，子どもの持つ摂食の潜在能力を最大限に引き出すよう，反応を待ちながら誘導することが望まれる．自発的な動きが出てくるに従って，徐々に誘導を減らしていくとよい．

4）感覚過敏への対処

　口腔内，口腔周辺に感覚過敏がある子どもは，他の身体部位にも過敏性を示す可能性がある．過敏性は口腔反射の亢進や身体ののけ反り，緊張性の原始反射となって現れる．それゆえ，口腔内，口輪筋など触覚過敏を示す部位の過敏性を直接低下させる方法とともに，姿勢反応の促通なども，感覚過敏へのアプローチとしては有効な方法である．

　他の身体部位にも過敏性を示す子どもでは，まず全身にアプローチしてから口腔周辺へ移るようにするとよい．短縮している筋に過敏性が著しいので，口腔周辺では口輪筋，咀嚼筋（咬筋，側頭筋，外側・内側翼突筋）に振動を施したり，指腹で持続的に圧迫したりすると有効である．口輪筋への刺激は筋を伸張するのではなく，短縮している方向へ押すようにするとよい．嫌がるからといって触ったところを変えたり離したりすると，かえって刺激が強くなるので，触った場所は変えずにそこに少し圧を加えるようにして触るとよい．口輪筋が短縮していると口唇の閉鎖が困難になり，食塊の形成や嚥下反射が起こりにくくなる．このように，振動と指腹圧は，まず口腔周辺への感受性をある程度正常化してから口腔内に進むとやりやすい．口腔内は作業療法士の示指か小指の指腹で歯槽を触り，舌突出が起こるようであれば顎の下（外舌筋）に少し圧を加えるとよい．

5）スプーンからの食べ方の指導

　スプーンの尖端に食べ物をのせ，子どもの正面で子どもにそれを注視させ，食べ物をよく認識させてからゆっくり口元に近づけるようにするとよい（図Ⅲ-C-13）．スプーンは小さめのものを使い，のせる量も少なめにする．子どもの口が開いたら，スプーンを舌の尖端にのせ，スプーンを下方に少し押しながら，食べ物の取り込みのために上唇を閉じてくるのを待つ（図Ⅲ-C-14）．上唇の動きが悪いときには唇の閉鎖を他動的に援助してもよいが，食べ物を子どもの上歯列でこすり取ったりしてはいけない．スプーンを前歯に当てると，子どもは口唇で取り込むことを覚えず，口唇の後退や頭部の後屈を起こしやすくなるからである．

　スプーンを咬んだときには無理に引っ張らず，舌に圧を加えて少し待つと緩んでくることが多い．スプーンを引き抜いたらすぐ下顎と下

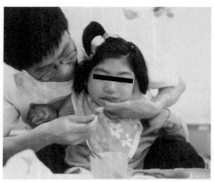

図Ⅲ-C-13　食事指導①
食べ物をよく認識させてから，食べ物をゆっくり口元に近づける．

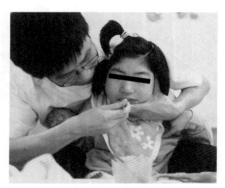

図Ⅲ-C-14　食事指導②
外舌筋（顎の下）に圧を加える．

唇を閉じ，嚥下が起こるのを待つようにする．嚥下までに成人の5，6倍の時間がかかるかもしれないが，前の食べ物を嚥下したことを確認してから，次のスプーンを運ぶようにしなければならない．口唇の閉鎖と舌の圧迫は，舌突出を防ぎ，嚥下の協調性を促すものである．舌の圧迫は子どもが自発的に取り込めるようになるにつれて徐々に減らしていくとよい．

一度に食べ物を入れすぎると舌の動きが悪くなるので，なるべくスプーンのボールの部分が浅く，小さめのスプーンを使うことを勧める．スプーンが歯に触れると咬反射が誘発されるような場合は，テフロン加工のものや尖端がゴム製のスプーンもある．ボールの部分が平らなスプーンも市販されているので利用するとよい（図Ⅲ-C-15）．

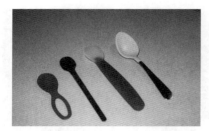

図Ⅲ-C-15　テフロン加工したスプーン

6） 食べ物の調理形態

食べ物の調理形態は，咀嚼，嚥下機能に見合ったものにしなければならない．流動性が高いとコントロールが難しくなるので，最初はある程度の粘稠度のあるプリン，ヨーグルト，すり潰した穀類などが食塊を形成しやすい．かたさの異なるものが混在したもの（野菜スープ）や刻み食は口の中で分散し，食塊になりにくい．またパンなど唾液を吸ってしまうものも，硬口蓋にはりついて食べにくい．圧し潰し嚥下を練習する段階では，プリン，卵豆腐，カボチャなど舌で圧し潰せる程度のかたさで粘りがあるものがよい．咀嚼を練習する段階では，煮魚など歯茎で潰せる程度のかたさのものがよい．

7） コップからの飲み方の指導

下顎の安定が基盤となって舌や口唇の選択的な動きが出現するので，コップからの水分の取り込みでは，下顎のコントロールが最も重要となる．コップを下唇に置いて，水分の表面が上唇に触れるまで傾けると，それがきっかけとなって上唇での水分の取り込みが起こってくる．受動的に流し込むと取り込みを覚えないばかりか，むせやすくなる．咬反射や舌の突出を避けるため，なるべくコップを歯の上にのせないようにする必要がある．少しずつ取り込み，それを口腔内に保持させ，口唇をしっかり閉じてから嚥下させるようにすると飲みやすくなる．コップは弾力性のあるプラスチック製の広口コップだと，形を変えて子どもの口唇に合わせることができる．コップの縁に鼻が当たらな

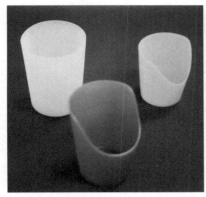

図Ⅲ-C-16　縁をカットしたコップ

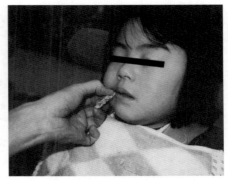

図Ⅲ-C-17　ビーフジャーキーで噛む練習

いように半月形に切り取ると（**図Ⅲ-C-16**），子どもは飲むために頭部を後屈させる必要がなくなり，作業療法士も子どもの口唇をよく観察することができる．

8）咀嚼の指導

　吸啜反射や咬反射の残存は咀嚼を著しく妨げる．吸啜反射は食べ物が口唇や舌に触れることで誘発されやすいので，子どもの口の側方から直接臼歯の上に食べ物を置くようにするとよい．下顎が開きすぎると食べ物が落ちてしまうので，少し開閉を抑制する必要がある．当然ながら，子どもは自発的な動きのほうが，口唇，舌，下顎の協調を覚えやすい．完全に他動的に動かすのではなく，下顎や舌の自発的な動きを邪魔しないようにしながら誘導することが下顎のコントロール指導のコツである．咀嚼の練習には，柔らかな食べ物にすると吸啜パターンで対応しようとするので，パンの皮や乾し芋のような固いもののほうがよい．口の中で食べ物がすぐに移動してしまうようであれば，ビーフジャーキーやスルメのような容易に噛み切れない食べ物の一端をしっかり持ってやり，子どもに噛む練習をさせるとよい（**図Ⅲ-C-17**）．咀嚼が起こりにくいようであれば，中指で持続的な圧力を下顎の外から舌に加え咀嚼を促すようにするとよい．

9）スプーン使用の指導

　すくう動作は，スプーンで皿や茶碗の底面や縁を連続的に知覚しながらの運動であり，このことを意識的に指導していくことが大切である．口へ運ぶ動作は，空間におけるスプーンの向きと口との関係を知覚できるようにハンドリングを含めて繰り返し指導することが，この動作の学習につながる．

　このように指導しても運動制限を十分に克服できず，すくう動作と口へ運ぶ動作のどちらかが難しくなってしまう子どもも少なくない．このような場合，食器の配置やスプーンの曲げ加工など折衷的な対策を指導していくとよい（**図Ⅲ-C-18**）．

　また，食事動作の自立が甚だ困難性を推察される子どもにおいても，本人の意欲があるなら，たとえ部分的にでも自分で行わせるように指導することも有益である．**図Ⅲ-C-19**は，全介助で食事をしていた子どもであるが，食物の取り込み時に頭部を後方に押しつける結果，下顎が過開口し，口唇の閉じがみられなくなる摂食パターンが定着していた．スプーンを自分で持って取り込む練習を始めると，能動的に頭部が前に向かい食物を取り込む様子がみられるようになった．これが頭部と口腔，手の動きを合わせた協調運動の練習になり，何より食事中のむせが減少するといった良い結果が得られた．

Ⅲ．生存と健康生活への支援

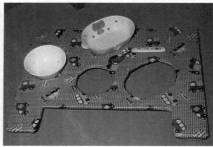
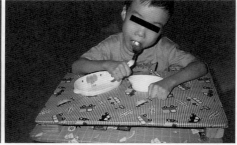

図Ⅲ-C-18
食器を安定させて配置し，スプーンの形状を工夫したことで，すくう動作と口へ運ぶ動作の両方が可能になった．

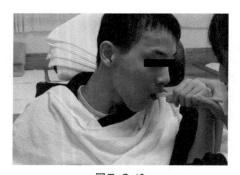

図Ⅲ-C-19
スプーンの把持を介助し，口へ運ぶ動作を能動的に行わせる．

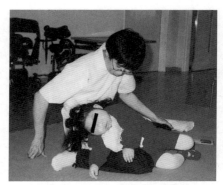

図Ⅲ-C-20　摂食への心身の準備
摂食の準備として全身の運動性を高める．

10) 指導の実際

① 全身的に過緊張を示し，口腔周辺の動きが乏しい子どもの場合

　下顎，舌，口唇の動きが乏しく，口腔周辺は触覚に対する過敏性があり，そのことが全身の姿勢筋緊張を高め咬反射に結びついている．椅子座位をとらせることに困難はなかったが，下顎の動きの乏しさと触覚過敏のためにスプーンから食べ物がうまくとれない状態であった．このような子どもには，摂食の準備としてまず全身の運動性を高めるとよい．体幹を左・右へ回旋させてみると，この動きに慣れるに従って口の動きも良くなってきた（図Ⅲ-C-20）．食事の前だけでなく，日常場面でも姿勢をいろいろ変化させることが有効だと思われる．図Ⅲ-C-21は口が胸パッドに触れるように工夫した椅子であるが，これは過敏性を低下させるのに役立った．運動性が少し出てきたところで，骨盤を安定させて脊柱をできるだけ伸展させて椅子に座らせてみた．食事の介助は，少し下顎を引いて頭部を安定させ，子どもが自分のペースで取り込めるように，少し反応を待って行うようにするとよい（図Ⅲ-C-22）．

② 伸展パターンとともに開口してしまう子どもの場合

　非対称的な伸展パターンを示す子どもは，それを長年繰り返してきたことで，下顎の段階的な開閉，口唇の閉鎖がかなり困難になっているはずである．これらの子どもは，食べ物が口に近づくと頭部を後ろへ押しつけてしまい，食事の最初の部分である食べ物の取り込み段階からつまずいてしまうことになる．
　この子どもの場合，伸展パターンが下顎の動きを制限し，下顎の口唇の閉鎖や嚥下との協調を低下させてしまっている（図Ⅲ-C-23）．それ

III-C 食事の援助

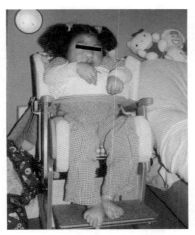

図III-C-21　胸パッドの利用
口が胸パッドに触れるように工夫した椅子．

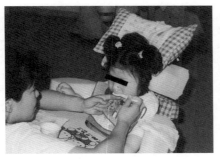

図III-C-22　食事介助の仕方
子どものペースで取り込めるように，反応を待って介助する．

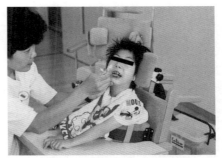

図III-C-23　伸展パターンの出現
伸展パターンの出現が下顎と口唇の閉鎖を困難にする．

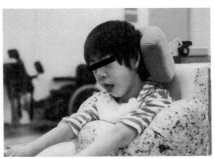

図III-C-24　のけ反り防止
体幹をやや前傾位に保持し，頭部を少し前屈するようにする．

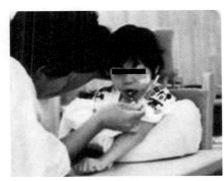

図III-C-25　心身の準備（正中位保持）
取り込みの段階から食べ物に注目させる．

ゆえ，まず伸展パターンが出現しないような姿勢を考え，そこで遊んだりしながら，日常場面でその姿勢に慣れてもらうことから指導を開始した．食事場面では，前面テーブルに胸部を支えるパッドを取りつけ，頭部，体幹，上肢を正中位に保持して，体幹をやや前傾位に座らせるようにすると伸展パターンはほとんどみられなくなった（**図III-C-24**）．

食事場面では，嚥下を促すために口唇を閉鎖させ，頭部を軽く屈曲位に保ち，前に置かれた食べ物をよく見させるようにしてみた（**図III-C-25**）．コップからの飲み方の練習においては，胸部支えパッドと下顎の間にタオルを置き，下顎の過剰な動きを抑え，口唇をよりはたらかせ

るようにした（**図III-C-26**）．6ヵ月の指導の後，母親はこの介助方法で安全に水分と半固形物を食べさせることができるようになった．

III．生存と健康生活への支援

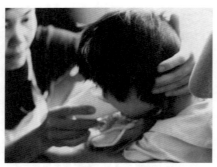

図III-C-26　コップから飲む
下顎が安定することで口唇のはたらきが促される．

III-C-g
精神発達遅滞児の食事指導

1）食事動作学習の基本的な考え方

子どもは5，6カ月で哺乳瓶に手を添えて飲むようになり，9〜12カ月で食べ物をつかみ，それを机や服にぬりつけたりする．そしてスプーン介助が始まると，介助者からのスプーンを取りたがる．そのスプーンを口へ持っていけるようになると，介助されることを嫌い，何とか自分で食べようとする．こうして15カ月〜2歳くらいまでに，ほとんどの子どもがスプーンで食べることができるようになっていく．このように自分で食べたいという動機が，口腔や上肢機能と並行して育ち，それらをリードするこ とによって摂食動作が学習されていく．自我の形成が遅れている子どもでは，手の巧緻性，操作性も遅れがちになるが，その手の巧緻性，操作性の低下が，さらに自分で食べたいという動機を形成せず，やがては食事とは介助されるものという誤学習が子どもの中にでき上がってしまう．それゆえ食事動作の学習は，日常のあらゆる場面を通して，上肢の操作性を高めるようなはたらきかけをしながら，食事場面では一連の食事の基本動作を繰り返し練習させていくことが理想である．

精神発達遅滞児は，口腔器官の運動が未熟であったり，感覚異常がまったくなかったりするわけではない．しかし基本的には，食事動作の学習に主要な困難があるので，上肢機能と口の協調関係をよく分析する必要がある．表III-C-6は一連の食事動作の流れであり，この中でどの基本動作につまずきがあるのかを探り，そのつまずきの理由を明らかにする必要がある．これらの基本動作が日常場面でも観察されないならば，食事動作のための発達的な条件がよく整っていないことになるので，日常場面でも目標となる基本動作の獲得を促通する必要がある（図III-C-27）．

2）スプーン動作の学習

一定期間手づかみでものを食べる時期があって，それからスプーンなどの道具が使えるよう

表III-C-6　食事動作の流れ

	基本動作	単位動作
1	スプーンを握る	・肘をテーブルから上げる． ・拇指とその他の指を対立位に屈曲する．
2	スプーンを食べ物に伸ばす	・手で握ったまま，肘を伸ばす．
3	スプーンで食べ物をすくう	・握った手を空中に保持する． ・保持した手を回内させ，肘を軽く屈曲させたまま，肩から下方へ腕を動かす． ・手を回外させる．
4	スプーンを口へ運ぶ	・スプーンを水平に保ちながら，肘，手関節を曲げる．
5	スプーンから食べ物を取り込む	・スプーンを下唇に保持する． ・上唇で食べ物を取り込む．
6	スプーンを皿の食べ物に戻す	・肘を下方へ伸展させる．

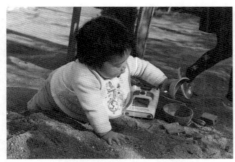

図Ⅲ-C-27 基本動作の獲得
砂場での砂すくいが食事動作の練習になる.

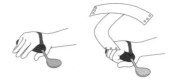

図Ⅲ-C-28 指の伸展を抑制するための包帯

になると考えている人は意外に多い.しかし発達の中で,何でも口に持っていく時期はあっても,単独に手づかみでものを食べるという時期は存在しない.スプーンで食べさせてもらっているうちに,だんだん自分でスプーンを操作したくなるが,最初の頃はスプーン操作がうまくいかないので,つい手が出てしまうだけなのである.それゆえ手づかみをさせていれば,自然にスプーン操作ができるようになるというわけではない.手づかみによる食事は,口と手の協調が下手な脳性まひ児などにおいて指導的な意味を持ち得るが,精神発達遅滞児では手づかみをさせていると,かえってスプーン操作の学習の妨げになることが多いので,はじめからスプーン操作を学習させたほうがよい.

3）指導の実際

①スプーンを握らない子どもの場合

食事は排泄や衣服の着脱と違って,比較的単純な基本動作が何回も繰り返されるので,食事動作の中で指導することができる.A児は棒状のものを握る動作は日常場面で頻繁にみられるが,スプーンになると放り出し,スプーンを握ることに抵抗を示す.S児はスプーンを口に運んで食べ物を取り込むことはできるが,食べ物をすくって連続させることが難しい.食事の場面では,同じく一連の食事動作の介助をするが,両者は獲得する基本動作が違うので介助の重点の置き方が異なってくる.

A児はスプーンを握れないが,それを当面の目標にするのではなく,まず自分の手でスプーンを口に運び,そこから食べ物を取り込むことを介助してやってその動作を経験させ,それに慣れさせることから指導を始めた.**表Ⅲ-C-6**の第1〜4の各段階では,介助に強い抵抗があるので動作の方向を強力に誘導する必要があった.特にスプーンを握ることに拒否を示し,スプーンホルダーを使っても指を伸展してしまうので,スプーンを握らせてその上を弾性包帯で巻く必要があった（**図Ⅲ-C-28**）.スプーンが口に近づくと,それを自発的に口に持っていく動作がみられた.そこで5の段階での援助を減らし,介助はスプーン握りを保持する程度に留めた.動作が正確になってきたので誘導を止め,反対に出現した動作に抵抗をかけるようにしたら動作がますます強化されてきた.家庭でもそのやり方を実践してもらったところ,数週間後第5段階も確実になってきた.その方法を第4段階に応用してみたところ,食べ物をすくうところまでを介助してやると（第3段階）,自分でスプーンを口へ持っていって,スプーンから食べ物を取り込むことができるようになった.第4,第5段階の動きが確実になったところで,弾性包帯の巻きを少し緩めにしてみたが,もう指を伸展させることはなかった.第3段階のすくう動作ではいまだ誘導と介助が必要であるが,食事動作の間中,スプーンの握りを介助する必要はなくなった.

このようにまず目標の設定は,一連の動作の最終場面から始め,それが達成されれば漸次前の段階に進む後方連鎖（backward chaining）方式がよい.これは動作の完了それ自体が行為の報酬になり,指導は常に成功感をもって終わら

せることができるからである．実際の動作の最初である，スプーンを握らせるところから出発すると，いつも成功感が得られるとは限らない．これには握るという単位動作が他の日常場面で観察されており，この症例の場合，これが単なる拒否であったからこういう方法がとれたのである．

② スプーンで食べ物がすくえない子どもの場合

S児はスプーンを口まで運び（第4段階），取り込むことはできる（第5段階）が，そのあとスプーンを下ろして食べ物をすくうというように，動作を連続させることができない．また風呂，砂場など他の日常場面でも，肘の屈曲と前腕の回内・外を組み合わせたすくう動作は観察されていない．S児もすくう動作だけを取り出して何回も練習させるのではなく，一連のスプーン操作の中でそれを誘導してみた．

すくいを容易にするため，直角の鉄製の皿を使ったが，すくう動作の方向を介助，誘導するという方法はA児の場合と同じである．しかしS児の場合は，この指導を繰り返すことで直接すくう動作が獲得されたわけではない．第6段階のスプーンを再び皿に戻す段階では，目は食べ物を見ておらず，第5段階の後，目は空中をさまよっており，視覚が動作を誘導していな

いのである．そこで目が手の動作を誘導し，一つひとつの動作が連続するような輪抜きや箱への出し入れ遊びを食事以外の場面でも繰り返す必要があった．このように，行動分析的手法にも，常にその子どもが立っている発達的段階を考慮する必要がある．

文献

1) 野村正吾：乳幼児の世界．岩波書店，p9，1980
2) 再掲1)，p10
3) 石川友衛：リハビリテーション医学全書3-I　神経生理学 第3版．医歯薬出版，p329，1988
4) 大地陸男：生理学テキスト．文光堂，p214，1992
5) 岩崎清隆，他：重症心身障害児の睡眠パターン．第7回感覚統合研究会分科会，1989
6) 穐山富太郎（監），大城昌平，他（編著），川崎千里，他（著）：ハイリスク新生児への早期介入―新生児行動評価．医歯薬出版，p5，1996
7) Gilfoyle E, et al：Children Adapt. Charles B Slack, Thorofare, pp28-37, 1981
8) 金子芳洋（編）：食べる機能の障害．医歯薬出版，pp23-29，1993
9) 江草安彦（監）：重症心身障害療育マニュアル．医歯薬出版，p177，1998
10) 再掲8)，pp25-29
11) Mueller H：Facilitation Feeding and Prespeech. Pearson PH（ed）：Physical Therapy Services in the Developmental Disability. Charles C Thomas, Illinois, pp283-305, 1972

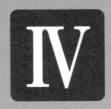

生活の自立の支援

Ⅳ-A　排泄行動の援助
Ⅳ-B　更衣の援助
Ⅳ-C　生活を豊かにする道具―IT機器を中心に

Ⅳ-A 排泄行動の援助

Ⅳ-A-a 排泄行動の自立の意義

　失禁する子どもは，どこへ連れていくにもおむつがはずせない．成人では1日の排尿量が約1,500 mLになり，1回の排尿量も300〜400 mLほどになる．これをおむつで吸い取らせ，外に漏れないようにするためには，何枚もおむつをあてがわなければならないことになる．排便は排尿ほど頻度は高くないが，その代わり，後始末には排尿より数段手間がかかる．長期にわたっておむつを当てていることの不利益は，このような社会的行動の制限ばかりに留まらない．

　幾重にも巻かれたおむつは骨盤周辺の動きを制限し，当然姿勢変換や移動の妨げにもなる．また陰部が湿潤であると皮膚疾患に罹りやすくなるばかりでなく，皮膚の感受性までも低下してくる．そうなると本来不快であるべき遺糞や遺尿が一向に不快に感じられず，排泄指導がますます困難になっていく．

　排泄の自立は，おとなが想像する以上に子どもに大きな満足と自信をもたらすものである．排泄はそれまで母親との共生関係の中にいた子どもが，母親から自己の要求に基づかない期待を受ける初めての機会ともいえる．したがって排泄のしつけでは，子どもは多かれ少なかれ，葛藤を感じざるを得ない．排泄行動とはそういう葛藤を通して獲得されるものなので，単なる機能の獲得以上に自己有能感をもたらすものでもある[1]．反対に排泄が自立しないと，子どもは万事に依存的になりがちになると同時に，周りのおとなもいつまでも子ども扱いしがちになる．排泄行動の獲得は子どもの自我の成長にとっては重要な契機といえる．

Ⅳ-A-b 排泄指導の発達的準備（レディネス）

　排泄行動は自然に獲得されるのではなく，養育者からのはたらきかけを通して学習されるものである．それゆえ排泄の自立の時期は，社会や時代によっても差異が出てくる[2)3)*1]．わが国の排泄の自立の年齢に関しては，**図Ⅳ-A-1**，**図Ⅳ-A-2**のような報告があるが[4)5)]，これによると排便，排尿とも3歳くらいから徐々に自立し

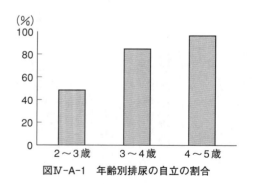

図Ⅳ-A-1　年齢別排尿の自立の割合

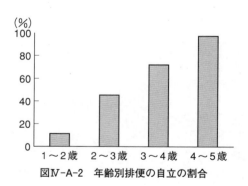

図Ⅳ-A-2　年齢別排便の自立の割合

---

*1　日本，欧米の大半が，だいたい1歳半〜2歳の間に排泄訓練を始めることを推奨しているが，中国では0歳から開始することが勧められている．江戸時代では，日本では学童期くらいまで遺尿する子どもも珍しくなかったらしい．明治時代まで子どもは下着をつける習慣がなかったし，当時の庶民の家屋では畳が敷かれていなかったので，失禁の後始末がそれほど大変とは考えられていなかったからである．

始め，4歳台になってほぼ確実に自立するようである．しかし排泄の自立に手洗い，身だしなみなどのマナーまでを含めると，その自立は学童期まで待たなくてはならない．3〜5歳といえば保育園に通う年齢であるが，排泄は家庭でのしつけとともに，多くの模倣のモデルがある集団生活の中で確立するもののようである．

　排泄指導は早く開始されると早く自立するが，それに比例して指導期間も長くなる*2．先述したように排泄指導は多かれ少なかれ，子どもにストレスを与える経験なので，できれば指導期間は短いほうが望ましい．したがって排泄指導の開始は早ければ早いほどよいのではなく，早くしかも最短期間で自立できる開始時期が求められる．統計的には1歳半くらいから指導を始めるのが最も効率的とされているが[6]，排泄指導は排泄の生理学的成熟の程度に合わせて柔軟に考えればよい．

　尿意・便意は，だいたい1歳半くらいまでに意識されるようになる．この頃子どもは，しゃがみ込むこともできるようになっている．知的な面でもおむつを交換しようとすると自分から股を広げるなど介助の内容が理解され，介助に対して協力するようになる．排泄では排泄物の排出に腹圧が使われるので，座位や立位を，余裕を持って保持できる必要がある．また「もう少し」など簡単な指示が理解され，尿・便意を伝える表出手段を持っていると，排泄の学習が容易になる．正常発達においては，姿勢・運動面や心理・知的面でのレディネスは，排泄の生理的な成熟に歩調が合っている．

■ IV–A–c
排尿の生理的メカニズム

　排尿も排便も物質代謝の結果生じる，不要で有害な生成物を体外に排出する作用である．しかしそれは，畳の上や下着の中にではなく，ト

イレという特定の場所で行われることが期待されるものである．それゆえ排泄には生理的な部分と，学習されるべき部分の二つの側面がある．生理面の成熟とは，貯尿期，蓄便期には，①十分な量の尿や便を貯めることができ，②そのことが尿意や便意として感じられ，③ある程度我慢することもできるが，④排泄するときには，たとえ少量の尿や便でも全量を残すことなく排出でき，中断も可能な状態をいうのである．適切な場所や手順で行われる社会的行動としての排泄は，こういう生理的機能の成熟の上に初めて学習が可能になる．

　尿は腎臓で血液がろ過された後の不要な物質や余分な水分であり，尿管を通って膀胱に蓄積される．膀胱に尿が貯まるにつれて膀胱が膨張し，成人では150〜200 mL くらいになると尿意が感じられるようになる．最初の尿意は抑制されるとすぐ意識に上らなくなるが，尿がさらに貯まってくると尿意は徐々に強くなる．成人では350〜450 mL くらいになると尿意が頭から離れなくなり，600〜800 mL くらいになると痛みに変わってくるという．

　成熟した膀胱では膀胱壁が伸張すると，その刺激は仙髄部にある第三次排尿中枢に伝えられて膀胱を弛緩させ，外尿道括約筋を収縮させる機構が反射的にはたらき始める（貯尿反射）[7]．つまり尿が膀胱に入り次第すぐに排出されるのではなく，まず一定量の尿が貯められるような仕組みが存在するのである．この刺激が第三次中枢から視床下部にある第二次排尿中枢に伝わると尿意が感じられるようになる．この刺激がさらに大脳皮質にある第一次排尿中枢にまで到達し，そこで他の大脳皮質からの情報を得て，排尿すべきかどうかが最終的に決定される．

　尿意を感じても，常に適当な場所や機会が見つかるとは限らない．第一次排尿中枢が排尿すべきでないと判断すると抑制機構はさらに強化され，反対に排尿が決定されると外尿道括約筋

---

*2　1歳前から始めた群と2歳から始めた群とでは，前者が早く自立したものの，平均で1年以上かかるのに対して，後者では約半分の指導期間ですんだという報告がある[5]．

Ⅳ．生活の自立の支援

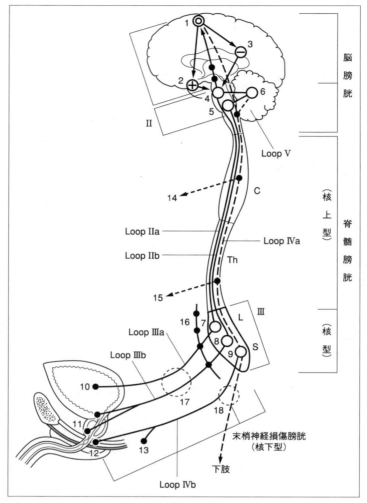

図Ⅳ-A-3 排尿コントロールの神経メカニズム（今林，1982より）

が弛緩し，膀胱壁筋の収縮が起こり尿が排出される（排尿反射）（図Ⅳ-A-3）.

膀胱までの器官は，他の臓器同様，自律神経系の支配を受けており，尿は意思のコントロールを受けない自動運動によって運ばれる．しかし最末端の臓器の外尿道括約筋は体性系神経の支配も受けており，ある程度随意なコントロールが可能になっている[*3]．この自律神経と体性系神経が協調してはたらくことによって，排尿作用がスムーズになり，排尿が社会的行動とな

る．最初に貯尿および抑制機構がはたらき，意思が介入して初めて排出されるこの生理的機構の中に，人間に固有な社会的行動としての排泄作用の特徴がよく現れている．

Ⅳ-A-d 排便の生理的メカニズム

排便は1日1回くらいの排出が健康とされており，排尿とほぼ同様な神経機構によってコン

[*3] 排尿は意思によって完全にコントロールされるものではなく，排尿できる場所を見つけるまで排尿を遅らせるという機能を持つにすぎない．貯尿量が膀胱容量の限界に近づくと，それを意思の力で止めることはできない．

トロールされている．消化器官の各部分で栄養分，水分が吸収され，その残滓は結腸の後半の下行結腸くらいから固形化されるようになる．そしてそれがS状結腸，直腸を経て肛門から排出される．直腸までは交感神経，副交感神経がコントロールしており，残滓物は腸管の収縮を中心とする自動運動によって末端に向けて運ばれる．腸管は始終動いているわけではなく，むしろその動きは残滓物を停滞させるようにはたらいており，1日に2，3回起こる大きな蠕動運動によって残滓物が搬出される．最末端の肛門では体性系神経も加わり，排尿と同様，自律神経と体性系神経が協調することによって，排便がスムーズになり，またある程度コントロールできるようになっている．

　排便の末梢臓器での生理的メカニズムも排尿のそれとよく似ている．まず便が直腸に流入し直腸の内圧が上昇すると，直腸が反射的に収縮を起こすが（直腸反射）[7]，肛門管の内肛門括約筋が弛緩し，外肛門括約筋が収縮して便がすぐには排出されないような仕組みがはたらく．その刺激が延髄の第二次中枢にまで達すると，最初の便意を感じるようになるが，大脳皮質の第一次中枢での判断があるまで，排便は抑制される．もともと排便は排尿に比べ頻度も低いうえに，延期できる時間的な幅が広い．しかしこの抑制が意図的に繰り返されると便意が一時的に消失してしまうこともある．第一次中枢が排便を指令すると，外肛門括約筋を弛緩させ，直腸を収縮させる機構がはたらき，排便がスムーズに行われる（排便反射）[7]．

Ⅳ-A-e 排泄に作用する要因

　排泄には末梢臓器で随意筋との協調がみられたが，尿や便を残さず絞り出すためにはさらに腹圧を利用する必要がある．長期間臥床状態に

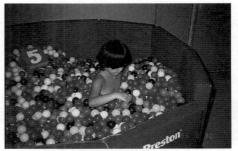

図Ⅳ-A-4　鎮静刺激をもたらす教材
ボールバスの中に入れるとよく失禁することがある．

あると横隔膜の固定が困難になり，腹筋の収縮も低下してくるので，便切れ，尿切れが悪くなったりする．排泄には腹筋をはたらきやすくするすべての姿勢起立筋が関係するといってもよい．

　子どもは食事中に尿意や便意を感じることが多い．これは胃への食べ物の流入が，迷走神経（副交感神経）を刺激し，下行結腸，S状結腸の大蠕動を引き起こす結果である（胃-結腸反射）[8]．緊張すると尿意を感じたり，強い恐怖を味わうと失禁したりすることもある．また他人が見ていると排泄しにくいこともある．これらは排泄が情動と何らかの関連を持つことをものがたるものである．また水に触ったり，水の音を聞いたりすると尿意を催すことがあるが，これも排泄と知覚・認知との結びつきを示唆するものである．幼児では何かに熱中すると失禁することがあるように，大脳皮質の活動が活発になると排泄のコントロールが低下するようである．また鎮静刺激でリラックスすると排尿が促進されたという報告があるように[9][*4]，発達の初期段階では活動性や覚醒状態も排泄に直接的に作用する（図Ⅳ-A-4）．

　排泄姿勢には文化の違いによらず普遍性がある．排泄がいったん自立したあとでは，しびんや携帯便器の使用，臥位での排泄，おむつを当てたままでの排泄には心理的抵抗が生じるよう

---

*4　触圧をかけて擦る，ゆっくり揺するなどの鎮静的効果をもたらすような形で与えられる感覚刺激．

IV. 生活の自立の支援

になる．馴染んだトイレでなければ排便しない
という人も少なくない．このように人の排泄は，
排尿が許される状況の学習とも深く関わってい
る．

■IV-A-f
排泄に関わる問題

排尿・排便に関わる問題は，大きく分けて①
腎臓や腸管での尿や便の生成の問題，②臓器の
欠損，奇形，③臓器の疾患，④尿意，便意の意
識化の低下など神経系の未熟や異常，⑤排泄動
作の学習の問題，⑥ストレスと深く結びついた
問題などが考えられる．このうち①～③，⑥の
問題に対しては，泌尿器科，外科，精神科など
医学的治療の介入が中心となる．作業療法から
の介入は，主に⑤の学習の問題を中心に④の一
部にも向けられる．

1) 尿・便の生成に関わる問題

視床下部での抗利尿ホルモンの分泌の調整の
低下，炎症など腎臓の糸球体でのろ過機能がう
まくはたらかないための乏尿，多尿などがある．
腫瘍など何らかの原因で，消化管の機能が低下
し，便がうまく生成されない問題もある．

2) 器官の欠損，奇形による問題

膀胱や直腸が炎症を起こし，その内壁が過敏
になるために起こってくる頻尿や下痢がある．
便秘で便が直腸に停滞し，腸内細菌が増殖し体
内へ吸収された結果起きる腎盂腎炎などもあ
る．

3) 臓器の疾患による問題

腸管のさまざまなレベルでの奇形は，排泄物
の排出そのものが困難になるので，その多くは
乳・幼児期の段階で外科的手術や人工肛門の装
着が必要となる．

4) 神経・筋メカニズムの異常や未熟による問題

排尿反射，排便反射の欠如や低下などによっ
て起こる貯・排尿の困難がこれに当たる．この
うち膀胱に流入した尿が排尿反射によってすぐ
排出されるような頻尿があり，自律神経系の未
熟な3カ月くらいまではこういう状態が続く．
この時期までは，排便にもこれと同様，直腸に
便が流入され次第，すぐに軟便状態のまま排出
されてしまう現象がみられる．

脳性まひなど上位運動ニューロンの障害に付
随して起こる頻尿や閉尿もあるが，括約筋周辺
の筋緊張が亢進している場合は，痙性膀胱
（spastic bladder）となり，尿が出にくくなる．
筋緊張が低下している場合を無緊張性膀胱
（atonic bladder）と呼び，括約筋の閉鎖力が弱
まり頻尿となる．便秘も随意筋の運動性の制限，
末端器官の筋緊張の亢進によっても起こりやす
いが，腹圧の低下など単なる筋力低下が原因と
なるものもある．また下剤濫用による腸の緊張
低下なども便秘を慢性化させる原因の一つであ
る．

二分脊椎など下位運動ニューロンの障害によ
る膀胱反射，排便反射の欠如や低下もこれに属
する問題といえる．夜尿なども抑制機構の未熟
による問題といえるが，ストレスなどの心理的
な要因も作用している．

5) 排泄動作の学習の問題

大・小便の失禁，便座に座ることへの抵抗，
尻拭き，手洗い，衣服の上げ下げの未学習など，
生理的な原因以外の問題はその多くが学習の問
題といえる．自閉症児ではストレスを感じると
わざとパンツに漏らしたり，すべての便器に少
量ずつ小分けに排尿したり，排泄物の臭いを嗅
ぐなどといった特異な行動もみられる．これら
は単なる未学習ではないが，基本的には学習の
問題として捉えることができる．

脳損傷に起因する運動障害を持つ子どもたち
には，姿勢バランス，移乗動作，上肢の使用な

ど排泄動作を可能にする知覚・運動上の前提に大きな機能低下がある．これらは姿勢筋緊張の問題であるが，排泄の手順や代償動作の学習に問題を持つものも少なくない．便秘もその原因が，食習慣，行動習慣に起因するものであるならば，これも学習の問題といえる．

5）　ストレスと結びついた問題

ストレスがたまると膀胱内壁が知覚過敏になり，それによって起こる頻尿もある．皮肉なことに，排泄指導そのものがしばしばそのストレスの原因になることもある．早すぎる排泄指導，厳しすぎる排泄指導が子どもに自信をなくさせ，結果的に排泄の自立を遅らせるという指摘もある[10]．また逆に幼児期の心的外傷が排泄の問題として現れることもあるという[11]．口と肛門は，外のものが体内に取り入れられ排出される入口であり出口である．心身の密接な関係を考えると，外界に対する安心感が欠如すると，拒食，過食，失禁，下痢，夜尿などその入口と出口に問題が生じることは，一種の自己防衛機制としてよく理解できる．一度自立した後に起こってくる排泄の問題の多くに，ストレスに起因する問題が多い．

■ IV-A-g
排泄機能の評価

排泄指導を開始するに当たって，まずその前提となる生理的機能がどの程度成熟しているかを調べる必要がある．尿意や便意は，膀胱や直腸からの刺激が大脳皮質に到達していることを意味するので，尿意や便意の有・無が，生理的な準備が整っているかどうかを知るための最もいい手がかりといえる．尿意や便意の意識化は，ことばによって通告できるようになる前に存在するので[*5]，尿・便意の存在はことばによる通告だけに頼らず，子どもの動作や表情の観察を通して確かめる必要がある．

排泄の生理的側面の評価としては，①シグナル行動，②排泄間隔，③排泄の延滞能力，④排泄中の動作，⑤排泄の仕方を観察し，排泄機能の成熟の程度を判断するとよい．生理的な成熟が確認されないならば，学習面への介入は時期尚早であり，指導そのものの意義が失われる．生理的成熟が確認されたならば，排泄行動の学習においてつまずきになっている部分を具体的に確認するとよい．2週間くらい調査をすると，一定の傾向がわかってくるはずである．

行動レベルの問題では，トイレへの動機づけと失禁が主要な問題となる．通常，トイレで排泄するようになると失禁が減ってくるので，両者は同じ問題の裏表と考えられやすいが，本質的には両者は独立した問題といえる．便器で排泄するが同時にパンツに失禁する子どもも少なくない．トイレへの動機づけが問題になる子どもの中には，トイレで排泄することに対して抵抗する子どももいるが，その場合は何が抵抗の原因になっているかを明らかにする必要がある．失禁に関しては，失禁の頻度や間隔，失禁の場所や機会を知っておくと指導上の手がかりが得られやすい．

1）　生理的レベルでの評価

① シグナル行動

乳児でも3～4カ月頃になると，膀胱に尿が貯まるとそれが刺激になって目覚め[5]，それ以降では排尿の前・後に機嫌が悪くなったり動きが多くなったりする．これらの動作は未熟ながらも尿意が知覚されるようになったことの証拠といえる．1歳近くになると，尿意ははっきりと意識化されるようになる．生理的な機能が成熟していると，便意や尿意が感じられると，そわそわしたり，足を動かしたり，身体をよじるような仕草をみせる．排泄指導に当たって，まずこれらの動作がみられるかどうか確かめる必

[*5]　1歳の後半くらいから排尿を予告できるようになる．2歳では66.8%，3歳では78%という報告がある[12]．

表Ⅳ-A-1　1日の総尿量，膀胱容量，排尿・排便頻度の経年的変化

	総尿量	膀胱容量	排尿・排便の頻度
2カ月	250〜450 mL	40〜50 mL	15〜20回（排便は10回）
2カ月〜1歳	400〜500 mL	50〜60 mL	
1歳〜3歳	500〜600 mL	60〜100 mL	1歳；10〜15回，2歳半；7〜9回
3歳〜5歳	600〜700 mL	100〜150 mL	5〜6回　80％が2〜3時間おき
5歳〜8歳	650〜1,000 mL	225 mL	
8歳〜14歳	800〜1,400 mL	300 mL	
14歳以上	1,000〜1,600 mL	300 mL	

膀胱容量：膀胱に貯留させておける量.
尿量：水分摂取量－（便に含まれる水分）＝排尿量
　　例：成人　2,500 mL－1,000 mL＝1,500 mL（排尿量）
※300 mLの膀胱容量がなければ，夜間全体の蓄尿に耐えられない.

② 排泄間隔

表Ⅳ-A-1は子どもの膀胱で一時的に貯めておける尿の容量，1日の総尿量，排尿頻度の経年的変化を示すものである．6カ月を過ぎると，膀胱容量の増大に加えて，貯尿反射も少しはたらくようになるので，排尿の間隔が延びてくる．それゆえ1日の排尿回数や排尿間隔は子どもの貯尿能力の成熟度を知るよいバロメーターとなる．貯尿反射が本格的にはたらく1歳過ぎから，目覚めている間は1日10回前後，時間間隔では1〜2時間程度といわれているので，これをおむつからパンツに替える目安とするとよい．1歳以前の排便はかなり頻回であるが，1歳過ぎからはだいたい1日1回程度になってくる．

③ 排泄の延滞能力

貯尿反射がはたらくようになると，尿意が知覚されてもある程度我慢できるようになる．排泄が自立する3〜4歳頃になっても尿意や便意の閾値は高く，かなり貯まってからでないと尿意が知覚されないことが多い．したがって尿意を訴えるときは，我慢の限界に近づきつつあるので排尿までの時間的余裕がないことが多い．この時間的な差が大きくなればなるほど，排尿・排便機能が成熟しているといえる．数十秒でも排尿・排便を延滞できていれば，排泄指導を始める準備は整っているといえる．

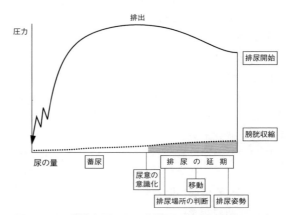

図Ⅳ-A-5　膀胱内圧からみた排尿の仕方（文献13より引用改変）

④ 排泄中の動作

成熟した生理機能では排尿が始まると身体の動きが止まり，顔も無表情になり眼球もその動きを止める．排便では身体を屈曲させ，いきみもみられる．排泄中も動いているときは排泄が十分意識化されていない場合があり，通常，頻尿，頻便と結びついている．

⑤ 排泄の仕方

1歳以前では，反射的に少量ずつ排尿しているが，成熟してくると排尿の仕方に一定のパターンが出てくる．図Ⅳ-A-5は尿の出方を図式化したものである．尿の出始めは圧力がかからず，ちょぼちょぼと勢いがないが，これは膀胱壁筋が伸び切ってしまい，その収縮に時間がかかるからである．

腹圧の助けを借りて膀胱の収縮が軌道に乗ってくると，尿の勢いは徐々に増し，それがしばらく持続した後，残量が少なくなると急に圧力が下がってくる．何回か腹圧を加えながら残った量を出し切り，最後はしずくを切って排尿が終了する．このように排尿に勢いがあり，時間的経過とともに変化がみられると生理的機能は成熟していると判断できる．排尿に勢いがなく，排尿の圧力にも変化がなく，少し出ては止まるというような出し方は，膀胱の機能が未成熟である可能性が大きい．

排便ではいきみがみられるかどうかと，大便の形状で排便機能の成熟の程度を判断することができる．大便の形状は食べ物と関連し，哺乳時は軟便であり，離乳食になると有形便となり2歳を過ぎてから固形便となる．固形便は排便反射だけでは排出することが難しく，どうしても腹圧の助けを借りなければならない．便が太く長いものであるならば，いきみを伴った排便であったと解釈できる．通常，肛門挙筋，外肛門括約筋がよくはたらいていると，紙がいらないほど糞切れはよいものである．

2) 行動レベルでの評価

排泄の自立のつまずきになっている問題が，トイレへの動機づけなのか，失禁なのか，お尻拭きなどマナーなのか，排泄動作や姿勢の保持なのか明らかにする必要がある．トイレへの拒否がある場合も，単なる未学習によるものか，その背後にこだわり行動があるものかによって，対処の仕方が多少異なってくる．失禁の指導において，直接的な手がかりになるので，失禁しやすい時間や場所をよく把握しておく必要がある．排泄の回数，時間帯，失禁場所を1週間程度調べてみると，排泄のおおよその傾向がつかめるようになるはずである．

Ⅳ-A-h 排泄の指導

生理的に未熟な場合は，排泄の問題は清潔の維持などむしろ介護的な側面に焦点が当てられる．作業療法からのはたらきかけの目標は，姿勢反射や感覚処理過程の促通など，生理的機能の成熟に必要な条件を整えることにある．生理的に成熟している場合の排泄指導は，①排泄と便器との動機づけ，②失禁しないことの学習がその中心になる．

1) 尿意，便意が意識化されていない段階での指導

① 便秘への対処

便秘は運動が極端に制限されている子どもによくみられる．その原因としては，①腸管の送便作用そのものの低下に加え，②外肛門括約筋の過緊張，③腹部筋緊張の低下など体性随意筋の筋緊張の異常などを挙げることができる．また④胃-結腸反射の低下など自律神経系の機能低下，⑤下剤濫用による直腸の緊張低下も便の腸管内停滞を助長している可能性がある．

便秘に対する対策は，水分の補給，繊維質の食物の摂取など多方面からの介入が考えられるが，作業療法の臨床場面では肛門管周辺の随意筋の過剰な緊張，腹圧の形成に対して直接的にはたらきかける必要がある．古澤，大内らはまず腰椎下部の緊張を緩めることによって外肛門括約筋の緊張を緩め，同時に腸管運動を促通する手技を紹介している[14)15)]．これは結腸の走行に沿って下行結腸，S状結腸，直腸をマッサー

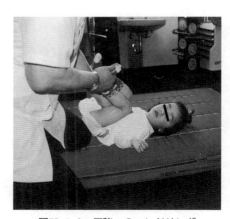

図Ⅳ-A-6　便秘へのハンドリング

ジし，停滞する排泄物を肛門に向かって絞り出しながら，子どもの屈曲させた膝で腹部を圧迫し，横隔膜を固定しながら子どものいきみを待つものである（図Ⅳ-A-6）．

② 排泄の生理学的メカニズムの促通

長期にわたっておむつを使用しているために起こる感受性低下に対しても，陰部を清潔で，乾いた状態に保つことによって，尿や便の湿潤感に対する不快感を引き出すことができる．発達障害児の場合は，2時間おきに定期的におむつを替えることより，排泄したときに時間を置かずおむつを取り替えるようにするほうが理想である．重症児のおむつに水分感知センサーを取りつけ，排尿探知システムを開発した試みが報告されているが[16)17)]，この段階に適した排泄指導といえる．

2）行動レベルでの治療的はたらきかけ

① 便器への動機づけ

排尿も排便も必ずしも我慢できなくなってからするものではなく，それほど尿意や便意を感じなくても，出そうとすれば出るものである．大抵の場合は，便座に座ることで，尿意や便意を感じるようになる．つまりトイレでの排泄は，トイレが排泄をするところという認識に基づいて誘発される側面がある．そういう意味では，便器に座らせてもなかなか排泄しない子どもは，このことが認識されていないか希薄なのかのいずれかである場合が多い．

便器の機能は，他の処理活動と同様，実際に経験することによって初めて理解されるものである．定期的にトイレに連れていかれ，偶然そこで排泄でき，それが褒められることによって，トイレに行く意味が子どもに定着してくるのである．このように便器への動機づけは，便器で排泄することが鍵になるので，尿や便が貯まっているときのほうが排泄を経験させやすい．それゆえ，あらかじめ排泄しやすい時間帯を調べておいて，頃合いを見計らってトイレに誘導すると効率が良くなる．

胃-結腸反射がはたらきやすい食後，腸管運動が刺激される全身運動をした後などもトイレに誘導する良い機会といえる．トイレ誘導の時間の設定では，時間間隔を必ずしも一定にする必要はなく，時間を変更してでもまず成功する回数を多くするようにするとよい．排便は排尿と違い，便意を感じてからというより時間を決めてトイレに誘うほうがよい．排便では養育者は一緒にトイレに入って力むことを根気よく教える必要がある場合もある．排便するときは間を置かず出るものなので，便座への着座は長くてもせいぜい5分くらいで，指導上は，それ以上長く座らせる何の積極的理由もない．トイレへの動機づけがこの段階での主要な目的なので，屋外ではさせないようにしなければならない．

トイレに入ることに抵抗する子どもがいる．もともとトイレは薄暗いことが多く，子どもに不安を与えやすいが，水洗の音などがそれを一層助長しているのかもしれない．トイレは怖いところではないという理解は，基本的にはそこに信頼できるおとなが介在することによってもたらされる．それゆえトイレに好きなおもちゃを置いたりするような方法も紹介されているが，少し抵抗があっても，まず便座に座ることをきちんと体験させるようにしたほうが結果的に早道になる．抵抗されて途中で逃してしまうと，その次からはさらに強い抵抗にあうことになるので，最初の数回が成功，不成功の鍵となる．力で押さえつけるというよりは，立ち上が

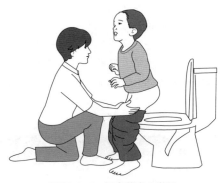

図Ⅳ-A-7　便座着座の学習
立ち上がろうとする前に確実に膝や肩を押さえる．

ろうとする瞬間に膝を押さえ，子どもが力を抜いたらおとなも力を抜くというように身体を通したやりとりになると，子どももおとなの意図が理解しやすくなる（図Ⅳ-A-7）．

② 失禁に対する対処

便器で排泄することを覚えることと同時に，パンツの中に失禁しないことを覚える必要があり，これらは並行して指導される必要がある．失禁しないでいられることは，そのことの認識以外に具体的な手がかりがないので，かなり高度な認識に属する．〈パンツの中に排泄しないこと〉〈トイレ以外では排泄しないこと〉は，通常，子どもが失禁したときのおとなの対応を通して学習されていく．つまり，失禁は外からのはたらきかけによって学習されるものである分，失禁していないときにそれを教えることは難しい．また失禁が止められなかったり，失禁に対しておとなから否定的な評価が与えられたりしなければ，子どもはせっかくの学習の機会からも学ばないことになる．

子どもの失禁の瞬間におとながそれを感知するように，まずおむつをはずし，パンツにする必要がある．本人が失禁に気づくためにも，いつも乾いたパンツに保つことが必要になる．失禁しそうな素振りがみられたら，失禁する前にそれを止め，トイレに誘導し，便器で排泄することができたら褒めるようにするとよい．そうすることによって〈おしっこやうんちはパンツでしてはいけない〉ことと〈おしっこやうんちは便器でする〉ことの二つが結びつくようになる．そしてトイレで排尿した後の快感と止められたときの落差を感じることによって，尿意を感じてもすぐに排出せず我慢する〈蓄尿意識〉時間が作れるようになってくる．長期間おむつをしてきた子どもは「おしっこやうんちはおむつにするもの」ということを学んできたともいえる．

子どもの排泄動作とおとなの評価が結びつくことによって，「失禁してはいけない」ことが学習され行動が変化するので，この学習を容易にするために抑制のタイミングとおとなの反応が

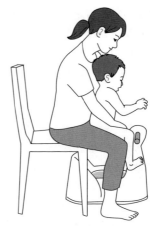

図Ⅳ-A-8　排泄姿勢への援助

指導上の鍵となる．失禁しそうな直前，あるいは失禁している最中にそれを止められると，子どもにとっては，自己の行動と周りの反応との因果関係がたいへん理解しやすくなる．また失禁が期待された行動ではないことを学習するためには，おとなの反応が子どもにとって〈不快〉になっている必要がある．叱ってみても子どもがニヤニヤしているようならば，それは子どもにとって決して不快刺激になってはいない．親や作業療法士は，子どもの表情をみながら子どもに有効な反応の仕方を探る必要がある．

③ 排泄姿勢・動作への援助

排泄は心身がリラックスしていないとうまくいかないので，脳損傷に起因する運動障害を持つ子どもでは，座位で緊張を緩められるような援助が必要になってくる．股関節の内転筋の緊張が高い子どもや，筋緊張が低く体幹の垂直位の保持が難しいような場合は，後ろから抱いたり介助者が一緒に椅子に座ったりするとよい（図Ⅳ-A-8）．

このような経験の後に，前にもたれて体幹を安定させることのできる便器で排泄ができるようにしていくとよい（図Ⅳ-A-9）．近年では座位保持機能のついた便器が子どもの姿勢・運動能力に応じて選択できるようになっており，できるだけ早期から試していくことが望ましい．

自立の可能性がある子どもに対しては，①ト

IV. 生活の自立の支援

イレへの移乗, ②ズボンの上げ下ろし, ③便器への移乗, ④安定した姿勢での排泄, ⑤肛門清拭, の連続動作のそれぞれで, 身体を安定させるための手すりや補助台を設置し, 子どもに合った方法を模索していく必要がある (図IV-A-10). トイレ動作は, 安定した体重支持面を条件とした運動の段階的コントロール, 運動企画, 体重移動が要求されるため, これらを想定した基礎的能力を理学療法士と協力して獲得させていくことも計画しておきたい.

身長の低い子どもたちが洋式の便座に座る場合には, 一人では乗れないために支援者の介助が必要になる. そして座ったときに足底が床につかずに浮いた状態になる. このような姿勢では不安定になるために, 怖がる子どもたちがいる. また, 足で踏ん張れないために腹筋に力を入れにくい状態になり, 力むことがしにくくなる. そこで, 子ども自身が安全に移乗でき, 安定した姿勢で力みやすい状態で排便しやすくするために, 子どもの足底がつく高さの踏み台を用意するとよい (図IV-A-11) (図IV-A-12).

・自分で便座に安全に座ることができる
・足がつくことで姿勢が安定して怖がらずにすむ.
・足で踏ん張れることで力みやすくなり, 排便しやすくなる.

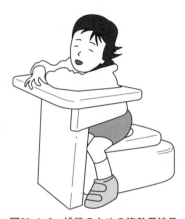

図IV-A-9 排泄のための姿勢保持具

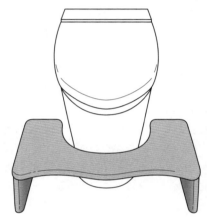

図IV-A-11 トイレの踏み台

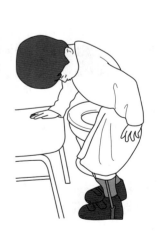
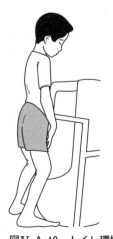
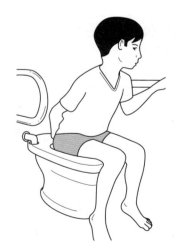

図IV-A-10 トイレ環境
実際に繰り返しやってみながら自立に向けていく.

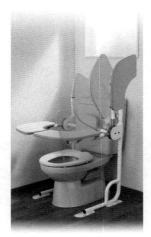

図Ⅳ-A-12　ハートリーフレスト　テーブルタイプ
パシフィックサプライ株式会社（https://www.p-supply.co.jp/products/195）

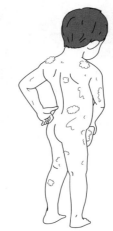

図Ⅳ-A-13　身体図式の学習
洗体で身体イメージを育てる.

④ その他の問題に対する対処

　膀胱機能は悪くないのに，少しずつ漏らしていつもパンツが濡れている子どもがいる．気に入らないことがあると，わざとパンツに漏らす子どももいる[18]．また1回で全部出し切らずに数回に分けて排尿したり，便器が複数並んでいると全部に均等にしたりしないと気がすまない子どももいる．これらは純粋に排尿の問題というより，背後にこだわり行動などを持っている場合が多い．このような特異な行動の原因が必ずしも明らかになっているわけではないが，応用行動分析的手法を用いて対処することができる．このような子どもは通常，全部出し切っていないことが多いので，まず1回の排尿で全部出し切ることを教える必要がある．

⑤ 応用行動分析的手法による排泄指導

　日常生活に即しての排泄指導では不十分な場合は，アズリン（Azrin NK），フォックス（Foxx RM）などの応用行動分析的な手法による排泄指導がある．この方法は，30分おきに定量の飲み物を飲ませ，個々の子どもの膀胱内の蓄尿量から失禁を予想し，失禁に対して応用行動分析的に反応することによって，子どもに失禁の自己抑制を学習させていくものである[19)20)]．

⑥ 排泄場面以外での指導

　膀胱や直腸の随意的なコントロールが未熟であると，いったん排泄が始まると尿も大便も途中で止めることができず，反射的に全部出してしまうことが多い．途中で止めなければ便器への誘導につながらないので，普段から排泄場面以外でも下腹部のコントロールをつける取り組みをしておく必要がある．しゃがんだり，立ち上がったり，重いものを持つなど，さまざまな粗大運動が姿勢保持筋の強化につながる．

　お尻拭きなどは，実際のトイレの場面以外にも普段から練習しておく必要がある．風呂での洗体指導は，お尻拭きにつながるものである．背中側や股間から手を回し，スポンジでお尻を洗わせることによって，目に見えないところの身体イメージを作ることができる（図Ⅳ-A-13）．

Ⅳ-B
更衣の援助

Ⅳ-B-a
着衣の意義

　ヒトは進化の過程で体毛を失ったが，保温やけがや汚れから身体を守るために衣服をまとうようになったといわれる．しかしモリス（Morris D）によると，人にとっての着衣の起源はもっと生殖に関係するもののようでもある[21]．風呂あがりに裸で飛び回っていた子どもも，小学生になると裸でいることを恥ずかしがるように，着衣にはまず羞恥心への対処としての意味がある[*6]．しかし性衝動を抑える衣服にも性的なアピールがあり，衣服が持つこの二つの側面は，社会的存在としての人間の特性をよく象徴している．着衣は防御の手段であるとともに，自己表現でもある．いずれにしても人を強く意識したところに成立する行為といえる．特に日本人は，太古の昔から冠婚葬祭や人生の節目に臨んで，精進潔斎し，衣服を改める習慣を作り上げてきている[*7]．セーターを裏表に着ていても，日常生活にどれほどの支障があるわけではない．それにもかかわらず，人はそれに気づくと必ず直そうとするのは，服装の乱れは「だらしない」〈しだら（しまり）がない〉ことであり，精神の緩みとみなされるからである．

　衣服が社会に対して持つ意味を考えると，発達障害児の更衣の問題も更衣動作の獲得を考えるだけでは十分とはいえない．服装は外見である．しかし対人意識において外見を無視できない以上，外見がもっと肯定的に利用されるとよい．子どもが人から受けるはたらきかけは，外見によってずいぶん違ってくるものである．「どんな子どももかわいがろう」という精神論よりも，誰もが自然に子どもをかわいく感じるような工夫を服装の面から考えることが大切である．

Ⅳ-B-b
更衣動作における発達的準備（レディネス）

　更衣動作は，他の身辺処理技能に比べてその自立の時期は遅い[*8]．老齢化の過程でも食事，移動，排泄に先立っていち早く失われるのが身だしなみを含めた更衣技能である．食事など生命維持に直結する技能が人生の早期に獲得されながら長期間維持されるのに対して，更衣動作は社会生活が拡大するにつれて獲得され，それが狭められると急速に低下していく．文化の影響を強く受ける更衣動作は，知的・精神的機能に密着した技能であり，高い能力が必要とされるものである．

1）更衣動作の発達の段階

　更衣動作の自立に至る過程にいくつかの段階が考えられる（**図Ⅳ-B-1**）．はじめに，（A）手・足をでたらめに動かしているだけで手・足が誘導についてこない段階がある．次に，（B）誘導に手・足がついてくるようになると，介助に何とか協力するようになる．第3段階になると，（C）手・足の動きにもはっきりした方向性がみられ，自分で服を着ようとする意欲がみられるようになる．第4段階では，（D）ボタンはめなど細かい動作もできるようになり，一人で服が着られるようになる段階ということができる．

---

*6　性器を覆うことが着衣の起源という．人に特有のつがい行動を守るために性衝動を抑制する羞恥心が生まれ，羞恥心が着衣を習慣づけさせたという．
*7　武士や特攻隊員などは出陣の前に必ず真新しい下着を身につけたという．
*8　遠城寺式乳幼児分析的発達検査によると，2歳3カ月：一人でパンツを脱ぐ，2歳6カ月：靴を一人ではく，3歳：上衣を一人で脱ぐ，4歳8カ月：一人で着衣できる，となっている．

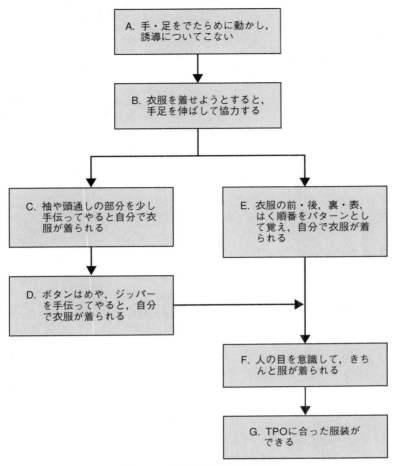

図Ⅳ-B-1 更衣動作の自立の過程

第5段階では，(E)他人の視線を意識するようになるので，衣服の前・後，裏・表にも気をつけて服が着られるようになる．最後に，(F)社会的な約束事を理解し，(G)場所や機会に応じた衣服の選択ができるようになると社会的な行為としての更衣動作が完成することになる．

2) 姿勢・運動面でのレディネス

更衣に必要な運動的準備としては，①上肢を姿勢から独立して動かせること，②上肢を各関節で分離して動かせること，③上肢と体幹，両上肢を協調して動かせることが挙げられる．上肢を姿勢の保持に使わなければならないうちは，当然のことながら手を操作のために使うことができない．したがって手を独立して動かす

ためには，余裕を持って座位や立位がとれる必要がある．腕を伸ばしたら握っていた袖を離してしまうようであれば，衣服の着脱は難しくなる．着脱衣では肘や肩の関節がどのように動いても，いつも袖を握っていなければならないからである．しかし更衣は手のみによって行われるものではなく，頭部・体幹の動きが手の動きに同調する必要がある．シャツの袖に手を通すときは袖をつかんだ手を引き寄せるが，もう一方の腕を前方に伸ばしていく．靴下をはくときにも，これと同様の逆方向の動きが手と足にみられる（図Ⅳ-B-2）．この他，ボタンはめには，手指は探索的なこまかな動作が必要となり，下衣の着脱には片足でのバランスも必要になってくる．2歳台で下衣の着脱が座って行われるの

Ⅳ．生活の自立の支援

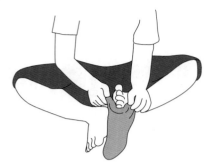

図Ⅳ-B-2　靴下をはく
上肢と下肢の動きが逆方向になる．

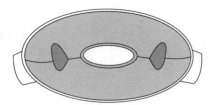

図Ⅳ-B-3　シャツの内部のイメージ

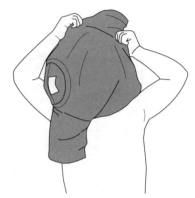

図Ⅳ-B-4　着衣の困難さ
シャツの構造がイメージされないまま触覚的な手がかりだけで手を動かしている．

は，立位バランスが未熟なためである．

3) 認知機能面でのレディネス

　衣服の着脱には一定の手順があるが，衣服の形が頭に入っていないと適切に手を動かすことができない．衣服の着脱は目でいちいち衣服を確認しながら行っているわけではない．衣服の構造を頭に思い描くことができるので，シャツの内側をいちいち見なくても袖に手を入れることができるのである（図Ⅳ-B-3）．このようにシャツのイメージを持つことによって更衣動作が容易になるが，更衣動作を何回も繰り返すことによって，またシャツのイメージも形成されるのである．

　衣服を着るとき，衣服のどこをどのように持つかによって，その先の動作に移行できるかどうかが決まってしまう．かぶりシャツを着るとき，手を袖に通すためにはまずシャツの裾を持つ必要があるが，どこでも目についたところをつかんでしまうと，次の動作が続かなくなってしまう．かぶりシャツで頭を通す穴に腕を通してしまうと途中で行き詰まってしまうが，こういう失敗はシャツの構造がよくイメージされないまま，触覚的な手がかりだけで手を動かした結果といえる（図Ⅳ-B-4）．

　2歳の前半でパンツが下ろせるようになり，その後半でシャツも脱げるようになる．3歳に入ると，かぶりシャツ，前開きシャツの両方とも自分で着られるようになり，それと同時にパンツ→ズボン，シャツ→上着というように着る順番も理解されるようになる．4歳くらいで衣服の前・後，裏・表にも注意が払えるようになり，前・後を間違うことなく着られるようになる．衣服の着脱は咀嚼動作や歩行のような自動運動ではなく学習される動作なので，更衣技能の獲得の時期はその経験量によっても左右される．

4) 心理・社会面でのレディネス

　更衣動作は，食事動作，排泄動作と同様，まずそれが行動パターンとして学習され，獲得されたパターンが対人意識によって徐々に修正，洗練されていく．友だちと交わることが喜びになってくると，人が自分の服装をどう見るかを意識するようになる．性差や養育環境にも影響されるが，ボタンの掛け違い，靴の左・右の間違いなどは比較的気がつきやすいのに対して，衣服の前・後，裏・表などは学童期に入るまでは修正されないことが多い．学童期になると，友だちと同じような服装をしたい半面，自分の

好みもはっきり主張するようになってくる．時と場所に合った衣服の選択は，社会規範の理解の程度に対応しており，それが可能になるのは学童期後半であり，それも個人差が大きい．

IV-B-c 更衣動作における問題および評価の視点

更衣動作の指導は，その問題の性質によって異なる．まず衣服を一人で着られない理由が運動機能にあるのか，認知機能にあるのか，それとももっと別な機能にあるのかを明確にする必要がある．

1) 運動機能の低下による問題

上肢切断，奇形，二分脊椎，分娩まひ，進行性筋ジストロフィー症，脳性まひなど運動機能の制限や低下のために生じる更衣動作の困難がある．上肢切断，奇形など不可逆な器官の喪失に対しては，残存手や足での代償動作を覚えさせることが指導の中心となる．筋ジストロフィー症など筋疾患では，末梢では動きが比較的長く保存されているのに対して，中枢部の支持性がまず低下してくるので，中枢部の安定を補足するような姿勢保持具の工夫が必要となる．

脳性まひ児など脳損傷による運動障害を持つ子どもの着衣動作の問題は，把握，リーチ，衣服の操作という個々の動作の問題ではなく，随意運動の基盤となる自動的な姿勢調節メカニズムにあるといえる．したがって姿勢の安定は，指導の重要なポイントといえる．脳性まひ児は運動のコントロールだけではなく，多かれ少なかれ，知覚・認知面での問題を併せ持っている場合が多い．

2) 認知機能の低下による問題

知的障害，自閉症児の更衣に関する問題の多くが，未学習または誤学習による問題である．そしてこういう場合の多くは単に未経験という

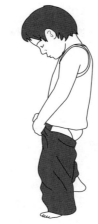

図IV-B-5　ズボンの引き上げ
ズボンの前だけを持って引き上げる．

だけではなく，学習の困難の背景に姿勢・運動面，認知面の問題を併せ持っていることが多い．体幹の回旋が限られていると上肢の正中線交差や斜め運動が阻害されるので，目で確認できない部分での手の使用が難しくなる．ズボンをはくときに，手をズボンの横に回さず，前部だけを引っ張り上げようとする傾向があるが（図IV-B-5），これは手を探索的に使用できていないからと考えられる．

シャツに足を入れたり，パンツに手を通そうとしたりする間違いは，衣服の構造がよく理解されていない証拠であるが，こういう子どもではズボンをはいてからパンツをはこうとするというような手順の間違いもある．指導の方法としては，手がかりを増やしてつまずいている部分を誘導するとよいが，同時に他の場面で巧緻運動，両手の協調動作を促通するようはたらきかけを行う必要がある．

3) 発達性行為障害による問題

学習障害児や自閉症児の中に，運動や認知面での著明な遅滞がないにもかかわらず，不器用であったり，動作の手順に混乱があったりするためにうまく衣服を着ることができない子どもがいる．衣服の前・後，左・右がよく逆になってしまい，それを目で修正しようとするが，視

覚で代償する分，動作はスムーズさを欠くことになる．この手順の混乱の原因は，触覚，前庭感覚，固有受容感覚刺激の処理過程にあるとされているので，その対処においても皮質下機能の感覚処理過程の改善に目を向ける必要がある．

4) 触覚防衛による問題

触覚刺激に過敏であるために，更衣を拒否したり，衣服を身につけていられなかったりする子どもたちがいる．いつも袖を下ろして腕の露出部分を少なくしたり，反対に衣服や靴下を身につけていられなかったり，冬でも靴下がはけない子どもたちである．触覚過敏の程度が著しくなると，人が近づいたり背後に立ったりすることさえ嫌がり，全体として過度に防衛的になる傾向がある．感覚処理過程の不全という意味では，先の発達性行為障害と同じであるが，情緒面にその問題が現れることが多い．触覚防衛は，知的障害，自閉症，学習障害児などによくみられる．

■ Ⅳ-B-d
更衣動作の指導

1) 指導原則

① 指導を開始する発達的条件

通常服を着せられたり脱がされたりしているうちに，手・足が介助の誘導についてくるようになり，やがて方向性を持った手の動きをするようになる．そして簡単な衣服であれば3歳までに一人で着られるようになっている．このように更衣の学習は介助の延長上に連続するものであるが，更衣動作の指導の条件としては，(A)座位が安定していること，(B)手が誘導についてくることの二つを挙げることができる．

② 指導内容の優先順位

衣服の着脱は食事・排泄に比べ，より学習的な要素が多い．力を入れて引っ張れば脱げることもある脱衣に比べて，着衣は一定の運動企画が必要となるので着衣のほうが難しい．またズ

ボンやパンツは，常に手元を確認しながら操作できるのに対して，上衣は手元をいつも確認できるとは限らないので，上衣の操作のほうが難しいといえる．それに加えてパンツ・ズボンの上げ下げは排泄行動に付随するので，指導という観点からはその頻度が高い分だけこちらのほうに学習上の利点がある．かぶりシャツと前開きシャツとでは，前者が対称的な手の使用，後者が非対称的な手の使用を求めるので後者のほうが難しいといえる．更衣指導では，いつもそれぞれ簡単なほうから指導を始めるとよい．

③ 指導の方法

ボタンはめなどは，ボタンはめ板を使って練習することもできるが，基本的に衣服の着脱は身体概念，運動企画能力と並行して獲得される技能なので，手元を見て操作できるように実際の衣服の着脱の中で練習する必要がある．いくつかの動作が連続するが，単位動作ごとに少し間を置き，動作の起点と終点を理解させるようにするとよい．応用行動分析的手法の原則であるが，まず介助してでも動作の全部を体験させ，自分でできるようになった部分から介助をはずしていくようにするとよい．できない単位動作のところは何回も学習の機会を作るとよい．時間がかかってもまずきちんと行わせ，8割方できるようになってからスピードアップを図るようにしていくとよい．

2) 更衣動作の指導の実際（表Ⅳ-B-1）

① ズボンの脱ぎ方の指導

ズボンの脱ぎ方には (1) ズボンをお尻まで下げてから座り片足ずつ抜くやり方と，(2) ズボンを膝下まで下げ，立ったままで片足ずつ抜くやり方の2通りがある．両者の違いは，片脚でのバランス保持能力にあり，それが未熟であると立ったままズボンを脱ぐことができない．上肢が対称的に使用されることが多いのに対して，下肢は交互に分離して動かされ，さらに上肢を伸展するときには下肢を屈曲させるというように逆運動（reversal movement）がみられる．

ズボンを脱ぐには，大腿骨の大転子あたりで

表IV-B-1　シャツ，ズボンの主な脱ぎ方，はき方

ズボン	脱衣	(1) ズボンをお尻まで下げ，座ってから片足ずつ抜く	(2) ズボンを膝下まで下げ，立ったまま片足ずつ抜く	
	着衣	(3) 座って両足を入れてから，立ってズボンを引き上げる	(4) 立って片足ずつ足を入れてからズボンを引き上げる	
かぶりシャツ	脱衣	(5) 襟首を両手で持って引っ張り，首を抜いてから両腕を抜く	(6) まず片腕を抜き，頭，もう一方の腕の順序で抜く	(7) 腕を交差させ，裾を持って引き上げ，そのまま頭，両腕を引き抜く
	着衣	(8) 頭を襟首に入れてから手を袖に通す	(9) 手を袖に通してから首を通す	

ズボンの両縁をつかんでいると，ズボンを下げるとき，殿部に引っかかりにくい．ズボンから脚を引き抜くとき，未熟な段階では足踏みをして足だけでズボンを下ろそうとするので，子どもの手でズボンを押さえさせるようにするとよい．脚の動きで手がズボンから離れやすくなるので，必要ならば手を添えてズボンを保持させてもよい．立位で脚をズボンから抜くためには，体重負荷側の下肢を軽く屈曲させたまま体幹を前屈させる必要がある．

② ズボンのはき方の指導

ズボンのはき方は脱ぎ方と同様，(3) 座ったまま両足を入れてから立ち上がってズボンを引き上げるやり方と，(4) 立ったまま片足ずつ足を入れてズボンを引き上げるやり方がある．これも前者のほうが先に覚えられる．立ったままズボンをはくときは手はズボンを握っており，余裕を持ってバランスを保持する必要がある．子どもはズボンを引き上げるときにズボンの前方を持つ傾向があるので，殿部が使えるようであれば，ズボンを持つ手を横に滑すように誘導するとよい．

③ かぶりシャツの脱ぎ方の指導

Tシャツ，ポロシャツなどの半袖シャツは，ほとんど (5) 襟首を持って引っ張ると脱ぐことができる．セーターなど長袖になると，(6) 片腕または両腕をまず抜いてから首を抜くこともあるが，基本的には (5) と同様である．(7) は裾を持って衣服を裏返しにしながら脱ぐやり方であるが，襟首がつかみにくいシャツを脱ぐときなどに使われる．ここでは最初に覚えるシャツの脱ぎ方 (5) の指導についてのみ触れる．

まず，①子どもの手をシャツの襟首に誘導し，襟首の前部を握らせて，②顎を襟の中に入れながらシャツを引き上げさせる（図IV-B-6）．③シャツが後頭部に引っかかれば両手を襟首の後ろに持ち替えて前方に引っ張らせるようにするといい（図IV-B-7）．②と③の動作では，②では上肢を屈曲させながら，頭部・体幹を前屈し，

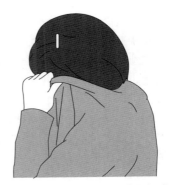

図IV-B-6　かぶりシャツの脱ぎ方①
顎を襟の中に入れながら，シャツを引き上げる．

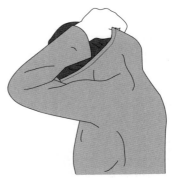

図IV-B-7　かぶりシャツの脱ぎ方②
両手を襟首の後ろに持ち替えて前方に引っ張る．

③では上肢を伸展させながら頭部・体幹を伸展している．これも逆運動であるが，同時にSTNR（対称性緊張性頸反射）が動作の原型として利用されている．立位や座位での体幹の伸展が不十分であると，上肢が②③の動作を余裕を持って行うことができないので，更衣動作以外の場面でも姿勢保持の指導が必要になってくる．ズボンの脱ぎ方と同様，最初にシャツをつかむ場所，シャツからの摩擦抵抗を感じて握る場所や，動作の方向を修正することを教えていくことが指導の内容となる．

④ かぶりシャツの着方の指導

かぶりシャツの着方には，（8）頭をまず襟首に入れてから手を袖に通すやり方と（9）手を先に袖に通してから，後ろで首を通すやり方の2通りがある．（8）では，まず，①後ろ身頃を上にしてシャツの裾を両手でつかみ，シャツを手繰りながら頭を襟首に入れ，シャツを引っ張りながら首を出すようにする．②襟首から首を出し，両方の腕を片方ずつ同側の袖穴に外旋・外転方向に伸ばして腕を袖から出す．一方（9）のやり方では，①片手で後ろ身頃の裾をつかみ，もう一方の手をシャツの中に入れ同側の袖を探って先に手を通す．②袖から出した手でもう一方の袖を手繰りながら，反対の手を袖に通し，両腕を通し終わったら，③今度は両手でシャツの裾をつかんで首を襟首に通しながら，④両手で裾を下げる．（9）は目で直接確かめられないシャツの内側で，複雑で非対称的な腕の使い方がすべての動作の最初にくるので，（8）よりも難しいものである．（8）のやり方では頭がいったん襟首を通るとシャツが固定されるので，その後の手の動きも楽になる．また頭は小さい袖穴には通らず，襟首と袖穴とを間違えて立ち往生することもないので，最初はこのやり方から指導を始めるとよい．

シャツはズボンに比べ手の持ち替えが多く手順も複雑なので，①シャツの襟首，袖穴の位置をはっきり示すこと，②シャツの抵抗を感じて手を動かす方向を修正すること，③シャツとの摩擦を手がかりに手や首を伸ばすことなどを中心に指導するとよい．更衣動作とは手で衣類を身体にまとわせるというよりも，手に握った衣類に身体を密着させていくというように考えるとよい．かぶりシャツでは対称的な両手動作が中心になり，中枢部の屈曲・伸展が両上肢の対称的な動作を助けている．しかし前開きシャツなど両手が非対称的に使われるときには，首・体幹の回旋がその手の動きを助けている（図Ⅳ-B-8）．

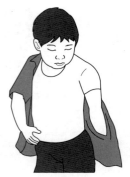

図Ⅳ-B-8 前開きシャツの脱ぎ方
体幹，首の回旋が腕の動きを助ける．

⑤ 運動機能制限のある子どもたちの更衣動作指導例

脳性まひをはじめ運動制限のある子どもたちの更衣動作の問題は，先に述べてきたように，幅広いさまざまな方向への上肢の運動と安定した姿勢保持の難しさにある．指導においては，これらを補う対策が必要になる．

幼少期から図Ⅳ-B-9のように，身体のさまざまな部位に手が到達するような家庭療育指導を意識的に行うことが大切である．また抗重力位でのバランスを要求しない臥位で部分的にできるところから根気よく指導し（図Ⅳ-B-10），同時に図Ⅳ-B-11のような器具を導入し練習していくと自立度を高めることができる．また身近にある椅子と安定のよいテーブルを利用するなど（図Ⅳ-B-12），応用性を高めていくとよい．

また，運動障害が原因となって発達を妨げている知覚・認知面での問題への指導として，図Ⅳ-B-13のような遊びを並行して取り入れてい

IV-B　更衣の援助

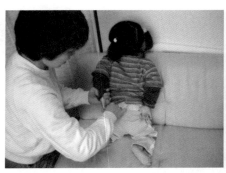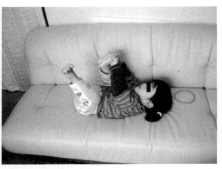

図IV-B-9　更衣動作指導例①
家庭のソファーを利用し，将来の自立に向けて練習している．

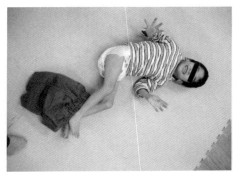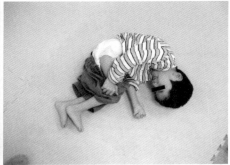

図IV-B-10　更衣動作指導例②
手足の協調運動を行いやすい臥位でズボンの着脱を練習している．

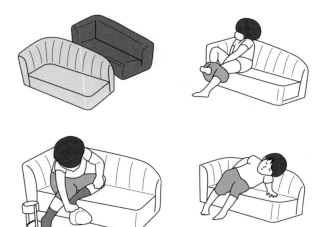

図IV-B-11　更衣動作指導例③
ソファーの形状を利用し，更衣が自立した．

Ⅳ．生活の自立の支援

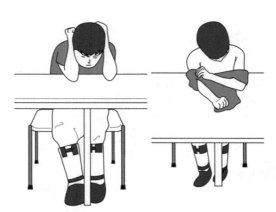

図Ⅳ-B-12　更衣動作指導例④
テーブルで体幹の不安定さを補い，かぶりシャツの脱着が可能になった．

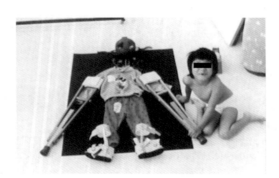

図Ⅳ-B-13　服の組み立て遊び
自分の体と衣服の位置を対比している．

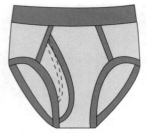

図Ⅳ-B-14　パンツの工夫
点線で示したようにパンツのくりを浅くする．

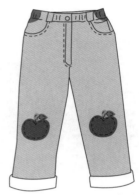

図Ⅳ-B-15　ズボンの目印

くのもよい．

⑥ 衣服の工夫

1）パンツ，ズボン

扱いやすさという点では伸縮性に富んだ素材がよい．幼児用のパンツはブリーフ型がほとんどであるが，男子では図Ⅳ-B-14のようにくりを浅くしておくと排尿時，ペニスを取り出しやすい．指導の初期段階ではズボンもゴム入りのものが便利だが，それが習慣化すると長じても公衆トイレでズボンを下げて排尿するので，なるべく早い時期からズボンのファスナーの操作を練習させる必要がある．着衣の際に，最初につかむ位置をわかりやすくするために，ウエストの前と両横の3カ所に布を当て目印をつけておくと，ズボンやパンツの前後の区別ができ，持つ位置の手がかりが得られる（図Ⅳ-B-15）．慣れてきたら目印をはずし，ファスナーや後ろポケットなどズボンの特徴で前後を判別させるようにするとよい．

2）シャツ，上着

シャツにはかぶり式のものと前開き式のものがある．前開き式のものはボタン，ファスナーなどの操作が必要になってくる．通常，後ろ身頃を上にして更衣指導をするので，最初に手でつかむ位置である左か右の裾に目印があるとよい手がかりになる（図Ⅳ-B-16）．しかし慣れてきたら目印を取って，襟の形で前後を見分けさせる必要がある．

3）靴下，靴

靴下の足背面と足底面を見分けるのは難しいが，はいてから上・下を直すのはなお苦労なので，足背面の尖端部に目印があるとよい（図Ⅳ-B-17）．靴の左・右は，靴の足背の内側部に目印を縫いつけ，両方を合わせると左右がセットさ

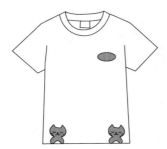

図Ⅳ-B-16　シャツの目印

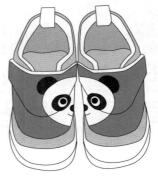

図Ⅳ-B-18　靴の左右の目印

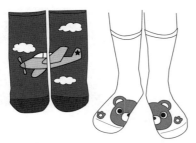

図Ⅳ-B-17　靴下の左右の目印

れるようにするとよい（**図Ⅳ-B-18**）．
⑦ **応用行動分析的指導の手法**
　姿勢調節メカニズムに問題を持たない子ども の更衣動作の指導では，一連の更衣動作の中で，〈どこまでできていて〉〈どこができないか〉を明確にし，どの段階から介入したらよいかを決める必要がある．衣服の工夫や自助具が必要であればそれらを準備する．基本的には，運動の方向や手順がわからなければ誘導し，動作を覚えるに従ってそれらの手がかりを減らしていくようにするとよい．常に成功感を持って動作を終わると子どもの学習の動機が維持されやすい．

IV-C 生活を豊かにする道具―IT機器を中心に

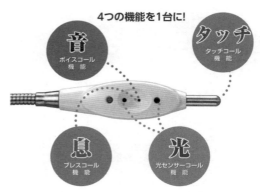

図IV-C-1 マルチケアコール®
写真協力：株式会社ケアコム（https://www.carecom.jp/products/care/sensor_bedside/bedside03/rb-780/）

近年，総務省により情報バリアフリー化が進められ，誰もがIT（ICT）を利活用できるような環境が整備されつつある．ICTとは，Information and Communication(s) Technologyの略語であり，「いつでも，どこでも，何でも，誰でも」がネットワークにつながることができるような社会を目指すための技術といえる．IT（ICT）を利活用することで，今までできなかったことが，瞬時に可能になることがある．外出できない方が，インターネット経由で買い物ができたり，筆記具を使えない方が，ワープロソフトを利用して手紙を書いたり，また発話が困難であっても希望する内容のボタンを押すことで意思を伝えることもできるようになる．

しかし年齢や障害のために，それらの機器を使いこなせない「デジタルデバイド」という現実もある．作業療法士が行うIT（ICT）利活用支援には，従来パソコンなどが主に使われてきたが[22]，最近ではタブレット端末が容易に手に入るようになり，また直感的に直接画面から操作することが可能になったため，使われる機会が増えている．

IV-C-a 人を呼ぶ

自分では動けず，人を呼べないような状況が続くと不安が強まり，次第に意欲が低下し自発行動が減少する．障害や病状に合わせて，必要なときに人を呼ぶことができることはどんな場合においても保証されるべきであり，一番初めに取り組むべきこととなる．子どもの場合には，不安が強いためだけでなく，呼ぶことで人が来てくれること自体が楽しくなるので，必要以上に呼んでしまうことがまま出てくる．そのような場合でも，呼ぶたびに必ず対応するとよい．呼べば必ず人が来てくれることがわかると，やがて必要なときだけ呼ぶようになってくる．

①病院，施設

病院に入院中であれば，ナースコールを押すことで看護師を呼ぶことができる．ナースコールを押すことで看護師が来ることが保証されるので，病人は治療に専念することができるようになる．運動の障害により通常のナースコールが押せない場合には，残存機能を生かして押せるようツールを考える必要がある．ナースコールは命に関わるものなので，それ自体は安易に改造をすべきではない．市販製品の例を挙げるならば，「マルチケアコール®」（図IV-C-1）などがある．マルチケアコール®では，声を出すこと，触れること，息を吹きかけること，わずかに動くことでナースコールが作動する．

②家庭

家庭で同様の状態にあるときは，ナースコールの代わりに呼び出しブザーや呼び鈴を使うとよい．子どもの手の届くところにベルや鈴をぶら下げておき，必要なときに鳴らして人を呼ば

せるのである．運動の障害が強く，他の残存機能を生かした方法を工夫しなければいけない場合には，これも市販の「呼び出しリモコン」などを利用できる（図Ⅳ-C-2）．送信機には3.5 mmミニジャックがついており，使用する人の状態に合わせて，押しボタンスイッチやタッチスイッチなど他の機器も任意につなぐことができる．そのほか各種スイッチを挙げておく．

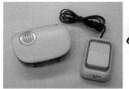 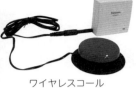

呼び出しリモコン 携帯
（オーム電機「ワイヤレスコールチャイムセット」を改造）

ワイヤレスコール

図Ⅳ-C-2　呼び出しリモコン
左：株式会社エスコアール（https://escor.co.jp/products/products_item_E_chime_remocon_oh.html）
右：パシフィックサプライ株式会社（https://www.p-supply.co.jp/products/index.php?act=detail&pid=601）

各種スイッチ

接点式スイッチ	押すことで操作できる．種類は豊富にあり，押すだけでなく引くことで操作できるものもある．操作する力が必要になる．（パシフィックサプライ株式会社）	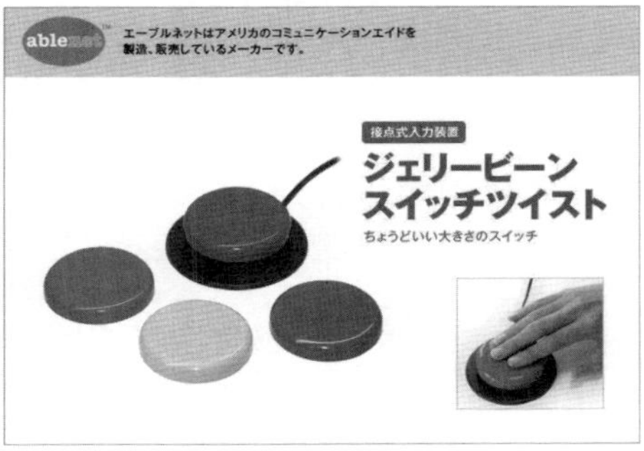
帯電式スイッチ	静電気を利用した力のいらないスイッチで，触れるだけで操作できる．（パシフィックサプライ株式会社）	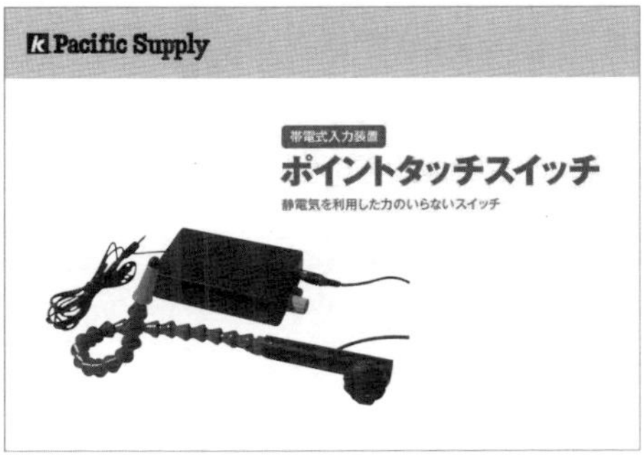
筋電式スイッチ	眼球の左右の動きや，筋肉の微力な動きを検知してスイッチ操作できる（トクソー技研株式会社）．	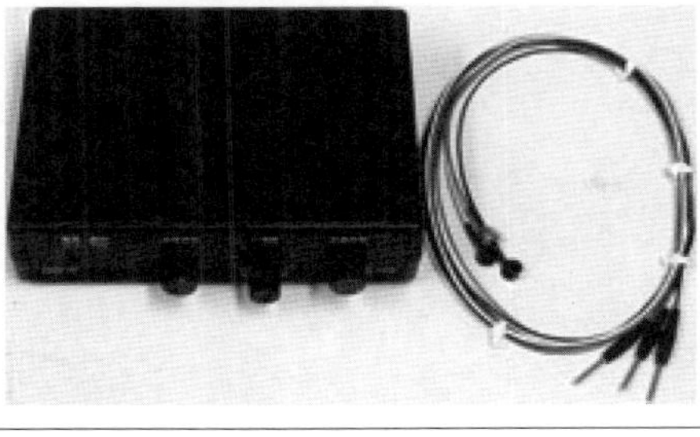

Ⅳ．生活の自立の支援

（つづき）

光電式スイッチ	光ファイバーを利用したスイッチで，自由度が高く顔面や，手，指に貼りつけて使用できる．眼鏡のフレームなどに取りつけることでまばたきスイッチとしての利用も可能．（パシフィックサプライ株式会社）	
呼気式（吸気式）スイッチ	先端に向けて息を吹きかけるまたは声を出して操作するスイッチ．（パシフィックサプライ株式会社）	
圧電素式スイッチ	圧電素子（ピエゾ）と空圧（ニューマティック）の2種類のセンサを選択することができるスイッチ．（パシフィックサプライ株式会社）	

パシフィックサプライ株式会社ホームページ：https://www.p-supply.co.jp/
トクソー技研株式会社：http://tokso.net/

IV-C-b 環境を制御する

　テレビのチャンネルを変えたい，照明を消したい，エアコンをつけたいというように，自分の身の回りの環境を制御したい場合には，介助者に依頼する必要がある．しかし支援を受ける側は，頼むことに気兼ねをして，行いたい活動を自分から制限したり，諦めてしまったりすることがしばしば起こる．しかし，IT（ICT）機器を活用することで，残存機能を生かすことも可能になる．自分で環境を制御できることで自立した活動が保証され，生活の質も向上する．

① テレビのチャンネルを変える

　指先がわずかしか動かせず，テレビ付属のリモコンを自分で変えられない場合でも，限られた動きで押したり触れたりするだけでON/OFFできるスイッチと学習リモコンさえあれば，チャンネルを自分で変えることができるようになる．学習リモコンには多くの種類があるが，専用機として「レッツ・リモコンAD」がある（図IV-C-3）．利用するテレビを選択登録し，操作できるスイッチをつなげばすぐに使用できる．

② 照明・エアコン（身近な家電）の制御—パソコンの利用

　代表的な機器としては，「なんでもIR2」がある（図IV-C-4）．「なんでもIR2」は赤外線リモコンに対応した複数の家電製品を，パソコンで操作できる赤外線学習リモコンである．赤外線リモコン対応の身近な家電製品（照明，エアコン，テレビ，ビデオなど）何でもIR2に登録すると，パソコンで操作できるようになる．

③ 照明・エアコン（身近な家電）の制御—パソコン不要

　赤外線学習リモコン（図IV-C-5）と操作できるスイッチがあれば，身近な赤外線リモコン対応の家電の操作が可能となる．制御できる信号

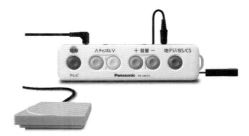

図IV-C-3　レッツ・リモコンAD
パナソニック エイジフリー株式会社（https://sumai.panasonic.jp/agefree/products/communication/letsremocon/ad/）

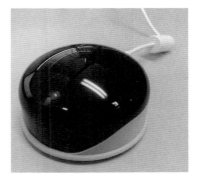

図IV-C-4　なんでもIR2
テクノツール株式会社（http://www.ttools.co.jp/product/hand/ircenter/）

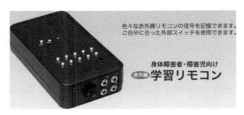

図IV-C-5　赤外線学習リモコン
ふれあい．ネット（http://freai.net/）

は合計10個まで登録ができる．実際には家電だけでなく，玩具でも赤外線リモコン対応であればなんでも登録して操作できる．操作スイッチも押しボタンスイッチ，ジョイスティック，オートスキャンなどにも対応している．

文献

1) 鈴木秀男：幼児体験―母性と父性の役割．講談社，p110，1979
2) 依田 明：少子化時代の子どもたち．ブレーン出版，1997
3) 氏家幹人：江戸の少年．平凡社，1994
4) 二木 武，他（編著）：小児の発達栄養行動．医歯薬出版，p131，1984
5) 末松たか子：オムツのとれる子，とれない子．大月書店，p71，1994
6) 河邊香月：排尿反射とその異常．*Clin Sci* **4**：74，1986
7) 尾形正方：排便の生理．理学療法 **2**：253-255，1985
8) 山形恵子：発達に伴う排泄行為と障害．OT ジャーナル **26**：399-405，1992
9) 岩崎清隆：重症心身障害児の自律神経系機能における感覚刺激の興奮的効果と抑制的効果．感覚統合障害研究 **4**：6-13，1994
10) ベッテルハイム B（黒丸正四郎，他訳）：自閉症 うつろな砦Ⅰ．みすず書房，1973
11) フレイバーグ SH（詫摩武俊，他訳）：魔術の年齢．金子書房，1978
12) Douglas JWB：Early Disturbing Events and Later Euresis. In Kolvin L, et al（eds）：Bladder Control and Euresis. Heineman, London, 1973
13) Kolvin I：Bladder Control and Enuresis；Clinics in Developmental Medicine. 48/49 Spastics International Medical Publications. William Heinemann-Medical Books, London, pp3-36, 1973
14) 古澤正道：重度脳損傷児の排便障害に対する神経発達学的治療．理・作療法 **16**：199-203，1982
15) 大内二男，他：脳性まひ児の排泄障害に対する指導と理学療法．理学療法 **2**：279-284，1985
16) 藤村元邦，他：重症心身障害児（者）施設における排尿探知システムの導入．日重症心身障害会誌 **13**：34-40，1988
17) 八代史章，他：重症心身障害児（者）施設における排尿探知システムの導入Ⅱ．日重症心身障害会誌 **13**：106-113，1989
18) 岩崎清隆：作業療法事例集．日本作業療法士協会，p224，1998
19) Azrin NH, et al：Toitet Training in less than a Day. Pocket Books a Simon & Schuster Division of Gulf & Western Corporation, New York, 1974
20) アズリン NH，他（東 正訳）：トイレットトレーニング．川島書店，1980
21) モリス D（日高敏隆訳）：裸のサル．河出書房新社，pp36-70，1988
22) 田中勇次郎（編著）：作業療法士が行う IT 活用支援．医歯薬出版，2011

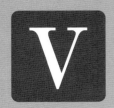

遊びへの支援

- V-A　遊びによる評価の可能性
- V-B　遊びの観察のポイント
- V-C　遊びの指導原則
- V-D　遊びへの支援
- V-E　学業と遊びの発達の道すじ
- V-F　指導目的別課題内容

V-A

遊びによる評価の可能性

ヴィゴツキー（Vrgotsky LS）[*1]は「子どもは遊びの中で頭一つ背伸びをしている」と述べ，遊びが発達全体に対して牽引的な役割を果たしていることを指摘している[1]．子どもがどのような遊びをするかは，ひとえに子どもの中に育っている能力にかかっている．できもしないことを楽しむことはありえない．このような認識から遊びを通して発達を診断しようとする試みが生まれ，実際，何人かの米国の作業療法士らは遊びによる発達評価表を開発している．

タカタ（Takata N）は〈遊び歴〉を[2]，ノックス（Knox SH）らは〈遊び尺度〉（preschool play scale）をそれぞれ作成している[3]．〈遊び歴〉では，①何を（対象），②どのように（動作），③誰と（相手），④どこで（状況）が，〈遊び尺度〉では，①空間の処理，②ものの処理，③模倣，④参加というような項目が，それぞれの評価の視点とされている．遊びでは動作の遂行（運動面）とものの認識（認知面）とは不可分である．そのため遊びを要素的機能に分けて考えるより，動作の遂行とものの認識の両方を含んだ視点から捉えたほうがその実態をよく反映するだけでなく，臨床的にも有用と思われるため，本書でもそのような視点に沿って分析したい．

まず興味を示す対象が何であり，どのような遊び方をしているかを面接などでよく聞いておく必要がある．それらの情報から，①音楽リズム遊び，②絵本遊び，③ことば・数遊び，④造形遊び，⑤構成・創造遊び，⑥探索・適応遊び，⑦役割遊び（ごっこ遊び），⑧協同・競争遊び，

⑨運動遊びなどの遊びの種類の中で，何を好み，何が得意であるかがある程度思い描けるようになる．またシンボルを理解しているか，両手の協調の具合はどうか，巧緻性の程度はどうかなど，遊び方に関する運動・認知情報から，子どもの空間処理（同時）能力，時間処理（継次処理）能力が発達のどの段階にいるか，ある程度推測することも可能になってくる．

しかし構成遊びの段階に達している子どもでも，しばしば感覚・運動遊びを楽しむことがあるように，たまたまそこで行われている遊びから，即その子どもの能力の上限が明確になってくるわけではない．またよく遊んでいる遊びであったとしても，それが本当に"好き"だからやっているのかどうかも即断できない．通常，好きというのは，できることが数種類あって，その中で自発的に選択されたものが"好き"を意味する．それしかできなかったり，せざるを得ないというように脅迫的にやっていたりするものであれば，いわゆる自発性に基づく"好き"な遊びとは異なってくるからである．

したがって遊びを，発達段階を同定する評価道具として使うためには，特定の遊具と遊び方を決めて，その遊具に対する典型的発達児の遊び方のデータが必要となる．

図V-A-1は，動物運動会という筆者自作の遊具である．右の巻き芯と左の3匹の動物はそれぞれ透明の釣り糸で結ばれており，巻き芯を回転させると，3匹の動物も右に引かれてゴールに向かって走り始める仕組みになっている．三つの巻き芯の円周が異なるため，引かれる距離に違いが生じ，ゴールへの到着に時間的差が出てくるようになっている．この遊具の遊ばせ方は，巻き芯のハンドルを動かす前に，どの動物が一番早くゴールに到着するかを子どもに予想させ，実際にそうなるかどうか，子ども自身にハンドルを回させて確認させるものである．

就学前児から学童期までの子どもに，この遊

[*1] レフ・セミョノヴィッチ・ヴィゴツキー：旧ソヴィエト連邦の心理学者．アレクサンドル・ルリア，アレクセイ・レオンチェフとともにソ連の心理学三人組といわれた．発達の最近接領域という概念を提起した．

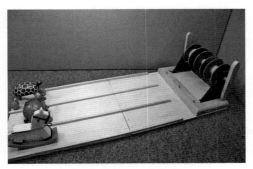

図V-A-1　動物運動会
どの動物が一番早いか聞いてから，右のハンドルを回して競争させる．結果を見てから，それがなぜ一番早かったか，その理由を聞いてみる．

具で遊ばせると，発達段階に沿ってさまざまな答えが返ってくる．

　就学前の子どもでは，馬が一番速く，亀が一番遅いというように動物のイメージによって答えたり，あるいはその都度当てずっぽうに答えたりすることがほとんどである．発達段階の第Ⅳ期くらいに達すると，動物のイメージではなく，到着順がレーンの位置に関係することにうすうす気づいている子どもたちもいるようになる．そのような子どもたちは右の巻き芯のほうに必ず注目しているはずである．第Ⅲ期以前では，巻き芯のほうは見ていても，太さの違いにまでは気づいていないようである．またこの時期では，推論を重ねた結果の判断ではなく，当て物ゲームの感覚に近く，自分の回答が実際とは違っていたと判明しても，そのことにショックを受けるようには見えない．

　小学生低学年では，馬，豚，亀の3匹の動物のうち，どれが一番早いかという問いに対する回答はほぼ100％正解になる．最初，回答が不安定であっても，順番に動物の場所を交代させていくうちに，常に一番太い（円周が長い）巻き芯のところ（つまり一番手前のレーン）の動物が一番にゴールに到着することに多くの子どもが気づくようになる．さらに巻き芯の太さの順序に沿って，レーンごとに着順が決まることを同時に理解するようにもなる．

　しかしこの年齢群では，その理由を問われても「これが太いから一番」と答えるぐらいで，円周，速さ，距離などの用語を使って，理由を理論的に説明できる子どもは皆無である．小学生高学年になると，正解はもちろん，その理由を口頭でも上記の用語を使って答えることができるようになる．距離を時間で割ったものが速度であるが，この場合，巻き芯を回転させる時間は3レーンとも同じなので，距離（円周の長さ）の差がそのまま速度の違いになってくる．このように距離と時間という二つの異なる概念から速度を理論的に説明できるのは，形式的操作期（中学生）に入った子どもだけである．

　このようにどのような遊具においても，あらかじめ典型的発達児がどのように反応するか知っていると，その遊び方から発達を診断できるようになる．したがって現在，どの作業療法室にある遊具でも，保育園児や学童がどのように遊ぶか2，3でもデータがあれば，それらに限ってある程度，発達的な診断が可能になることもある．

V-B 遊びの観察のポイント

V-B-a 空間の処理

〈空間の処理〉とは，距離や方向を理解する能力であり，子どもが遊ぶときの姿勢，移動，手伸ばし，両手の協調運動などからそれを推察することができる．〈空間の処理〉能力が高いと，手・足の運動方向の正確さ，動作の速さなどをコントロールすることが楽しみになる．またなるべく高く，遠くへ，跳んだり，降りたりすることにも喜びを感じるようになっている．〈空間の処理〉能力が高い子どもたちにとっては，支持面が狭かったり，不安定である場所で遊べることはそれだけ能力の高さをものがたる情報なので，そこで遊んだり，移動したりすることがかえって喜びになっていることもある（図V-B-1）．

空間の処理に余裕がないと，高さや動きの速さに対して尻込みするようになり，動作もぎこちなくなってくる．こういう子どもは，寄りかかることのできる壁面や狭い場所など安定した支持面を好む．基底面が狭かったり，不安定であったりする場所では，身体を固めて転倒に備えようとする．

自閉症児などは，体育館，校庭などの広い空間でよくパニックを起こすことがある．これはそこに視覚的な手がかりも乏しく，そこで何をしたらいいのかわからず，そのことが彼らの不安感を募らせるからかもしれない．環境との距離感が不確かな子どもは物にすぐ衝突したり，物を取ろうとしてそれを倒したりすることが多い．このような子どもは，積み木つみ，ドミノ置きなど上肢のプレーシング[*2]が求められる遊びがなかなか楽しめない．

オープン・スペースが苦手でいつも訓練室の隅に張りついているような子どもは，家庭でもこたつや机の下に潜ったりしていることが多い．家庭のどういう場所を好んでいるかもよく聞いてみる必要がある（図V-B-2）．

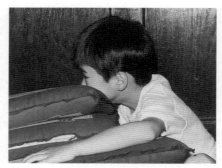

図V-B-2 狭い空間が心地よい
壁やものの隅に身体を入れると，体性感覚によって空間がより明確に感じられ安心する．

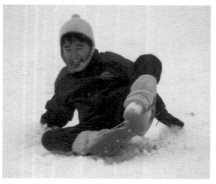

図V-B-1 空間の処理能力
基底面が不安定なことがかえって楽しみになる．

V-B-b ものの処理

ものの処理には，ものの理解とものの操作の両方の能力が含まれている．この能力が高くなればなるほど，遊び方が，おもちゃが本来持っ

[*2] 上肢を空中に保持していること．

V-B　遊びの観察のポイント

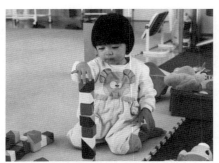

図V-B-3　ものの処理能力
直線のイメージを具現化するというように，空間の操作が楽しみになる．

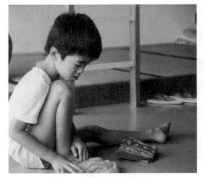

図V-B-4　感覚遊び
ハンカチの手触りを楽しむ．

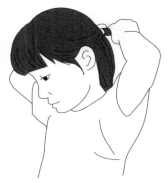

図V-B-5　ものの処理能力の向上
手元が見えないところでも手や指を上手に使える．

ている機能や目的に近づいていく．ものの操作の仕方は，①触覚などの感覚刺激そのものを楽しむようなものから，②並べたり，積んだりしてものの空間関係の発見や再現を楽しむようなものへ発展し（図V-B-3），さらに③出来栄えや技能を競う遊びに向かう．感覚刺激を楽しんでいる段階では，おもちゃに限らずビニール袋，紙，スリッパ，ハンカチなど何でも遊びの対象になりうる（図V-B-4）．

発達の初期段階ではものの持ち方も，何でも固く握りしめてしまう反面，姿勢や動きによって持っているものを落としてしまうことさえある．柔らかいものはそっと，固いものはしっかり握れているか，重いものを引いたり押したりするときは，腰を落とし姿勢全体を手・足の構えに合わせているかなど，それらの背景となる姿勢などもよく観察する必要がある．ものの処理能力が高い子どもは，ものの形状や機能に応じた持ち方ができ，手元が見えないところでも手や指を上手に使える（図V-B-5）．

V-B-c
模倣

模倣とは，見たり，聞いたりすることを，動作やことばで再生する一連の能力をいう．はじめ使い方がわからなくても，教えるとすぐに操作できるようになるのであれば，〈模倣〉能力が育っていることになる．姿勢の保持や変換が安定し，記憶の量も増えると，動作と音声の両方で模倣が発達し，踊りや歌を真似することができるようになる．また姿勢や動作の模倣も，その見本が実際の人の動作から写真や絵になっても再現できるようになる（図V-B-6，上段）．左端が①実物の見本で，次に②写真，③写実的な絵，④線画，⑤デフォルメした漫画的な絵，⑥影絵，最右端が⑦スケルトン画であるが，右に移動するに従って見本としての抽象性が高くなっていく．スケルトン画で姿勢を細部に至るまで詳細に模倣できることが，姿勢模倣における最高度の課題である．また図V-B-6の下段は模倣する動作の難度を示すものである．①両手の同時動作から始まり，②片手を正中線を越えて反対側へ持っていく，③両手を同側の異なる部位へ持っていく，④両手を反対側の異な

V. 遊びへの支援

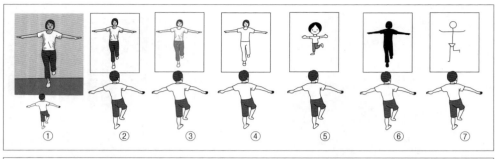

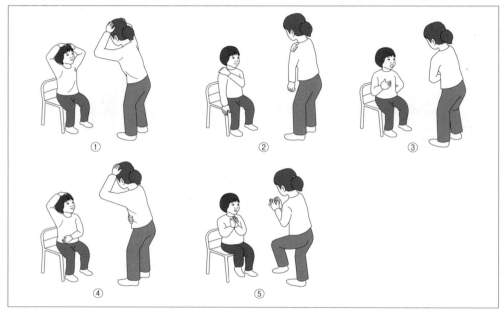

図 V-B-6 動作の模倣
写真や絵の姿勢を再現できる．

る部位へ持っていく，⑤上肢と下肢の異なる動作を同時に行うことへと移動するにつれて難度が高まる．

〈ごっこ遊び〉は視覚見本の代わりにイメージが動作の再現を導くものであり，これも模倣を基盤にした遊びといえる．

V-B-d
対人意識

対人関係の発達の指標としてはパーテン（Parten MB）の集団遊びの諸段階が有名だが（**表V-B-1**）[4]，発達の初期段階においては，本人とおとなとの関係をよく観察する必要がある．初対面の作業療法士に対して子どもが〈怖がったり〉〈恥ずかしがったり〉することもあるが，〈無視したり〉〈いきなり抱きつく〉こともある．〈困ったときに援助を求めるか〉〈人にものを頼むか〉〈何に愛着を示すか〉〈泣いたとき，誰のところに逃げていくのか〉〈賞賛すると，態度が変わるか〉〈言うことを聞く人と聞かない人がいるか〉〈怒りをその原因となった人に向けるか〉〈抗議したり，訴えたりするのか〉〈人を試すようなことがあるか〉，遊びの中に現れるこのような人への意識の程度をよく観察するとよい．子ども同士の関係では〈一緒に一つの

表V-B-1　パーテンによる集団遊びの発達

遊びの形態	年齢	内容
何もしていない行動	2〜3歳	興味を引くものにはその都度目を向けるが，何もしない
一人遊び	2〜3歳	他の子がいても近づいたり話しかけたりせず，一人で遊ぶ
傍観者的遊び	2.5歳	他の子どもの遊びを眺めて過ごす．話しかけたり質問したりすることはあっても，中に入って遊ぼうとしない
平行的遊び	2〜3歳	他の子どものそばで同じようなおもちゃで遊ぶが，他の子どもにはたらきかけない
連合遊び	3歳以降	他の子どもと一緒に遊ぶ．おもちゃの貸し借りがある．仕事の分担や組織的な活動はみられない
協同的・組織的遊び	学童期	目的を持って組織されたグループの中で遊ぶ．リーダーが現れる．仕事を分担する

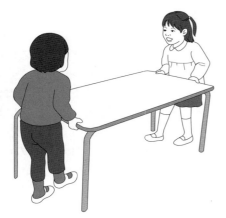

図V-B-7　共同作業
相手の動きを考えながら，一緒にものを運ぶ．

ものを運ばせたり〉〈道具を共有したりする〉課題を行わせると，子どもに相手に協力する気持ちが育っているかどうかがよくわかる（**図V-B-7**）．

V-C
遊びの指導原則

V-C-a
子どもの自発性をどうみるか

通常，子どもの弱い点の改善が治療や指導での目標となることが多い．選択した遊びが治療目的に沿っていて，なおかつそれを子どもが自主的に行ってくれると指導者にとっては都合がいい．しかし不得手な領域では，子どもの協力が得られにくい．協力が得られないまま指導を進めると，子どもははたらきかけを拒否するようになり，子どもと指導者との間で治療関係そのものが成り立たなくなる危険性も出てくる．

そのようなわけで指導者は必ずしも併存しないこの二つを，どのように実現するかについて常に心を砕かざるを得ない．遊びの指導理論や治療理論の多くが，子どもの自主性を治療的はたらきかけの中心に位置づけている理由もそういうことに関係する[5]*3．しかし子どもの自発性の尊重を極端に推し進めると，放任こそが遊びの究極の姿ということにもなりかねず，実際，そういう主張がないわけでもない*4．管理か放任かという二者択一は極論としても，指導において子どもの自主性をどう考えるかは臨床家にとって重大な関心事である．

子どもの内発的な欲求と呼ばれるものにも発達的な経過がある．周りに対する意図的なはたらきかけも，発達の初期段階では意図そのもの

が具体的な動作や場面に強く依存していることが多い．自主性は象徴が理解され，イメージが子どもの動作を主導するようになって初めて，機能するようになるといってよい．それゆえ〈自由で，主体的〉に行いながら，なおかつ，それが合目的的な行動になっているためには，そこに子ども自身の意図性が強く求められるようになる．

保育園児の自由遊びを調査した広岡は「無拘束で自由な状態が子どもにとって必ずしも楽しいものではなかった」ことを指摘している[6]*5．意図性が十分に育っていない段階では，おとなによる誘導は遊びにおいても重要な意味を持つ．したがって〈次から次へと対象をわたり歩き〉〈常同的に一つの遊びに固執している〉状態を，〈興味が広い〉とか〈自由を楽しんでいる〉とする解釈は，主観的というよりむしろ誤解というべきであろう．特に感覚・運動遊びの段階に長く留まっている子どもたちでは，内発的欲求も場面に限定されやすく，遊具や環境の調整，行動の抑制も含めたおとなのはたらきかけが不可欠になってくる．この場合，誘導や抑制が，遊びの成立を損なうものでもなく，ましてや子どもの自主性を損なうものでないことはいうまでもない．エアーズ（Ayres AI）はこのことを〈枠組みの範囲内での自由〉といい[7]，宇佐川は〈構造化された遊び〉といっている[8]．結論を急ぐと，自主性を発揮させたほうがよく遊べるならばそのようにすべきであり，何らかの誘導や指導があったほうが遊びやすいならば，そのようにすればよい．自主的ということばだけが独り歩きし，何でも子どもの自由にやらせなけれ

---

*3 新しい幼稚園教育要領，保育所保育指針（1990年，厚生省児童家庭局）には遊びの指導を援助とし，管理的側面より子どもの自発性を優先する理念がうかがえる．治療理論においては，遊戯療法，感覚統合療法などにおいて子どもの自主性が特に強調されている．

*4 遊戯療法や母子関係理論に立った指導理論などはその代表である．「子どもが自分からすることには，何らかの必然があり意味がある」のだから，おとなはそれに「寄り添い，見守れ」ばよく，〈指導〉とはそれを抑えようとするものに他ならないとする教育観もある．

*5 〈次々と遊具をわたり歩き〉〈先生にまとわりつき〉〈砂場やブランコで同じような遊び方ばかりしたり〉〈弱小グループをなぎ倒し，それを快と感じたり〉〈時間を持て余し先生のもとに戻ってきたりする〉子どもたちの姿が報告されている．

ばならないと狭量に判断することだけは避けなければならない.

■V-C-b
治療的であり，遊びであること

遊びを遊びとして成立させながら，それが子どもの持つ問題に対して治療的でありうるためには，まず（A）治療目的を明確にし，（B）その子どもが何を面白いと感じるのかよく調べ，これらに基づいて遊びの内容を選択・調整する必要がある．アンダーソン（Anderson J）らは，① おもちゃ・姿勢保持具，道具類のサイズ，形状（持ちやすさ），手触り，安定性を吟味すること，② 遊びの手順ややり方を子どもができるように変更すること，③ 異常な運動要素を抑制し，子どもの動きを援助できるような身体の使い方をセラピストが工夫すること，④ 声かけなど情緒的なやりとりをすることの重要性などを，遊びを展開するうえでの指標としている[9]．

もともと〈やる気〉や〈集中力〉が対象から離れて存在しているのではなく，〈面白さ〉が感じられるからそれが動機となって〈やる気〉が出て，〈集中〉できるようになるのである．〈面白さ〉は与えられた課題が理解でき，またそれが実行できることから生まれるものであって，通常〈わからないこと〉〈できないこと〉は面白さを感じさせない．それゆえ子どもが操作でき，それを楽しめるようになるためには，当然おもちゃや遊びを工夫する必要が出てくる．取っ手，つまみのサイズ，スイッチの操作性などを工夫することによってわずかな操作で大きな変化が得られたり，はたらきかけとその結果との関係がわかりやすくなってくることもある．脳性まひ児では，上肢の操作性の基盤となる姿勢の安定性も考慮されなければならない．

■V-C-c
遊びを発展させる人とのやりとり

子どもが操作でき，その結果が楽しめるような遊びやおもちゃを見つけることが指導の出発点であるが，それをさらに発展させるためには，そこにおとなが介在する必要がある．

筆者がかつて指導した子どもに，紙をヒラヒラさせることに執着し，そのことにしか興味を寄せない子どもがいた．この感覚刺激に耽溺する行為も遊びといえば，そういえるかもしれないが，ここには遊びとしての発展が望めそうになかったので，まず子どものヒラヒラさせている紙を取り上げ，半分に切ってみた．そうすると半分になった紙をまたヒラヒラさせる．さらにまた半分にしてみる．それでもヒラヒラさせることしかしない．さらに半分，またその半分とその紙を小さくして，指でやっとつまめる程度の大きさにしてしまうと，もはや紙をヒラヒラと振ることができなくなった．そこで切り取った紙を小さく刻んで空中に放り投げてみた．初めは紙を切り取られることに抵抗を示していたが，これを何回か繰り返し，頃合いを見計らって寄せ集めた紙片をその子どもに渡すと，紙吹雪のように紙片を空中に放り投げることができた．母親によると，この子どもにとっては，これが紙をヒラヒラ振ること以外の遊び方をした最初であったとのことである．

このように自己刺激的に固定化してしまった遊びが揺さぶられ，変化がもたらされるためには，そこにおとなとのやりとりが存在しなければならない．遊びは，① それが何であれ，子どもにとって楽しみになっているようなものを対象にすることから出発するが，② そこで身体やことばを通して，〈やりとり〉されることによって，③ 自分だけにしか通用しない原則に沿って動いている子どもの心性が揺さぶられ，そこに遊びの変化が生じるようになる．この揺さぶりには，同じ対象を異なる使い方をするというやり方と，一つのやり方をいろいろな対象に広げ

V. 遊びへの支援

ていくというやり方がある．二つの方法をとも
に利用するとよいが，いずれにおいても子ども
の抵抗が強いところでは後戻りし，行きつ，戻

りつしながらであっても，揺さぶりの過程を進
展させるとよい．

V-D
遊びへの支援

V-D-a
作業療法の治療手段としての遊び

1) 遊びを治療手段とする理由

本書では作業療法士がアプローチする領域は，① 基本障害の改善，② 生活技能の獲得，③ 問題行動の減少・解消であると繰り返し述べている．① 基本障害の改善については，主に実践編第Ⅲ，Ⅴ章，② 生活技能の獲得は第Ⅳ章，③ 問題行動の減少・解消は主に第Ⅷ章において詳しく触れている．

作業療法士の治療手段は文字通り「作業」を使うことであるが，② 生活技能の獲得においては，段階づけたり，補助具などを活用したりすることもあるが，指導対象の生活動作そのものが治療手段となる．③ 問題行動の減少・解消も，問題行動中の自己コントロールの学習そのものが治療手段となる．しかし ① 基本障害の改善は，ボトム・アップ式[*6]が原則なので，低下している機能をカバーするあらゆる活動が治療手段として活用されるべきである．特に幼児期では遊び，学童期ではクラフト，創作活動，青年期では職業前活動などが中心となる．

学業に関しては，教科内容を教えることは教育の仕事であり，作業療法の本務ではないが，教科学習の基盤である姿勢，眼球運動のコントロール，両手の協調動作，手指の巧緻性，運動企画，ものとものとの関係性の理解（空間的，時間的，数的，論理的）などの諸能力の発達・改善などは作業療法がカバーすべき範疇と考え

る．例えば，計数（数の加減乗除の操作）学習は，学校教育の仕事であるが，数の概念そのものの理解は，作業療法の守備範囲内の課題でもある．ものの一対一対応，数唱，大小比較，サイズの系列化，分離と結合による形の変化の理解などを学習させる必要がある．

特に遊びは，それが持つ"面白さ"が子どもの自主性を引き出すため，子どもにとって面白い遊びは指導の構成・展開上有力なツールとなる．また楽しいものである遊びは，子どもが他者を適切に理解するうえにおいても大切な役割を果たしている．子どもは問題行動を指導されるときなどは，おとなの揺るぎない側面，パターナルな側面を実感せざるを得ない．しかし同一人物の中に，快を提供してくれる側面，マターナルな側面をみることによって，おとなの指導者イコール厳しい人というパターン認識から解き放たれる．パターン認識から自由になるから，子どもはおとなの反応を，自己の行動の結果と結びつけて考えることができるようになる．それが〈学習〉である．遊びの楽しさは，問題行動の指導での指導者の揺るぎなさとセットとなって，バランスが保たれているといってよい．そのため，課題を楽しくする工夫は，遊びを治療手段とする作業療法士にとって，自らの仕事の本質に関わる案件であると心得るべきである．

2) 治療目的による治療的はたらきかけ—動作系列による遊びの分類

本書『発達障害と作業療法』第1版では，作業療法の内容は，① 感覚入力段階，② 感覚運動段階，③ 知覚・運動段階，④ パターン知覚段階，⑤ 適応知覚段階という発達区分ごとに記述した．本版では主に臨床からの実用的要請に応えるために，課題（指導内容）を動作系列ごと（機能別）の分類に変えた．

[*6] 特定の機能だけを対象とするのではなく，認知，姿勢・移動運動，目と手の協調，心理・社会性など，発達のあらゆる機能を視野に置いて，それらの底上げを目指すことで対象としている機能の改善を図ろうとする考え方．ここには発達の要素的機能の相互作用性への信頼がある．

V．遊びへの支援

作業療法評価では，作業活動レベル，要素的機能レベルのいずれにおいても，〈ここが弱い〉，〈ここが低下している〉というように結果が機能別に記述される場合が一般的である．この子どもは総合的に何歳レベルであるかという判定をするためには，標準化された発達検査が使われるか，あるいは子どもの示す行動に対する正確な発達診断が必要とされる．それゆえ，初心者も含めた多くの読者にとっては，問題別，機能別に治療・指導が記載されているほうが便利であるため，このような変更をした．しかし先の発達段階別の視点も，各機能別の指導に生かされており，本書の動作系列による治療の目的による分類はその両方を含んでいるといってよい．

V-E 学業と遊びの発達の道すじ

V-E-a 学業と遊びの発達の構造

図V-E-1は，宇佐川の「感覚と運動の高次化」[8]を改変した，心身の発達の相関からみた発達の道すじの概略である．そこにはエアーズ（Ayres AJ）の感覚入力の統合および最終産物図と共通した構造がある．「感覚と運動の高次化」のシェーマは，発達の輪郭がA. 姿勢・移動能力のコントロール，B. 目と手の協調，C. 耳と口の協応，D. 自己と環境（もの・人）の認識，E. イメージレベルの認識の高次化（イメージ，感情，意図），F. 概念レベルの認識（概念の形成）の高次化の六つのブロックから構成されている．

つまり抗重力姿勢の形成の中で（ブロックA），上肢の末端（指）までコントロールされるようになった上肢機能と視覚が結びつくことによって（ブロックB），自己と環境の認識とそれへのはたらきかけが促進される．同じ抗重力姿勢の形成の中で育ってくる機能がもう一つある．頭部にある顎，舌，口唇など発声器官である．この発声器官と聴覚つまり口と耳とが結びつく（ブロックC）ことによっても自己と環境の認識とそれへのはたらきかけが促進される．その自己の認識と自己へのはたらきかけとは，具体的に，① 身体概念であり，運動企画であり，感情，行動の自己抑制などである．環境の認識とそれへのはたらきかけとは，② ものや空間の認識，その操作と利用，人の理解と交流である（対人技能）．これがブロックDで促進される内容である．

このような認識と作用は，さらに洗練されることによって，その処理の量と速度と効率が向上する（ブロックE）．空間と時間軸の中でものの位置，方向，目的が理解され，人と遊びの中でうまく関わる技能を覚える．それらがさらに

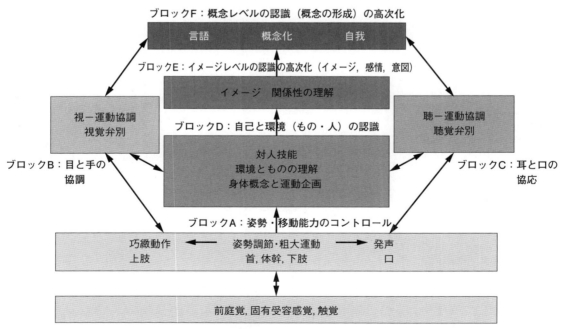

図V-E-1　感覚と運動の高次化過程（文献8より引用改変）

概念レベルで洗練されるようになると，ものが因果関係，数量などの関係の中で理解され，具体的な動作経験ではなく，頭の中での理屈やアイデアが，適応行動，対人行動を誘導するようになる（ブロックF）．

　エアーズの発達の輪郭も，基本的にはこれと同じ構成を示している．ただし彼女は発達を各感覚系の統合の過程とみなし，障害をその統合の不全として理解するので，その感覚間の統合の過程に何段階かの段階を想定している．第1段階として，前庭覚と固有受容感覚との統合，防衛的，原始的感覚から識別的感覚への移行という触覚内での二つの感覚間統合を考えている．前者は宇佐川の「感覚と運動の高次化」理論のブロックAつまり姿勢調節・移動能力の獲得に重なる．後者もブロックCとの結びつきの接点となる口腔機能の成熟に重なるもので，これもブロックAに内包されている．

　第2段階は，前庭覚，固有受容感覚と触覚の統合段階であり，「感覚と運動の高次化」理論の，身体概念，運動企画，ものの認識，自己抑制の部分，ブロックDに重なる．第3段階は，① 前庭覚，固有受容感覚，触覚と② 視覚，前庭覚，固有受容感覚，触覚と聴覚という二つの部分からなり，「感覚と運動の高次化」理論のブロックB，Cに完全に重なっている．最終段階で，それらすべての感覚が統合されることによって，認知・適応，対人適応において求められるすべての能力が準備されることになっている．これも「感覚と運動の高次化」理論のブロックE，Fの内容に同調している．

　この二つの考え方で異なる点は，エアーズでは，心理・情緒・社会的側面の能力が明記されているが，「感覚と運動の高次化」理論ではそうなってはいない点，エアーズでは視覚，聴覚との統合が第3段階での出来事であるのに対して，「感覚と運動の高次化」理論では，ブロックB〜Dが並列的に第2段階になっている点である．

　エアーズでは〈母と子の絆〉〈心地よい触覚〉〈活動レベル〉〈注意の持続性〉〈情緒の安定〉〈集中力〉〈自尊心〉〈自己抑制〉〈自信〉などの心理・情緒・生理的，社会的側面の能力が記述されている点，しかもそれが運動機能，認知機能と並列的に明記されている点は，エアーズの行動理解の真骨頂といえる．発達の機能別記述に慣れたものには，運動，生理，情緒，知的側面が並列的に記述されているさまは無造作すぎるようにも映る．しかし知的能力，情緒，運動，社会性，生理的状態は，それらが何であれ，脳機能の反映でしかない．そのことを直截に表現するため，そのような記述になったのであろう．

　エアーズの図は，横向きの図になっているが，このことがこの図を感覚間の統合過程というように誤解させるのかもしれない．この図のタイトルは「感覚入力の統合および最終産物」であり，時間的順序性を含む過程ではなく，あくまで感覚入力の統合の構造を示すものにすぎない．第1段階が○○カ月，第2段階が○○カ月というように理解すべきではないのである．その意味では，この図は縦向きにしたほうが，これが感覚入力の統合の“構造”を示したものであるという真意が伝わりやすいかもしれない．

　そして実際そのような縦向きの図も存在する．この図は最終産物が出現する前提，あるいは基盤が存在し，それが三層構造を示していることを図式化している点で優れている．しかし図V-E-2に示したように，石の積み上げ様の図には，また新たな誤解を生む危険性もある．

　この図は，石の積み上げを整備するために，いびつな石を整備する，つまり臨床的には感覚刺激をひたすら提供することによって感覚処理機構そのものの改善を図るという発想を生みやすい．しかし感覚処理機構の不全が完全に改善されず，特有の認知特性，特有の学習特徴を持たざるを得ないのが，発達障害である．

　よしんば感覚刺激の提供によって，感覚処理機構の改善があったとしても，それは基本障害の改善であって，また生活技能はそれ自体が学習されなければならない．これらを踏まえて発達の時間的経過も含めた過程の筆者の理解が図V-E-3である．この図では遠隔受容感覚（視覚，

V-E 学業と遊びの発達の道すじ

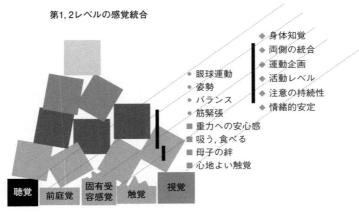

図V-E-2 感覚間統合過程の図
この図からは，地盤がいびつだと，その上に積み重ならないという意味が読み取れる．問題はいびつさが完全に解消するかという点である．いびつなままでも，何とか適応を考えなければならないのが発達障害の現実である．

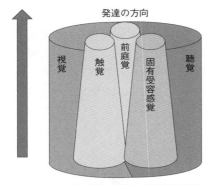

図V-E-3 近接受容感覚と遠隔受容感覚との関係の経過
自己の身体の認識をもたらす前庭覚，触覚，固有受容感覚を中心に，環境の理解には不可欠な視覚，聴覚的処理技能が周りを取り囲んでいる．発達に沿って視覚，聴覚的情報が処理される割合が徐々に大きくなってくる．

聴覚）は，発達のある段階から関与するのではなく，発達の初期段階（下方）では圧倒的に内在・近接受容感覚（前庭覚，固有受容感覚，触覚）が優位にはたらいているものの，誕生の瞬間からはたらいていることを示している．また時間的経過に従って内在・近接受容感覚に比して，遠隔受容感覚のはたらきの領域が圧倒的に広がって，そのバランスが逆転してくることを示している．遠隔受容感覚といえども直接的な知覚経験である．幼児期を迎えると，やがて遠隔受容感覚に変わって直接的な知覚経験ではない，個体内（脳内）で作られたイメージやことば（概念）が動作を誘導する主体となっていく．

このような発達の過程を頭に置くと，ブロックB～Dを並列的において，ブロックE，Fをその上に置く「感覚と運動の高次化」のシェーマの構造は，わかりやすく実践的な枠組みといえる．これはあくまで典型的定型発達のモデルであるが，発達障害児の治療を構成・展開していくときの枠組みとしても使用でき，本書ではこの六つのブロックに沿って，遊びおよび学習の指導内容を考える．

V-E-b
ブロックA：姿勢・移動能力のコントロール

ブロックAは抗重力姿勢の形成過程のブロックである．抗重力姿勢の確保は生存上有利であるばかりでなく，外界を利用するための基盤になる．生まれながらに持つ反射活動に加えて，重力刺激，自発運動，触覚経験などがこの過程を促進し，子どもの自動反応，姿勢調節能力，移動能力を準備する．

身体と環境との接点に皮膚と筋肉があり，子どもは動いてものに触れることによってこの境

V．遊びへの支援

界線を意識するようになる．アフォルター（Affolter FD）は，お風呂で泣いている乳児が湯船の底に足が届くと泣き止んだり，ベッドの真ん中に寝かせておいた子どもがよくベッドの柵まで移動していたりする例を挙げ[10]，この境界線を知ることが子どもに安心感をもたらすことを指摘している．子どもは手・足が壁に触れると，物理的にそれ以上手・足を伸ばせなくなるが，そのことによってそこに安定した支持面が存在することを知る．また手・足が壁に当たることによって，壁と自分との間にある距離を知るようになる．そのようにして経験内の空間を知ることによって，最初はでたらめに振り回されていた手・足もそこへ向かって意図的に伸ばせるようになる[11]．つまり子どもは環境から感じる抵抗感によって，そこに安定感を感じ，自らをリラックスさせると同時に，自らの身体の動きを適切に方向づけることができるようになる．支持面や障壁の発見は，子どもの随意的な動きと空間の認識の基盤といえる．

このように，姿勢・運動の発達を，環境知覚，空間知覚の発達過程からみることもできる．新生児ははじめ環境音や自分の手や頭の動きにびっくりし（モロー反射），背臥位では内転・屈曲に丸まり（生理的屈曲姿勢），腹臥位では過度に四肢・体幹を屈曲させている（緊張性迷路反射）．胎生期の子宮壁という安定感が出産によっていきなり取り外されるからである．自分の外に抵抗感のある支持面や障壁がないので，そこに安定感を求めることができず，四肢を丸め筋肉を強く結合させて自らの内部に安定点を求めざるを得なくなるのである．視覚も動きをまだ誘導しないので，身体部分が相互にその動きを支配してしまっている．安定点を自己の内部から外に移していく過程が，伸展・外転位に身体を緩めていく過程に重なっている．

身体の中枢最近接部（首と肩）が安定性を獲得するに従って，上肢にあって動く部分（肘，手首，指），頭にあって動く部分（眼球と口）が機能的になってくる．

■ V-E-c
ブロックB：目と手の協調

ブロックBは視覚と上肢の結びつき（目と手の協調）が形成されるブロックである．抗重力位で頭や体幹が保持されるようになると，その安定性を基盤にして，口，眼球，上肢などの運動が細かくコントロールされるようになる．それにつれて視覚的，聴覚的な識別能力が向上し[*7]，遠隔受容感覚（視・聴覚）情報が運動形成に積極的に利用され，やがてそれらが内在・近接受容感覚（前庭覚，固有受容感覚，触覚）に代わって運動を主導するようになる．

新生児期では自己保存が最大の優先課題なので，触覚の中でも痛覚，温度覚が位置覚，立体覚，運動覚より優位に機能している．したがって，手もはじめは主に有害刺激から身を守るために使われているにすぎない（回避反応）．しかし盛んに手を動かし，ものに触り，自分の体重を支えたりすることによって徐々に識別的な機能を獲得していく．ここに視覚情報が加わると触と視経験が結びつくようになり，触っただけでもものの姿が思い出され，外見を見ただけでその感触が想像できるようになる．そしてやがて視覚が諸感覚を代表するようになると，ものは〈触る〉ことからよりも〈見る〉ことによって理解されるようになる．

■ V-E-d
ブロックC：耳と口の協応

ブロックCは抗重力位で頭や体幹が保持されるようになると，それを基盤にしてコントロールされるようになるもう一つの部位，耳と口つまり聴覚と言語の結びつきが形成されるブ

---

*7　視覚では，眼球運動（両眼視，固定視，追視，注視点の移行），視覚定位（視野に入ったものに顔を向ける），聴覚では聴覚定位（聞こえた方向に顔を向ける）が可能になる．

ロックである.

聴覚は前庭核に発生学的起源を持つといわれているように, 視覚より早く胎生期から機能している. 胎教音楽や母親の心拍音を聞かせると新生児が安心し, α波を出すという報告もあるように, 発達の初期では聴覚刺激は視覚刺激より受け入れられやすい特徴も備えている. 一方, 発声は泣き声として, 出生直後から危機の警告手段として機能している. 喉頭, 咽頭, 舌, 口唇など構音に関わる諸器官は主に頸部にあるので, 首がすわらなければそれらの器官もよくコントロールされるようにはならない. またこれらの器官は, 構音, 呼吸, 摂食にも共有されているので, 構音は姿勢コントロールの他に摂食経験によっても準備される.

離乳食前期 (5〜6カ月) では, 喉頭蓋など嚥下に関わる器官以外はまだよくコントロールされていない. 顎, 舌, 口唇は一体となって動き, まだうまく咀嚼できていない. しかし離乳食中期 (7〜8カ月) になると, 舌や下顎のコントロールが進むにつれて咀嚼も徐々に機能的になってくる. 離乳後期 (9〜11カ月) になると, 口唇までよくコントロールされるようになるので, 咀嚼に加えて食べ物の取り込みもよくなってくる. これを構音機構の発達と重ね合わせてみると, 5〜6カ月頃には喉の奥の喉頭の声門で直接に産出される〈k, g〉〈m, ng〉などの音が主流である. 咀嚼がよくなる7〜8カ月になると舌が使えるようになるので, 母音〈oo, oh, ah〉の他に子音〈t, d, n〉も出せるようになる. さらに食べ物をよく取り込めるようになる9〜11カ月では, 口唇を使った〈mama, dada, papa〉などの音が出せるようになる. 以上のように構音は摂食機能に同調して発達していく.

音声の防衛的使用〈泣く〉から意思の伝達手段として機能していく過程で, ものの識別で視覚が果たしたような役割を今度は聴覚が果たすようになる. 子どもは人とのやりとりを通してことばの象徴性に気づき, 人の声を模倣することによって, 次第に意思表出の手段としての言語を身につけていく.

■ V-E-e
ブロックD：自己と環境 (もの・人) の認識

ブロックDは自分自身の身体部分の位置の認識 (自己) と, 身体の動きが視覚や聴覚に導かれるにつれてより良く認識されてくる環境の中の「もの」「人」の認識が形成される過程のブロックである. まず身体のいろいろな部分を動かすことによって, 身体部分の相対的な位置関係がわかるようになる. 環境の中にある物品や人の識別も詳細になり, 自己の身体で明確になった空間関係 (左右前後, 内外, 大小) が自己と物品との空間関係, 物品同士の空間関係に適用されるようになる. 環境の中に存在する物品と人とが多彩に理解されることにより, 子どもの生活の世界も豊かになっていく.

■ V-E-f
ブロックE：イメージレベルの認識の高次化 (イメージ, 感情, 意図)

ブロックEは感覚的情報がイメージ (映像) として頭の中に貯蔵される過程のブロックである. りんごの写真や絵を見てりんごとわかると, 写真を見ただけでそのつるつるした手触りや, 甘酸っぱい味も思い起こせるようになっている. このようにもののイメージ (映像) 化は本質的に可逆的である. またものがイメージとして捉えられると, 舐めたり, 叩いたりするだけでなく, 物品を並べたり出し入れすることも楽しめるようになる. 物品からの直接的な刺激だけでなく, 物品同士の関係が理解されるからである. こうなると物品へのはたらきかけも一層活発になり, 新しい発見を模索するようになる. こういう操作を繰り返す中で, 身体の動かし方もスムーズになり自動化していく (運動企画).

さらにイメージ化は, 物品だけではなく人と自分自身にも向けられる. 〈ガラスのコップは落とすと割れる〉というように, ものではたらきかけに対して一定の結果が得られやすい.

V．遊びへの支援

それに対して，人の場合は同じはたらきかけに対して反応が異なる場合もあれば，異なるはたらきかけに対して同一の反応である場合もある．こういう応答の不規則性，多様性がかえってものと人との違いを浮き彫りにし，その識別を助けることになる．こうなると子どもは人の表情，動作，ことばの背後にある〈感情〉に気づくようになり，それによって表情，仕草，ことばを理解する．

　ものや人の理解が進むにつれて，それらに対する意図も育ってくる．意図が育ってくると目の前の感覚刺激に左右されず，ものや人へのはたらきかけが自覚的なものになってくる．感覚-反射レベルでは，食べ物を見た瞬間，食べ物へ手が伸びて，手づかみのまま，口へ持っていってしまうことになる．知覚-自発的運動レベルになると，道具の使い方，他者の感情も理解するようになるので，食べ物を一度食器に移してからスプーンで食べられるようになる．さらに認識-随意運動レベルになるとマナーが理解されるので，こぼさないようにきれいに食べられるようになる．このように認識の高次化は，行動の社会化の過程に重なる．

■ V-E-g
ブロックF：概念レベルの認識（概念の形成）

　ブロックFの部分はイメージがさらに高次化され，概念に高次化される過程のブロックである．イメージや概念が運動を主導するように

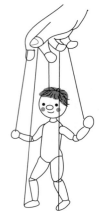

図V-E-4　運動を主導するものの発達的推移
はじめ，直接的な感覚・運動経験が運動を誘導するが，その主体がやがてイメージや概念（意思）に取って代わられていく．

なると，それらが動作の誘導主体となって遠隔受容感覚は確認のために使われるにすぎなくなってくる．図V-E-4は運動を主導するものの発達的経過を図式化したものである．内在・近接受容感覚，遠隔受容感覚の二つの感覚のうち，はじめは前者が運動を誘導するが，徐々に後者がそれに取って代わり，やがて直接的知覚体験ではなく，イメージや概念が運動を誘導するようになってくる．両感覚の中枢の部位からみると，発達とは皮質下機能が機能することによって，高次脳機能が賦活されていく過程とみることもできる．概念を駆使することによって，人の認識は，直接経験できない過去と未来，地球の裏側について知ることができ，自らの考えを他者に伝えることができるようになる．

V-F　指導目的別課題内容

V-F

指導目的別
課題内容

表V-F-1は遊びに使用される主な動作を19群に分類したものであり，それらを感覚と運動の高次化理論におけるA～Fブロックの治療領域の中のどこで使われるかを示したものが，**表V-F-2**である．以下，それら19の動作系列における治療のねらい，留意点などについて触れる．

■ V-F-a

第一動作系列：①（背を）伸ばす―②支える―③屈む―④潜る―⑤渡る・走る―⑥登る―⑦弾む・跳ぶ―⑧踏ん張る―⑨蹴る―⑩ぶら下がる

1)　指導のねらい

　第一系列の動作群は，重力に逆らって空間に自己の姿勢を保持し，またその姿勢を環境に合わせて調整しつつ移動させる能力を促進する基盤を形成するものである．典型的定型発達においては，歩行獲得以降の主要な粗大運動群ともいえる．これらの粗大運動を繰り返し体験することによって，四肢と協調した姿勢背景運動を体幹に準備するようになる．歩行ができるようになっても，はじめは高低差のある3次元空間での粗大運動を躊躇する子どもは少なくない．これらの移動動作を怖いと感じると保護伸展的な反応が出てしまい，ますますできなくなってしまう．いくら勧めても，体験する以前にこうした〈怖い〉という心理反応が先行してしまうので，それらの活動をすることに強い抵抗を示す．したがって，〈跳ぶ〉〈走る〉〈登る〉〈踏ん張る〉〈支える〉〈ぶら下がる〉などの動きを，楽しめるような形で活動を考える必要が出てくる．〈怖い〉と思っている子どもに，その課題をやってもらうためには，課題の見た目に〈楽しさ〉を実感させるようなものに改造するしかない．

　これらの粗大運動を展開するうえで，集団指導には有利な点がある．やりさえすれば，それが怖いものではないことがわかるのに，怖がっている子どもはその経験を拒否する．悪しき堂々巡りである．他の子どもが同じ課題をするのを見る経験は，そうした"食わず嫌い"の拒否を払拭する役に立つ．他児が喜んでやっているのを見て，ついやってしまうということはありうる．前転や後転に抵抗する子どもに，人がやっているのを見ない子どもが少なくない．見ないから課題の内容に当然想像が及ばない．自己の経験のみならず，他者の経験からも学べる子どもは外界の認識に広い間口を持つことになる．

2)　発達過程での位置づけ

　第一動作系列は感覚と運動の発達枠組みから見ると（**図V-E-1**），ブロックA〈姿勢・移動能力のコントロール〉に属し，目と手の，両側の，上下肢の協調運動の基盤の形成に寄与する．しかしこれらの動作は特定の時期に限定的に学習されるというよりは，典型的定型発達においては，第Ⅰ期第4段階（11カ月～1歳6カ月）から第Ⅳ期第2段階（5歳7カ月～7歳）のほぼ幼児期全般にわたって間断なく学習されていくものである．したがってこれらの発達課題は，ほぼ幼児期においてすべての子どもに好まれ，それぞれの段階で実用的になっている道具の操作，遊びの技能，生活技能，対人スキルの能力の学習の基盤を準備する（**表V-F-3**）．

3)　指導内容と指導のコツ

① 姿勢コントロール能力の促通

　姿勢コントロールは主に二つの方向から促進できる．一つは，①揺れ，動く遊具や，限られ

Ⅴ．遊びへの支援

表Ⅴ-F-1　遊びに使われる諸動作の分類

動作系列と系列内動作	
A．歩行以降の粗大運動	
第一系列	① (背を) 伸ばす―② 支える―③ 屈む―④ 潜る―⑤ 渡る・走る―⑥ 登る―⑦ 弾む・跳ぶ―⑧ 乗っている・踏ん張る―⑨ 蹴る―⑩ ぶら下がる
B．歩行以降の四肢の協調運動とその基盤としての姿勢運動技能	
第二系列	① 揺する・漕ぐ―② 受ける―③ 投げる・当てる―④ 回る―⑤ 転がる―⑥ (身体を) 回す―⑦ 背負う―⑧ 運ぶ―⑨ 同時にする―⑩ 向く―⑪ 真似る―⑫ 踊る
C．目と手の協調運動技能	
第三系列	① 注意を向ける・気づく―② 向く―③ じっと見る―④ 目で追う―⑤ 手を伸ばす―⑥ 握る―⑦ 取る・つかむ
D．上肢粗大運動技能	
第四系列	① 振る―② 叩く―③ 引く・抜く―④ 押す―⑤ 落とす・払う―⑥ 押さえる，貼る―⑦ 絞る
E．巧緻運動技能	
第五系列	① (指で) 突く―② めくる―③ (指で) はさむ・刺す―④ 探る―⑤ つまむ―⑥ まさぐる―⑦ はがす
F．上肢の協調・巧緻動作技能	
第六系列	① 開ける―② はずす―③ ちぎる―④ 破る
第七系列	① ひねる・回す―② 滑らす・ずらす―③ ねじる―④ 巻く
第八系列	① (棒で) 突く―② すくう・かき回す―③ なすりつける―④ (棒で) ほじる―⑤ (道具で) 切る―⑥ (棒を) 振る―⑦ (棒で) ひねる
第九系列	① 入れる―② 置く―③ 挿す・はめる―④ 通す―⑤ 引っかける―⑥ 積む―⑦ 並べる―⑧ 整える
第十系列	① 離す―② 取り出す (出し・入れ)―③ はめる・つなぐ―④ 組み立てる・組み合わす―⑤ 結ぶ・くっつける―⑥ 片づける
第十一系列	① 打つ―② はじく―③ 振る
G．視覚による識別・誘導，操作技能	
第十二系列	① 見比べる・見分ける―② 合わせる―③ 見つける―④ (ものを) 覚える・(場所を) 覚える
第十三系列	① (指で) なぞる―② (もので) なぞる―③ (目で) なぞる―④ (イメージで) なぞる
H．聴覚による識別・操作技能	
第十四系列	① 耳をすます―② 聞き分ける―③ 語る―④ 歌う―⑤ (音・声で) 合わせる
I．イメージによる動作構成技能	
第十五系列	① そろえる・集める―② 分ける―③ 真似る―④ ふりをする―⑤ 演ずる (演奏する)―⑥ つくる
J．時間的関係の理解	
第十六系列	① 始める―② し続ける―③ 終わる―④ 順番にする―⑤ 止める (中断する)―⑥ 繰り返す―⑦ 何もしないでいられる
K．数的関係の理解	
第十七系列	① 並べる・比べる―② 数える―③ 足す・引く―④ 測る
L．推論	
第十八系列	① (法則性に) 気づく―② (法則性を) 導き出す
M．適応的動作	
第十九系列	① 動作を (他者に) 合わす―② 他者の気持ちがわかる―③ 相手の気持ちに合わす

(岩崎，2018)

た基底面の中でバランスをとらせる方法であり，もう一つは，②3次元の空間を自由に動くように促すことである．揺れ遊具に乗ったり，スクーター・ボードで滑り下りたりすることが前者の代表的な遊びとすれば，トンネル潜り，平均台渡り，ジャンプ，マット運動などは後者

表V-F-2 治療目標別動作系列

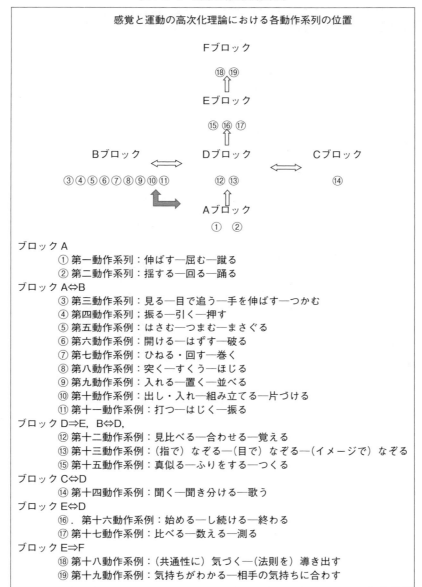

を代表する遊びである．
　①でのバランス能力が高まれば，それが②の活動で生かされるので，どちらかではなく両方の課題を行わせるようにするとよい．バランス能力の向上につながる形で指導することが大切なので，できるかどうかだけでなく，そこでの子どもの動作の質をよく見る必要がある．怖がって遊具にしがみついているようであれば，

何とか乗れてはいても，指導の目的である重心移動はあまり経験されてはいないと見るべきである．そのような場合は，揺れ遊具の支持面を大きくしたり，揺れの振幅やスピードを調節したりして，刺激の程度を子どもの能力に合わせる必要がある．姿勢保持が未熟な段階では，揺れを調節するだけでなく，抱っこするなどおとなが子どもを直接支えたほうがよい場合もあ

V．遊びへの支援

表V-F-3　第一動作系列の発達段階に応じた遊びと遊具

主導する動詞	遊び活動，遊具			
	Ⅰ期	Ⅱ期	Ⅲ期	Ⅳ期
1．（背を）伸ばす（Stretch）	ハンギング・トイ	棒引っかけ	スワン，蝉取り，赤とんぼ取り	リンボーダンス
2．支える（Push oneself）		手押し車，前転，後転	逆立ち，スローモーション	腕立て，手押し車
3．屈む（Bend oneself）		トンネル，はしご潜り	大きくなれ，小さくなれ	⇒
4．潜る（Pass under）		バー潜り ネット潜り	スローモーション，ビニールシート潜水	太極拳，スクーターボードのバー潜り
5．渡る（Wade, Cross），走る（Run）		跳び石渡り	平均台渡り，大玉押し	サーキット運動 キックライダー
6．登る（Climb up）		ジャングルジム	梯子登り，棒登り，壁登り	フリークライム
7．弾む・跳ぶ（Jump）		台からの飛び降り	台へのジャンプアップ，リボン取り，木股かけ，スキップ，ハードル（走る＋跳ぶ），ハイジャンプ	二人での同時飛び降り，長縄跳び，鉄棒への跳び上がり
8．乗っている（Ride on）・踏ん張る（Brace oneself）	おさるのかごや	お立ち台渡り ロシナンテ	向かってくるものを止める，大玉投げ スクーターボードに乗る	⇒
9．蹴る（Kick）			キックボード，足での輪入れ，下駄入れ	ゴールキック⇒
10．ぶら下がる（Hang）		支え宙返り	竹棒のぶら下がり	⇒うんてい

※□部分はその動作が準備期間であることをあらわす．
※⇒は継続して発展していくことを意味する．

る．子どもの動きが遊具の揺れに同調するにつれて，徐々に支えの援助を減らしていけばよい．

マット，平均台を使った運動では，安定した支持面の中でさまざまな姿勢変換や移動を体験させることができる．しかしこれも課題が難しすぎると不安定さを代償するために姿勢を固めたり，丸めたりすることがある．それが起こらないように支持面の広さ，高さを調整する必要がある．臥位，四つ這い位，立位での移動，前・後，左・右，上・下への姿勢変換と移動，つまり〈這う〉〈屈む〉〈またぐ〉〈登る〉〈降りる〉などの全身運動を必要とするような課題が考えられる．このような全身運動をすることによって，子どもは姿勢と動きを環境に合わせて調節することを覚えていく．

できることでも，少し難しいと，すぐ拒否さ

れてしまうことがよくある．子どもが本当に「できない」のか「しない」だけなのか，よく見極める必要がある．子どもが拒否したり抵抗したりするときは，多くの場合，それが苦手か，できないことを意味する．課題を少し簡単にするか，手伝ってやったりすることも必要になる．

② 伸展姿勢，同時動作の促通

ものにしがみついたり，身体を反らしたりするなどの体幹の同時収縮を促すような運動課題は，この中枢部の支持性を増すための良い準備となる．〈竹竿登り〉など，ものにしがみつくこともこの体幹の同時収縮を促通するが，背臥位に寝て手足を空中に保持したり（図V-F-1），背臥位で何かにぶら下がらせたりすると負荷がさらに大きくなる（図V-F-2）．反対に腹臥位で，身体を反らす抗重力伸展姿勢（飛行機姿勢）

V-F　指導目的別課題内容

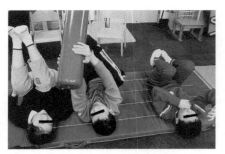

図V-F-1　体幹の同時収縮例①
ロールを足で送る．

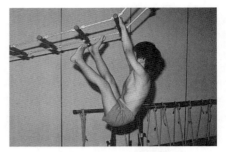

図V-F-2　体幹の同時収縮例②
はしごにぶら下がる．

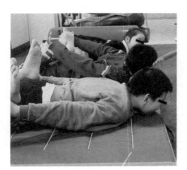

図V-F-3　体幹の同時収縮例③
両手で足首を持って身体を反らす．

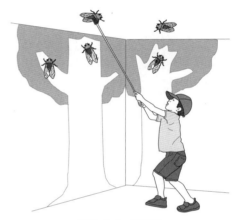

図V-F-4　蝉取り
何かを取ろうとして，全身を伸ばし続ける．蝉と竿の先端にベルクロがつけてある．

は体幹の同時収縮と伸展活動を促通する（図V-F-3）．腹臥位でスクーター・ボードに乗って滑り下りる遊びは，そのスピード感が体幹の伸筋群（背側）を促通する．

　天井や壁など高いところに引っかけたり貼られたものを，竿で落としたりするような遊び（図V-F-4）は，抗重力伸展姿勢を維持する能力を養うために有効である．他動的に全身を伸び切った状態にすると反動で身体を縮ませようとするので，自発的に身体を伸ばし続ける活動のほうがよい．知的な遅れのある子どもにとっては，課題の意味がわからないので，抗重力伸展であれ屈曲であれ，そのような姿勢をとらせることが難しい．図V-F-4のように，棒をフックに引っかけたり，蝉やトンボを取ったりするというように全身の伸展の目的が一見して明らかな課題にしておくと，姿勢保持の自発性が引き出されやすい．指導・治療上のターゲットは，常に合目的的な課題の楽しさの背後に潜ませる工夫といってもよい．

　身体を思い切り伸ばす活動をすること，反対に身体を丸めて全身を動かすこと，これら両方に共通して必要とされるものは，①姿勢，移動バランス，②支持性，③手足をうまく協調させて使う能力である．

　それらの能力が養われると，〈渡る〉〈蹴る〉〈追う〉〈跳ぶ・弾む〉ことを織り込んだ遊び課題が楽しめるようになる（図V-F-5）．〈支える〉〈踏ん張る〉は，重心移動，身体の構え，運動の貯めを学習する良い活動でもある（図V-F-6）．

　身体を〈屈める〉〈潜る〉運動では，姿勢を屈曲位に維持したまま移動するという二つの動作を同時に行う必要がある．身体を屈めながら進むのであるから，何かをし「ながら」の移動動

V．遊びへの支援

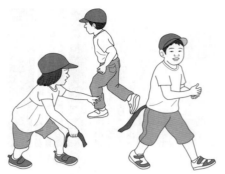

図V-F-5　しっぽ取り
お互いのしっぽを取り合うゲーム．

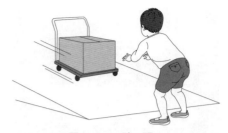

図V-F-6　踏ん張る
近づいてくる台車を止める．止める自信がないと逃げてしまう．足を踏ん張って，車を止める方法を教える．

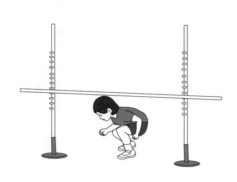

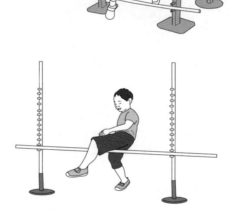

図V-F-7　バー潜りとバー跨ぎ・跳び越え
バー潜りでは体を屈めて前進するという同時動作が求められる．反対にバー跨ぎでは片足バランスが求められる．バー跳び越えでは徐走と跳躍を連続させることが求められる．

作といってもよい．余裕を持ってそれぞれの動作を行えないと，身体を屈めると足が進まなくなり，足を運ばせようとすると身体が起きてしまうなど，二つの動作を同時に行うことができない（図V-F-7）．

③ 跳び降り課題と漕ぎ課題

姿勢・運動のコントロールがついてくると，子どもはそれをより複雑で不安定な3次元空間の中で試そうとする．〈跳び降りる〉〈滑る〉〈渡る〉などの運動課題は，この段階に達した子ども の欲求を満たすものである（図V-F-8）．着地するときに，衝撃緩和のために膝の屈伸が使えるようになると，高いところから跳び降りることが苦にならなくなる．着地面を少し遠目に設定したり，着地面の広さを狭めたり，下から上に跳び上がらせたりする工夫を凝らすと，課題が一層難しくなり，さらなるチャレンジ精神が必要になる．揺れ遊具や乗り物ではそれに乗っていられるだけでなく，自分で揺れを作り，その揺れを維持できるようにさせるとよい．

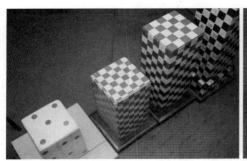
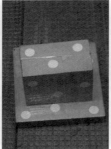
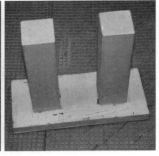

図 V-F-8 お立ち台渡り
いろいろな高さの乗る面積の狭い台に子どもを立たせる．高くなるにつれて，よりバランスが求められる．台を低い順から並べてその上を渡らせることもできる．立つ，渡るなど単純な作業だが，やることが理解しやすいのか，課題に乗りにくい子どもも，これは比較的よく楽しめるようである．

④ ダイナミックな運動のコントロールと環境探索

〈ものによじ登る〉〈前・後，横転する〉など全身をよくコントロールできるようになると，ものにぶつかっても上手に転べるようになる．頭を直接打つような体験をしないですむので，動き回ることを恐れなくなる．そうなると空間を広く使ったダイナミックな運動を好むようになり，高いところに昇っては跳び降り，また跳び降りてはよじ登るということを飽きずに繰り返すようになる．

第一動作系列課題に親しみを覚えると，日常場面では，わざと側溝や路肩を歩いてみたり，ぬかるみや水たまりに足を入れたりするなどして，周りのおとなのひんしゅくを買うことも多くなる．しかしこれらもダイナミックな運動経験を通しての環境の学習といえる．ものにぶつかる失敗を重ねる中で，ぶつかる前に頭を屈め，身体を斜めにひねって狭い空間を通り抜けたり，人やものにぶつかったりしないようになる．空間概念が正確になってくると，移動しながらでも正確にものとの距離が判断できるようになるので，動きが機敏になる．

「感覚と運動の高次化過程」におけるC〜Eのブロックで求められる能力は，治療室だけでなく，安全な屋外，山や川など自然の中でも提供されるので，日常場面でも自然環境を積極的に利用するようアドバイスするとよい．

V-F-b
第二動作系列：① 揺する・漕ぐ― ② 受ける― ③ 投げる・当てる― ④ 回る― ⑤ 転がる― ⑥ (身体を)回す― ⑦ 背負う― ⑧ 運ぶ― ⑨ 同時にする― ⑩ 向く― ⑪ 真似る― ⑫ 踊る

1) 指導のねらい

第二動作系列は，第一動作系列の動作群を基盤にして，体幹の動きをさらに洗練させると同時に，四肢の動きを体幹の動きに同調させていく過程の中の動作群である．〈転がる〉〈回す〉など体幹に回旋が出現するようになると同時に，〈受ける〉〈投げる・当てる〉〈背負う〉〈同時にする〉など，身体の中枢部分と腕，手，指などの末梢部分を協調して使うような動きが出現してくる．そのような動きを余裕を持って行えるようになると，遊びの中で〈揺する・漕ぐ〉〈運ぶ〉動作が，機能的になってくる．別な言い方をすれば環境やものに合わせて，自分の身体をうまく使えるようになってくる．そのような運動企画力を基盤にして，見たものを再現しようとする試みが，〈真似る〉である．そしてその模倣を楽しむ形が〈踊る〉といえる．

四肢の協調運動とその基盤としての姿勢運動コントロールを通して，さらに全身の瞬発力，

V．遊びへの支援

表V-F-4　第二動作系例：1．ゆする―5．回る―12．踊る

	Ⅰ期	Ⅱ期	Ⅲ期	Ⅳ期
1．揺する，漕ぐ（Swing）	木馬	ブランコの座り乗り	ブランコ立ち漕ぎ，三輪車	キックライダー，自転車
2．受ける（Catch）		棒，ビーチボール，転がるボール	キャッチボール，籠でキャッチ，ふたつキャッチ	ラバーフォーム投げ，樋から落ちる玉
3．投げる・当てる（Throw）			ボール上手投げ，吹き矢，ゴム鉄砲	やり投げ，ハンマー投げ
4．回る（Spin）		スクーター・ボード	一脚椅子サッカー	⇒
5．転がる（Roll over, Rotate）		マット横転，樽で横転	樽で前転・後転	マット側転
6．（身体を）回す（Turn）		ハンマー投げ，円錐	旗振り，バトン回し	首回し（リボン）
7．背負う（Shoulder）		大袋背負い	柿拾い，てんびん	おんぶごっこ
8．運ぶ（Carry）		頭でもの運び，とんぼ押し	大袋運び，たもリレー	まりつき，ドリブル，家具運び
9．同時にする（Move simultaneously）		缶ぽっくり，袋ジャンプ，音楽リズム	竹馬，ひらひらマント	⇒
10．真似る（Imitate）		手の動作模倣	模倣サイコロ（姿勢模倣）	⇒
11．向く（Turn, Toward）		その場マーチ	バッティング，投てき	場所当てゲーム，吹き矢
12．踊る（Dance）		手遊び歌	阿波踊り，カントリーダンス	フォークダンス

※▨部分はその動作が準備期間であることをあらわす．
※⇒は継続して発展していくことを意味する．

機敏性も促進される．いろいろな動作が連結すると同時に，〜ながら，〜をするという〈ながら動作〉ができるようになると，日常生活の中でも，食事や衣服の着脱などの生活技能が機能的になってくる．

2）　発達過程での位置づけ

この動作系列は，ブロックB「目と手の協調」とブロックC「耳と口の協応」からのはたらきかけによって，ブロックA「姿勢・移動能力のコントロール」を基盤にして発達するものであり，感覚と運動の高次化理論の区分でいえばブロックD「自己と環境（もの・人）の認識」に属する発達課題である．これらの動きは典型的定型発達では第Ⅱ期第2段階（2歳7カ月〜3歳）くらいからみられるようになるが，これも第Ⅳ期（2歳7カ月〜3歳）2段階くらいまで長い時間をかけて漸次発達していく（**表V-F-4**）．

3）　指導内容と指導のコツ

① 回旋運動と両側の分化・協調

体幹の回旋は，臥位から立ち上がったり，臥位へ横たわったりする姿勢変換動作の中で，第Ⅰ期第3段階（8〜10カ月）頃から漸次経験されていく．しかし第Ⅰ期第3段階では，揺れ遊具などでも，落ちないようにバランスを保つことに精いっぱいで，まだ遊びの中で体幹の回旋を利用する余裕がない．抗重力姿勢の保持に余裕が出てくると，自分から木馬，遊動円木などを〈揺する・漕ぐ〉ことができるようになる．身体の前後，左右への重心移動を頻繁に経験することにより，身体の正中線，重心点が体感されるようになる．その体感された身体軸を中心に体幹に回旋運動がみられるようになる．この体幹の回旋動作が重心移動の中で使われるようになると，体幹を斜めに動かす動作[*8]が円滑になる．マット上での横転，側転，前転など臥位，立位

194

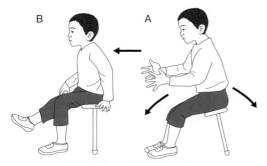

図 V-F-9 一脚椅子サッカー
体幹の正中線がしっかり意識されていないとAのように脚と椅子の脚にベクトルを分散させて座る．しかし頭頂-脊柱-肛門ラインの体軸を一脚椅子の中心（椅子の脚）に置けるようになると，椅子は体軸の延長線上に位置するようになり，片足を支持から外すことができ（B），座ったまま回転したり，脚でボールを蹴ったりできるようになる．

での回旋・回転運動は，それに同調する手足の動きを導き出す（**図V-F-9**）．

　そのような手足の動きは，上肢であれば，上腕の内・外旋，前腕の回内・外の動きを洗練させる．それを体幹の動きに同調させることで，両上肢の協調が効率的になっていき，ものを〈背負っ〉たり，〈運ん〉だりすることができるようになる．体幹の主な動きが屈曲・伸展であったときは，上肢の動きも屈曲・伸展が中心であり，両手の協調の仕方も〈バンザイ〉のような対称的両側性パターンのままである．しかし体幹に回旋がみられるようになると，両手も別々に動かせ非対称的に協調させることができるようになってくる．**表V-F-5**は上肢の協調運動パターンの発達を示したものであるが，第Ⅲ期（3歳1カ月～5歳）では，この表の両側性非対称的パターンくらいまでできるようになっている．棒の操作など両手の非対称な協調動作によって，頸部や体幹の回旋はさらに洗練されていく．

② 投げる―上肢と全身の協調

　体幹と身体の末梢部分が協調するようになると，腕だけではなく重心移動や体幹の回旋を使ってものが投げられるようになる．的までの距離を予測し，腕の振りとボールを離すタイミングが合うと，狙ったところへボールを命中させられるようになる．

　ボール投げは，最初は，肘の伸展に握ったボールを離す動作が加わった程度のものである．手だけでボールを押し出すいわゆる〈手投げ〉である．そこでは目がどこかに目標を定めてそちらに投げるのではなく，転がったボールに初めて目がついていくというように，目は常に手を後追いしている．投げる方向に顔が向き，目が先行してその方向にボールが投げられるようになると，ボールを投げる方向も安定してくる．肩からの動きを利用できるようになるといわゆる上手投げ（オーバーヘッドスロー）になり，投げるスピード，距離も増してくる．しかし指がボールを離すタイミングと腕の振りとが同調しない限り，ボールの高さはなかなか安定しない．ボールを離すタイミングが早すぎるとボールは上方に向かい，離すのが遅れると，足元に落ちてしまう．

　成熟した投げ方になると，下肢の重心移動，体幹の回旋，さらには手首でのスナップを使ってボールを投げられるようになる．投球姿勢も重心移動を利用するため，的に対して真正面に身体を向けるのではなく，90°垂直の方向を向くようになる．このようにボールの投げ方には，その時点での体幹，上肢の成熟の程度が反映されるので，手の協調の程度を評価する良いモデル動作である．発達の初期段階の子どもは，相手の捕球能力，投げる距離，投げるものの大きさや形を考慮せず，一つの投げ方（通常は上手投げ）でしか投げようとしない．しかし相手の捕球能力など，人への配慮が出てくると，相手がとれるように投げられるようになる．

③ 受け取る―ものの予測

　ものをキャッチするときも，投げる人の動きにタイミングを合わせ，腰を落として受け取るための構えができていると，効率のよい捕球ができる．受け取るための心身の構えができてい

---

*8　すくい上げ，振り下ろしなどの動作．

表V-F-5 上肢の協調運動パターンの発達

	①両側性対称的	②両側性非対称的	③両側性交互的	④一側性分離的
基本パターン				
動作	バンザイ, 拍手など	棒を振る, 綱を引く, バケツで水をすくうなど	四つ這いのときの手の動き, 歩行のときの手の振りなど	ビンの蓋を取る, 絵を描くなど

・①②では, 両手はものを介してつながっている. ものが手の動きの方向をわかりやすくしている
・③両側性交互的パターンでは上肢の動きは左右逆の方向を持つ. 左・右は分離している
・④一側性分離的パターンでは通常一方の手が固定に使われ, もう一方の手が操作に使われている

(文献12より引用改変)

ないと, 近づくものに対して保護伸展反応が誘発され, 投げられたものを突き返してしまう. 受け取るものの形や大きさにもよるが, 最初は腕全体で, 熟練してくると手掌だけでものをキャッチすることができるようになる. 〈受け取る〉は〈投げる〉動作と並行して発達するが, 反射的にものを〈受け取る〉ことはあっても, 反射的に〈投げる〉ことはないので, 〈投げる〉動作には〈受け取る〉に比べて, より意図性が求められる. 〈受け取る〉動作は, 視覚に導かれた手伸ばし動作とものをつかむ手先の動作との連携であるが, この両者がかみ合わないとなかなかうまく捕球できない. 瞬発的な移動とキャッチが連合するようになると, キャッチ動作に楽しみの要素が加わることになる (図V-F-10).

この協調を円滑にするものが, ものの動きの予測といえる. ものの軌跡がある程度予測できると, 方向や受け取るときの衝撃に備え, 腰を落として身構えるようになる (フィードフォワード). 同じボールでもゴムボールであれば手掌でつかめるが, バレーボールであれば前腕

と胸とを使って受け止めるように, ボールの大きさ, 形, 固さによって受け方を工夫しなければならなくなってくる. キャッチに余裕がないと, ものの固さなどは, 子どもの拒否を誘発しかねない. 捕球能力の程度に応じて, いろいろな手触り, 固さのボールを用意する必要がある. 投げる動作だけでは速いボールを投げることはできても, スピードを遅くするには限りがあるので, うまくつかめない子どもでは, 床に転がしたボールをキャッチさせるようにするとよい.

④ 両側, 上・下肢の協調と運動企画力

身体の両側も左・右いずれかが優位に使われるようになると, 左手で持って, 右手で操作するといった左と右との機能の分化が出現してくる. 第Ⅲ期になると, 協調動作は左右間においてだけではなく, 上・下肢の間でもみられるようになる. 上・下肢の協調の発達経過を表V-F-6にまとめたが[13], 走りながら手を振る〈同時に二つの動作をする〉など, 手足をリズミカルに協調させて行進することができるようになるのは, この上・下肢の協調が向上してくる結果

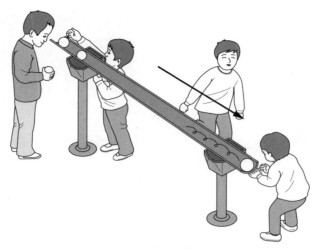

図V-F-10　樋から落ちる玉
樋の上方の端に玉を置き，急いで下方の端に移動し，転がる玉をキャッチする．これも機敏な動きが求められる．

表V-F-6　上・下肢の協調の発達

	①両側性パターン	②同側性パターン	③対側性パターン	④対角交互パターン	⑤分離的パターン
基本パターン					
動作	麻袋	げたぽっくり	やり投げ	梯子のぼり	三輪車

- ①両側性パターンの麻袋では，上肢と下肢は逆（リバース）運動になっている
- ②同側性パターンのげたぽっくりでは足を浮かせたほうの手（同側の）でげたぽっくりを引き上げる
- ③対側性パターンでは，両側の上肢の動きの方向は逆になる．上・下肢間の逆運動の場合はズボンはき，クラッチで歩くときに利用される
- ④四つ這い，ロッククライミングでは対角交互パターンが利用される
- 遊戯の多くは，⑤分離的パターンの上・下肢の協調を求める

（文献12より引用改変）

である．

　体幹の回旋をうまく使えるようになると，狭いところを潜り抜けたり，高低差のある3次元空間を上り下りすることができるようになる．身体の中枢部分と末梢部分の協調を利用して身体を少し前傾させてものを背負ったり，肩に担いだりしてものが運べるようになる．自分の体をどのように使うと効率的に動けるようになるかがわかるので，この上半身の前傾が出てくるのである（運動企画）．こういう基盤の上に，人と共同でものを運んだり，音楽に合わせたり，線に沿って行進したりできるようになる（向

Ⅴ．遊びへの支援

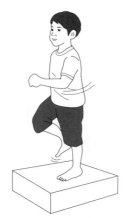

図Ⅴ-F-11　その場マーチ
足踏みする基底面が極限されていると，手足を振るリズムが乱れてくる．

く）．一カ所に留まって行進のときのように手足を振る（図Ⅴ-F-11）のは，より正確なリズム感が必要となる．

⑤ 運動の貯めと瞬発力・機敏性

〈両足ジャンプ〉も，より高く，より遠くへ跳ぼうとすると，飛び出す前に全身を屈めるという構えをとるようになる．その体幹と四肢の屈曲状態を一気に解き放つことによって，跳び出す力が倍加される．これを瞬発力というが，このようにある動作をより効果的にするために無意識にとる姿勢を〈運動の貯め〉という．この〈運動の貯め〉ができるようになると，瞬発力がつき，跳んでくるボールをキャッチするなどの機敏な動きが可能になる．

⑥ 模倣課題

最初は模倣も〈両手を打つ〉〈バンザイをする〉など，対称的な上肢動作でしかできず，言葉での再生も再生できる音声が限られている．したがって課題としては，子どもがすでにできている，音楽が鳴ると身体を動かし，音楽が止まると身体を止めるというぐらいのおおまかな運動の操作，運動の模倣に留めておくとよい．ダンスははじめ目で見たものの模倣であるが，動作を頭の中でイメージできるようになると，そのイメージに沿って踊れるようになる．

■ Ⅴ-F-c
第三動作系列：① 注意を向ける・気づく—② 向く—③ じっと見る—④ 目で追う—⑤ 手を伸ばす—⑥ 握る—⑦ 取る・つかむ

1）指導のねらい

この系列は「ものを見る」ことと「手を伸ばす」こととが連合する過程に関係する動作群といえる．この二つの動作が結合することによって，見たものが手の動きの方向を誘導するようになる．こうして手伸ばし動作は，子どもをものの世界に導き，ものと遭遇させることによって，子どもの世界に新しい地平を準備するようにはたらく．また目による手の誘導は，「手に触れたから，それを取る」状態を「欲しいから，それを取る」というように上肢の動作を意図的なものにしていく作用を持つ．そして何らかの意図を持つことによって，今までは単発であった動作が連結するようになる．

2）発達過程での位置づけ

第三系列の動作群の発達過程での位置づけは，ブロックBにある．目と手の協調を促し，それを必要とするすべての動作はこのブロックBに属するが，ほとんどの日常動作活動には，目と手の協調動作が求められ，目と手の協調動作課題は幅広く，またその内容も奥が深い．この第三動作系列群は，それらの幅広い動作の基本となるような動作といえる．典型的定型発達では，見てそこへ手を伸ばし，つかむという単純な連続動作ではあるが，第Ⅰ期第2段階（5〜7カ月）というかなり早い時期に完成する．それ以降も第Ⅱ期くらいまではパターン動作として保持される．

しかし第Ⅰ期後半から，見ることとつかむことが徐々に分化してくる．そうなると，見たものにいちいち手を出さずに，じっと見ていられ，見ることを純粋に楽しめるようになる．この視覚と手の動作の連合は，ものの認識，第Ⅲ期以

表V-F-7　第三動作系列：1．注意を向ける・気づく―4．目で追う―5．手を伸ばす―7．取る・つかむ

	I期	II期	III期	IV期
1．注意を向ける（Attend）気づく（Notice）	モビール，メリーゴーランド，踊る魚，歌う恐竜，オルゴール，踊るコーラ娘，Tレックス			
2．向く（Turn, Toward）	ハンギング・トイ	一脚椅子サッカー	バッティング，投てき	場所当てゲーム，吹き矢
3．じっと見る（Look at）	ハンギング・トイ，チャイム，猿の鉄棒			
4．目で追う（Follow visually）	モビール，回転吊具			
5．手を伸ばす（Reach）	起き上がり小法師，ウルトラマン，タッチセンサースタンド	ハンギング・トイ		
6．握る（Grasp）	ラトル，スクイーズトイ			
7．取る・つかむ（Take, Grab）	ウルトラマン，モビール			

※□部分はその時期には該当の動作がすでに完成しているという意味．

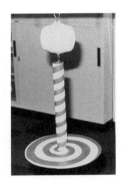

図V-F-12　注意を引きやすい視覚刺激①
ストライプ，渦巻き模様など．

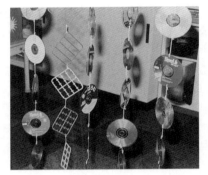

図V-F-13　注意を引きやすい視覚刺激②
きらきら光るもの．

降本格的に学習されるものの関係性の認識の基盤を作る（**表V-F-7**）．

3）指導内容と指導のコツ

① 見ることとつかむことの連動

対象の刺激を強くすると，それに目を留めやすくなるので，ものをよく見ない子どもたちには，見せるものに工夫を凝らす必要がある．光るもの，ストライプ模様，市松模様など幾何学的でコントラストが強い模様，ゆっくり動くもの，揺れるものなどが，概して刺激が強く，子どもの注意を引きやすい（**図V-F-12～14**）．も

のを見てもそれに手を出さないようなら，子どもの手をものに誘導してやってもよい．見たものに手を伸ばすことは，発達初期では，屈曲優位の腕の運動方向を伸展に切り替えるきっかけにもなる．見るものを触り，触ったものを見るという経験は，視覚定位を促通すると同時に，ものをじっくり見る態度が養われる機会となる．

② 見ることとつかむことの分化

ものを見，そこへ手を伸ばし，つかむという一連の動作は，発達の初期段階では，さらにつかんだものを口へ持っていく動作と連結しやす

V．遊びへの支援

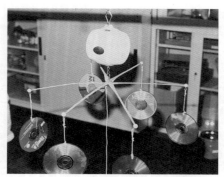

図V-F-14 注意を引きやすい視覚刺激③
揺れるもの，ゆっくり動くモビールのようなもの．

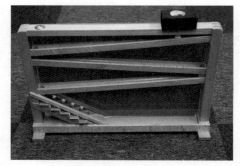

図V-F-15 透明なパネルを貼ったクーゲルバーン
パネルが貼ってあるので，転がる球を取ることができず，結果的に球の行方を目で追うことができる．

い．第Ⅰ期第3段階に入って，指を使ってものを調べるようになると，触覚や固有感覚情報などを総合し，馴染んだものなら手でつかんだだけでそれが何かわかるようになる．そうなるとつかんだものを口へ持っていくことが徐々に減少し，それらの動きが〈振る〉，床に〈叩きつける〉などの肩や肘からの大きな腕の動きに取って代わられるようになる．ほぼ第Ⅰ期の後半の主要な手の動作は，この系列の動作〈見る—手を伸ばす—つかむ—振る・握る〉のように一連の連結した動きになっていく．

　ものを握った後の動作には幅が出てくるが，本来持つ機能に沿って，ものが使えるようになるためには，見ることとつかむことがさらに分化しなければならない．つまりものを，それが本来持っている特性に沿って使うためには，ものの形や動きをよく観察する必要があるからである．〈ものを見ること〉と，それを〈つかむこと〉は，初期の発達段階においては，極めて反射的に連動している．幼い子どもでは，ものを見ても，手を伸ばさないでいられることのほうが難しい．ものを見たら，反射的・強迫的にものに手が出てしまう．

　クーゲルバーンという追視を促す玉落とし教材がある．ものを見ることとつかむことが分化していない子どもでは，レールを転がる玉にすぐ手が伸びてしまい，玉の動きを途中で止めてしまうので，現象の全容を見る機会が失われてしまう．玉が出発点から出口に向かって左へ右

へと方向を変えながら落ちてゆく全軌跡を目で追えるからこそ，玉やレールの特性，上・下・左・右の空間概念，遊具の構造〈出発点があり，途中経過があって，終点があるという〉などが理解される．終点で止まった玉を取り上げ，また出発点に戻って玉を離すという遊び方ができるようになるのは，こうした遊具の構造が理解されているからである．したがって短絡に伸びる手に抑制が効かない子どもでは，この教材の真の面白味である順序と構造が理解されていない．

　通常ある玩具の特性を知ってしまうと，その遊具には魅力を感じなくなっていくことのほうが自然である．玩具が提供する刺激に感覚的に反応しているだけの子どもは，その玩具の特性を理解しないので，逆に何度やっても，それに飽きがこない．

　ものを見ることとつかむことが分化していない子どもでは，図V-F-15のように教材に透明な板を貼ると手出しが抑制されるので，〈ものを見続ける〉機会が提供されることになる．

③ 視覚による動作の方向づけ

　眼球を正中線側に寄せる（輻湊）ことが自動化されると，視野を横断するものだけではなく，近づいたり遠ざかったりするものを正確に追えるようになる．このように眼球のコントロールを得て，焦点距離が違う対象にもすばやく注視点を移行でき，その結果手の動きにも方向性が出てきて上肢の動きの効率が良くなってくる．

V-F 指導目的別課題内容

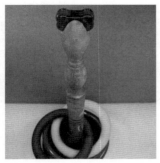

図V-F-16 輪抜き
輪抜きの棒の先端に取りつけられた点滅ライトが，視線を棒の先端に移すことを助ける．視線の向いている方向へ輪を握った手を移動させると，輪が抜ける．

第Ⅰ期第2段階くらいでは，手を伸ばし，ものをつかめるといっても，上肢全体の動きとしては，屈曲パターンが優位なので，輪抜き課題などでは，輪を握ったとたんに輪を手前に引っ張ってしまい，輪を棒から抜くことができなくなることもしばしばある．しかし視線を輪の出口となる棒の先端に移せる（注視点の移行）ようになると，そこへ向かって手を滑らせるようになるので，輪を難なく抜くことができる（図V-F-16）．このように目が手を誘導すると，歩いていても，周りに視線を頻繁に移し環境の安全を確かめるので，物につまずいたり，ぶつかったりしなくなる．

■ V-F-d
第四動作系列：① 振る—② 叩く—③ 引く・抜く—④ 押す—⑤ 落とす・払う—⑥ 押さえる，貼る—⑦ 絞る

1） 指導のねらい

ものを握れるようになってから，手の動作のレパートリーが徐々に増えていく．単に動作が増えるだけでなく多様になるので，ものを実際に〈操作する〉ことができるようになってくる．このものの操作の中で，割合粗大で単純な動作群を，この第四動作系列にまとめている．まず肩，肘からの腕の動作が中心となり，〈振る〉〈叩く〉動作が出てくる．〈引く・抜く〉〈押す〉動作も，ものの握りに肘，手首の屈曲・伸展運動が加わった単純な動作である．しかしこれらの動作が，もう一方の手をものの固定に使わせるようにはたらくので，〈引く・抜く〉〈押す〉動作は両手動作を促すきっかけになる．

また〈引く・抜く〉〈押す〉動作は，対象にはたらきかける動機を明確にし強固にするので，動作をより意図的なものにする．

2） 発達過程での位置づけ

この動作群は，第三動作系列動作の延長線上にあると同時に，次の第五動作系列を準備する動作群である．第Ⅰ期後半から第Ⅱ期の子どもに，抱かれている最中におとなの髪の毛，めがね，装身具などを引っ張る行為がみられることがある．履いている自分の靴下，帽子を脱ぐ，ティッシュを箱から引き抜くということもある．一体と見えていたものが，はたらきかけによって分離することが面白いのであろう．子どもは飽かずに引っ張ることを繰り返し，それを楽しむ．その中で，ものにも分離するもの（めがね）と分離しないもの（髪の毛）があることを理解し，理解すると〈引っ張る〉動作が一段落してくる．

典型的定型発達では，第四動作系列群は第Ⅰ期第2段階から出現するが，〈押さえる・貼る〉が機能的になってくるのは第Ⅲ期に入ってからである．第Ⅲ期以降，指を使った道具の操作のほうが面白くなるので，ものを〈振ったり〉〈引いた〉り，〈押したり〉する動作を楽しむ遊びは，相対的に減少してくる（表V-F-8）．

3） 指導内容と指導のコツ

① 引く動作

ものに手を伸ばし，つかめるようになると，乳児は抱かれながらもおとなの髪の毛，帽子，めがねなど手に触れたものは何でも引っ張ろうとする．これらの動作は最初〈手・足を引っ張

201

V. 遊びへの支援

表V-F-8 第四動作系列：1．振る―3．引く―4．押す―7．絞る

	I期	II期	III期	IV期
1．振る（Wave）・（Shake）	ラトル，顔スプーン	鳴子		
2．叩く（Bang）	ラトル	バチで太鼓叩き	⇒	マレット打ち
3．引く・抜く（Pull）	紐引き，紐卵	プルトイ		
4．押す（Push）	紐卵	プッシュトイ，透明な箱	ブレイン	
5．落とす・払う（Drop, Wipe out）	ボール			
6．押さえる，貼る（Press）	布絵本	シール貼り	糊貼り	⇒
7．絞る（Squeeze）	スクイーズ・トイ			

※⇒は継続して発展していくことを意味する．
※ 部分はその時期には該当の動作がすでに完成しているという意味．

る〉，〈袖を引っ張る〉など自分自身の体で試されているが，やがて手で触れる周りのものに応用されていく．指先での触体験が引く動作を誘発するが，それを繰り返し重ねることで，ものには分離できるものと分離できないものがあることを知るようになる．髪の毛はめがねと違って取れないことがわかると，髪の毛を引っ張る動作は減少していく．この段階にいる子どもが下着や靴をよく脱いでしまうのは，ものの分離可能性を確かめようとしている実験と考えてよい．

② 環境へのはたらきかけの手段としての意図的動作

〈押す〉〈引く〉〈叩く〉〈振る〉〈握る〉など最初に獲得された動作が，ものにはたらきかける手段として使われるようになる．はたらきかけた結果，音が出たり，動いたりして，そのものの変化に気づくようになると，今度はその変化の再現を期待して動作を開始するようになる．それはものの変化が自己のはたらきかけの結果であることの理解でもある．その因果関係の理解は，ものの変化を見るため〈目的〉に，押してみる〈手段〉というように，動作を目的と手段に分化させるはたらきをする．

〈起き上がり小法師〉は指で突いても，叩いてもしばらく揺れてからまた元の静止状態に戻る．このようにどのようなはたらきかけをしても，同じ動きが起こり，しばらくしてまた元の状態に戻る．このような常に結果が一定である

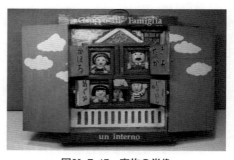

図V-F-17 家族の肖像
戸の開閉の動きは定型的なので，はたらきかけと結果との関係が子どもにわかりやすい．位置記憶課題や"家族"ごっこ遊びに発展させることもできる．

教材は，発達の初期段階にある子どもに好まれやすい．

〈戸の開閉〉玩具は，戸は蝶番がついているので一定方向にしか動かない．そのことが手当たり次第の操作を抑制し，子どもに動きの方向と力加減を教えるよう作用する．コツがわかると開閉動作がスムーズになっていく（**図V-F-17**）．〈スクイーズ・トイ〉〈透明水枕〉も，それぞれ〈握る〉こと，〈押す〉ことを促進するが，遊具の変化そのものが効率的な手の操作を模索させるようにはたらく．スクイーズ・トイ（**図V-F-18**）は，固く握るとつぶれるが，手を緩めるとまた元の形状に戻る．握り方の強弱をつけると潰れ方が変化し，〈透明水枕〉では，押し方によって中身のおはじきの動きに変化が生ずる（**図V-F-19**）．このような教材の動きの変化がものへのはたらきかけの仕方を変える．〈この

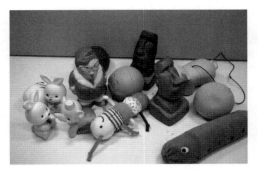

図V-F-18　スクイーズ・トイ
強く握るとつぶれ，力を緩めると元の姿を回復するゴム製品のおもちゃ．握ると音の出るものもある．

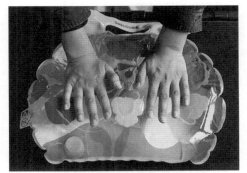

図V-F-19　透明水枕
表面を手掌で押すと，液体の中の小片が動く．

ことを望むので〉，動作を〈そのようにしよう〉という具合に動作をより意図的にもしていく．

③ **落とす・払う，おさえる・貼る**

〈落とす・払う〉動作は，ものの移動や落下を伴うので，音がし，壊れてものの形が変化することもある．この結果の面白さが〈落とす・払う〉動作を周りのものに応用させる．〈落とす・払う〉は，はじめは握る力が抜けて，自然に落としてしまう感じであるが，それを繰り返すことにより，リリースと上肢の肩や肘の動きを同調するようになっていく．腕全体の動きにタイミングよく，ものをリリースできるようになるとものを〈投げる〉になる．

〈押す〉は上肢の伸展運動であるが，それによって対象が動くと〈押す〉になり，対象が動かないと〈押さえる・貼る〉になるが，動作の質は同じである．これらは上肢の支持性の向上とともに出現する動作なので，体幹などの中枢部の安定が基本となる．発達の初期段階では体幹・下肢も使って身体全体で〈押す〉〈押さえる・貼る〉やり方が多くみられるが，体幹の同時収縮がしっかりしてくると，末梢部の指先だけを使って余裕を持ってものを〈押さえ・貼ったり〉，指を滑らせながら，糊づけしたりすることができるようになる．

■ V-F-e
第五動作系列：①（指で）突く—②めくる—③（指で）はさむ・刺す—④探る—⑤つまむ—⑥まさぐる—⑦はがす

1) 指導のねらい

この第五系列の動作群もものを操作する上肢の動作であるが，第四系列の動作群が粗大で割合単純な動作を内容としていたのに対して，この群では指先が中心の巧緻で複雑な動作が扱われる．

指先の動作をいろいろ体験させることにより，この動作を洗練させることが，この動作群の指導のねらいである．指先の巧緻性とは，細かい動きができることであるが，それには指を腕や手掌から独立して動かせなければならない．具体的には，〈つまむ〉〈はさむ〉などの指の対立運動である．ものを指で扱うためには，ものを固定する必要があるので，指先の操作は間接的に両手動作も同時に促通する．

2) 発達過程での位置づけ

第五動作系列の動作は，典型的定型発達の中では，第Ⅰ期第3段階から頻繁にみられるようになる．これによってもの調べが可能になり，周りのものの理解が飛躍的に進む．このものの理解が，視覚の代表化[*9]を進めるだけでなく，

V．遊びへの支援

表V-F-9　第五動作系列：1．指で突く―5．つまむ―6．まさぐる―7．はがす

	I期	II期	III期	IV期
1．（指で）突く（Poke）	起き上がり小法師押し	いろいろなスウィッチ，スローインおもちゃ		
2．めくる（Turn up）	絵本	カード類		
3．（指で）はさむ（Pinch）・刺す	小粒つまみ			
4．探る（Grope for）	ビジーボード		触索課題	
5．つまむ（Pincer）	つまみおもちゃ，ビジーボード	ピエロ，箸使い	宝探し　ピンセットでつまむ，洗濯ばさみ，ハトの育児	
6．まさぐる（Finger）	ビジーボード			
7．はがす（Peel）	布絵本	蜜柑の皮むき	ヤクルトの蓋，シール貼り，シールはがし，牛乳瓶の蓋	

※　部分はその時期には該当の動作がすでに完成しているという意味．

第I期第4段階の歩行の動機を形成する[10]．第I期の後半から第II期にかけて指使いが機能的になるが，細かい指使いはさらに第III期に入ってからも続き，動きの質が洗練されていく（**表V-F-9**）．

3）　指導内容と指導のコツ

① 指によるものの識別

　指でなでまわし，口で舐め，かじり，床に叩きつけたりしつつ，それをいろいろな角度から眺めることを繰り返し行うことにより，見ただけでものが何かわかるようになる（〈探る〉〈まさぐる〉）．このように視覚が諸感覚を代表するようになると，見るだけでそれを触ったときの感触を思い出せるようになる．つまり感覚間で相互の感覚情報の乗り入れが繰り返される中で，感覚情報が次第にイメージにまとめ上げられていくのである．もののイメージができ上がると，視覚が遮断されても，触るだけでものを識別できるようになる．第III期になると，日常慣れ親しんだものであると，袋の中のものが何であるか言い当てることができるようになる

（〈探る〉）．

② つまみと道具の操作

　前腕の回内・外に伴って，手掌・手指にも尺側と橈側が分化し，指を対立させて使えるようになる．これが〈つまむ〉〈はさむ〉を可能にする．指には3関節があり，指先でものがつまめることは，その3関節の細かな調節であり，その微細な調整を促進する．日常生活に必要な道具，機器類はその操作に調整的動作を必要とするので，〈つまむ〉〈はさむ〉の指先の対立的使用の獲得は道具の使用に大変便利である．**図V-F-20**は，穴に指を入れ，ものをつまみ出させるように工夫された教材である．穴は小さく，限られたスペースなので，指腹つまみよりさらに細かな指のコントロールが必要な〈はさむ，つまむ〉をしなければならなくなる．このように動作の目的が子どもにわかりやすければ，難しい指の動きであっても，子どもはその課題を遂行すべく頑張ることができる．こうした指の対立的使用は，道具の操作に役立つ一方，指そのものを道具に擬して使うもう一つの方法を促進させる．指で突いたり，シールをはがしたりす

---

*9　ものを見ただけで，いちいち触らないでもそれが何かわかるようになる．

*10　見て何かわかるので，そこに行ってみたくなる．

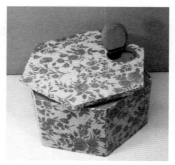

図V-F-20　宝探し
示指と中指を穴の中に入れて，中のものをつまみ出す．親指を使わないつまみは難しい．上蓋を回転させると，他に五つの穴がある．

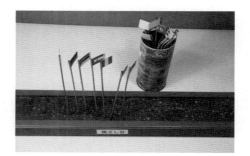

図V-F-21　万国旗
旗のついた竹串を発砲スチロールの台に刺し並べさせる．台座を全面使うこと，均等間隔，直線であることなど，配置においても空間概念を学習する要素は多い．

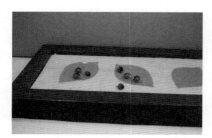

図V-F-22　てんとう虫
てんとう虫の形をした画鋲を発泡スチロールの台座に刺させる．指先に力を込めて，画鋲の芯を垂直に押す．刺すところを指定したり，数遊びに発展させたりすることもできる．

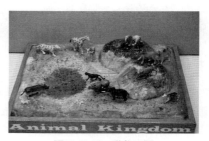

図V-F-23　動物王国
動物のフィギュアに爪楊枝がつけてあり，発泡スチロールの台座に刺せるようになっている．ごっこ仕立てにして物語風に展開することもできる．

ることは，指を棒，ノミ，ヘラとして使う試みともいえる．

　洗濯ばさみなどバネで〈はさむ〉は，指先に力を込めてものを操作する動作である．同じように指先の操作が必要な動作として〈刺す〉がある．〈刺す〉材料は竹串，爪楊枝，針金，画鋲などいろいろある．刺す土台のほうも，発泡スチロール，コルク板など尖ったものが刺さるような素材なら何でもよい．図V-F-21は万国旗のついた竹串を発泡スチロールに刺して並べさせるもの，図V-F-22はコルク板に描かれた葉っぱにてんとう虫の画鋲を押させるものである．図V-F-23のように，発泡スチロールの台座でディオラマ仕立てにし，爪楊枝をつけたフィギュアを子どもの趣向に合わせて自由に刺させるようにすると，〈ごっこ遊び〉や〈創作あ

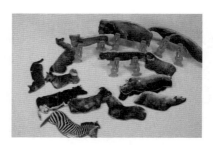

図V-F-24　動物板
動物の胴体が描かれた板に，洗濯ばさみで手足をつけていく．

そび〉にも発展させることができる．図V-F-24も，胴体が描かれた板に洗濯ばさみの手足をつけて，動物を完成させるものである．〈はさむ〉動作は，洗濯ばさみ，クリップなどバネのついたものを利用するだけの単純な動作課題であるが，工夫すると子どもが楽しめるように遊びに

V. 遊びへの支援

表V-F-10　第六動作系例：1．開ける―2．はずす―3．ちぎる―4．破る

	Ⅰ期	Ⅱ期	Ⅲ期	Ⅳ期
1．開ける（Open）	家族の肖像			
2．はずす（Remove, Take off）	ビーズフィッシャー，衣類，ボタン	スナップビーズ，帽子類	変装道具，マスク	
3．ちぎる（Tear off）	紙ちぎり			
4．破る（Break）	紙破り			

※▨部分はその時期には該当の動作がすでに完成しているという意味．

仕立てることができる．

V-F-f
第六動作系列：① 開ける―② はずす―③ ちぎる―④ 破る

1）　指導のねらい

　第四動作系列が上肢の比較的粗大な運動群，第五動作系列が指の動きを中心にした巧緻動作の代表的な動作を集めたものであるとするならば，第六動作系列から第十一動作系列の6動作群は，それらを総合した粗大，巧緻，両側協調動作によるものの操作技能全般を取り扱うものになる．それらを機能面から5つに分類すると以下の通りになる．

　第六動作系列の〈開ける〉〈はずす〉〈ちぎる〉〈破る〉は，ものとものとの分離に関する動作であり，第九動作系列〈入れる〉〈置く〉〈挿す・はめる〉〈通す〉〈引っかける〉〈積む〉〈並べる〉〈整える〉のものの結合に関わる動作群と対をなすものである．その結合と分離の相互交渉を同時に扱った動作群が第十動作系列で，そこでは〈離す〉〈取り出す（出し・入れ）〉〈はめる・つなぐ〉〈組み立てる・組み合わす〉〈結ぶ〉〈片づける〉などが扱われる．

　ものの操作で，ねじりなど腕や手首の回旋が加わった動作が，第七動作系列〈ひねる・回す〉〈滑らす・ずらす〉〈ねじる〉〈巻く〉になる．

　比較的単純で粗大な動作であった第四動作群の動きを棒やヘラなどの小さな道具の操作という観点からまとめたものが第八動作系列〈（棒で）突く〉〈すくう〉〈なすりつける〉〈（棒で）ほじる〉〈（道具で）切る〉〈（棒を）振る〉〈（棒で）ひねる〉である．同じく比較的単純で粗大な協調動作を棒やバットなど大きな道具の操作という観点から捉えたものが，第十一動作系列〈打つ〉〈はじく〉〈振る〉である．

　第六動作系列の〈開ける〉〈はずす〉〈ちぎる〉〈破る〉などの動作は，①両手動作，②特定の空間における限定された動作，③空間の理解をもたらすという共通点を持っている．これらの動作では，指の先端は固定され（何かをつまみ）つつ，動きは主に肘と手首から起こっている．比較的簡単な動作であると同時に，動作の結果が視覚的にわかりやすいので，これらの動作を使った課題は，子どもにとっては取り組みやすい．

2）　発達過程での位置づけ

　ブロックB「目と手の協調」に属する動作であるが，〈開ける〉は，典型的定型発達では，第Ⅰ期第3段階からみられるようになる．〈はずす〉〈ちぎる〉〈破る〉は，次の第Ⅰ期第4段階頃から，第3次循環反応の中で頻繁にみられる行為である．つまむ部分の形にもよるが，動作そのものは複雑ではなく，手順もないので，第Ⅱ期にはほぼ完成し，比較的早く獲得される動作群といえる（**表V-F-10**）．

3）　指導内容と指導のコツ

① 両手の対称的使用

　〈開ける〉〈はずす〉〈ちぎる〉〈破る〉動作は，両手で行われることが多い．しかし左右の手を

非対称に使わなければいけないほど難しい動作でもなく，左右の手で類似の動きが同程度に使われる程度である（上肢の対称的使用）．サッカーのスローイン，バスケットボール，ラグビーのパスなどは，頚部，体幹が安定していると強いスローが可能になるが，反対に両手を対称的に使うことによっても頚部，体幹の同時収縮が促される．したがって体幹が低緊張気味の子どもにも，この両手の対称的使用が勧められる．

② パターン化した動作

発達の初期段階にいる子どもは，よく仏壇や引き戸の開け閉めに興味を示すことがある．これは扉にどのようなはたらきかけをしても，扉の動きは蝶番やレールによって決められており，常に定型的な動きが得られる．はたらきかけのいかんにかかわらず，常に同一の結果が得られるという点がわかりやすく面白いのであろう．

③ 分離と結合

〈開ける〉と中が見え，〈閉める〉と見えなくなる．〈ちぎる〉〈破る〉動作は，対象の形状，位置など空間的見え方に大きな変化をもたらす動作である．〈はずす〉〈ちぎる〉〈破る〉では，一つのものが二つに，大きなものが小さな部分に分解する．〈はずす〉の後に，〈くっつける〉が続くと，一つの実体と思っていたものも分解でき，独立した二つの形を連結することで新たな形が生み出されるという空間認識上の新しい発見がある．発達過程の中で，砂，粘土，積み木，折り紙，紐などが扱えるようになるに従って，素材を〈分離〉させ，また〈結合〉させることで，新しいものや形を〈作る〉ことができるようになる．ものとものとの空間的関係性の理解とともに，その理解のもとに何かを作ること（第十五動作系列）は，この動作の発展といえる．粘土細工，ブロックによる創作，プラモデルの組み立て，木工細工などはこれらの造形活動の延長線上にある学童期の学習課題である．

〈はめる・つなぐ〉では，小さなものが大きなものへ，複数のものが一つに統合する．このような動作は，もの同士の空間的関係の理解，特に部分と全体の関係の理解を促す．〈ちぎる〉〈破る〉はそれほど難しい動作でもなく，どんなやり方も許容する比較的自由度が高い動作であるが，確実に対称的両手動作を学習させる．

これらの動作群は，対象間の分離を体験する課題であり，全体と部分の関係の理解につながるので，空間認知面の発達にとっても重要である．またこれらの動作群は，生活技能，特に衣服の着脱に必要とされるボタンはめ，フックはめなどに直接つながる．

■ V–F–g
第七動作系列：① ひねる・回す― ② 滑らす・ずらす―③ ねじる― ④ 巻く

1) 指導のねらい

この系列の動作を練習することで，前腕の回内・外，手首，指先でのひねり動作，両手の非対称的使用と協調，二つの動作の持続力を養うことができる．またこのような運動経験の中で優位手の分化も促通されていく．

ねじの〈締め〉〈緩め〉は，単なる動作学習だけに尽きる課題ではない．回す方向が一定ではなく，巻きの方向が手前向きであったり，向こう向きであったりすると，〈締め〉も，〈緩め〉も完遂しない．同一方向へひねり続けていなければ，動作が一段落しないのである．したがってこれらは，やがて外れる（あるいは締まる）という認識に支えられていなければ結果に到達しない動作ともいえる．実際に〈締め〉たり，〈緩め〉たりする経験を重ねることで，方向と結果との関連性がイメージとして定着する．このような運動経験は，頭の中でイメージを回転させるメンタルローテーションという能力を育てていく．

2) 発達過程での位置づけ

典型的定型発達では，〈ひねる〉〈回す〉動作

表V-F-11　第七動作系列　1．ひねる―2．滑らす・ずらす―3．ねじる・回す―4．巻く

	I期	II期	III期	IV期
1．ひねる（Twist）・回す（Turn）	顔スプーン 絵めくり	つまみ鉄棒，でんでん太鼓 太陽とねじ蓋	⇒	⇒
2．滑らす・ずらす（Slide）		家族の肖像スライド式窓，岡持ち式戸，動物の家，3匹の猫	⇒	⇒
3．ねじる	メイポール，モダンタイムス，ティーカップ	にわとり回し	ねじり人形	首でのリボン回し
4．巻く（Wind）	鉄棒，観覧車，ハンディーメリー	牛のシュレッダー，カルガモ親子，卵運び，巻物巻き，へび巻き	糸車，にわとり回し	紐巻き，動物毛糸巻き，波止場のクレーン，こま回し

※▨部分はその動作が準備期間であることをあらわす．
※⇒は継続して発展していくことを意味する．

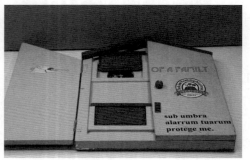

図V-F-25　家族の肖像（スライド式窓）
ブラインドを上に滑らせると部屋の中が見える．戸を見ると，すぐ引っ張ろうとする子どもが多いが，板を滑らすように押す動きはけっこう難しい．

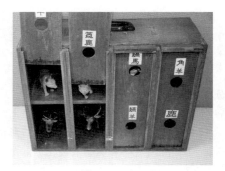

図V-F-26　垂直式スライド（引き上げ式）
一方の戸を持っていて，もう一方の手でものを取り出すという協調を必要とする箱である．

は，第I期第4段階くらいから出現するが，紐などを〈巻く〉動作は，第IV期（5歳1カ月〜7歳）にならないとなかなかできるようにならない．第七動作系列の動作群はブロックB「目と手の協調」に属するが，この中でも，最もハイレベルの動作といえる（**表V-F-11**）．

3）指導内容と指導のコツ

① 滑らす・ずらす

引くにせよ，押すにせよ，その動作は持続的な出力であり，瞬発的な動作よりは高度である．それは動作の遂行を支える意図がより強固でなければならないからである．扉の開閉も，**図V-F-25**のようなスライド式になっていると，押して，その押しを持続させながら一定の方向に滑らせるという二つの動作が必要になってくる．引き上げ式（**図V-F-26**）の扉にすると，さらに一方の手で戸を上にあげ，それを保持しつつ，もう一方の手で中のものを取るという両手の協調が求められる．両側の分離が不十分であると，ものを取ることに気をとられているうちに戸が手から滑り落ち，戸が閉まってしまう．〈滑らす〉〈ずらす〉動作は，筆記用具で〈描く〉，〈書く〉動作につながっていく．

② ひねる・回す

同じく〈ひねる〉〈回す〉といっても，いろいろなタイプの教材がある．前腕の回内・外と手首のスナップを効かせて，持った柄をくるくるとひねると絵が変わる遊具があるとすれば（**図V-F-27**），でんでん太鼓のように音が出たりす

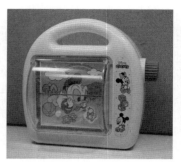

図V-F-27　絵めくり
横のつまみを回すと，中の絵が入れ替る．

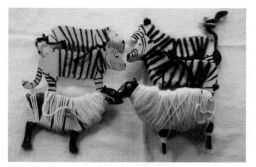

図V-F-28　動物毛糸巻き
動物の板に毛糸を巻いていくと，トラやシマウマの縞や，羊の毛になったりする．巻くほうの毛糸が絡まないように，巻く板と手に持っている毛糸の両方に気を配る必要がある．

る遊具もある．

　ねじ付きのペグや蓋を回す課題もある．パワーグリップで握ってもペグや蓋をひねることはできるが，指先でつまむほうが動きを作りやすいので，持ち方は自然に指先つまみになる．〈ひねる〉と異なるところは，往復運動でなく，同時動作を同一方向に繰り返す回転である．ねじが回転によって〈絞まったり〉〈緩んだりする〉部分は，直接目にすることができないので，一定方向の動作を繰り返すと，ねじが〈絞まる〉あるいは〈緩まる〉というイメージが頭の中に育っている必要がある．ひねる動作自体はできていても，このイメージが育っていないために，回す方向が一定せず，結果的にねじを〈絞める〉，〈緩める〉ことができない子どももいる．

　〈回す〉は，取っ手を持って歯車を回す動作である．指先は取っ手をつまみ，動き自体は，肘の動きで作っている点は第1番目〈滑らす・ずらす〉とも，第2番目〈ひねる〉とも異なっている．しかしこれも同一方向に歯車を回転させるイメージが育っていないと，課題の期待に応えられない点は先の教材と共通している．

③ 巻く

　〈ひねる〉〈回す〉動作ができていることが前提となって，〈巻く〉動作が可能になる．動物毛糸巻き（図V-F-28）を例にとると，まず一方の手で動物の板を固定している必要がある．利き手で毛糸を板に巻くことが求められるが，糸をしっかり持っていないと固く巻けないが，同時に巻きながら持つ手をずらしていかなければ巻き続けられない．さらに持ち手にある毛糸が巻き板にからまないように，板を持つ手も調整して動かす必要がある．対象の形状，大きさ，紐の材質などによってもその難易度が変わってくる．

V-F-h

第八動作系列：①（棒で）突く—②すくう・かき回す—③なすりつける—④（棒で）ほじる—⑤（道具で）切る—⑥（棒を）振る—⑦（棒で）ひねる

1）指導のねらい

　この動作系列課題のねらいは，ヘラ状，棒状の器具・道具の使い方の学習およびその操作技術の向上にある．操作技術といっても何か特別なものではなく，棒やヘラが，あたかも，手指，手掌の延長のように使えることが目標となる．そういう動きを可能にするスムーズな手や指の動きの促通がここでの課題の具体的内容である．

　これらの課題を通して操作の方法を学習すると同時に，器具・道具の機能上の特徴も理解されるようになるので，その道具が本来持っている機能通りにそれらを使えるようになる．別な

V．遊びへの支援

表V-F-12　第八動作系列：②すくう—④（棒で）ほじる—⑥（棒を）振る

	I期	II期	III期	IV期
1．（棒で）突く（Poke）	玉押し	音楽ミキサー	パンツタンクロー	ビリヤード
2．すくう（Scoop），かき回す（Stir）		ビーズすくい	タモでの受け渡し	金魚すくい
3．なすりつける（Spread）		ピーナッツバター塗り	⇒	⇒
4．（棒で）ほじる（Pick）		うなぎ釣り	ニラ虫，トラの食べ物	⇒
5．（道具で）切る（Cut）		野菜切り	ハサミ	⇒
6．（棒を）振る（Wave）			子ども竹刀	旗振り
7．（棒で）ひねる（Twist）				刺又（さすまた）

※　　部分はその動作が準備期間であることをあらわす．
※⇒は継続して発展していくことを意味する．

言い方をすると，上手な使い方とは，道具の機能を知らないと，獲得されないものともいえる．棒状の道具は両手の効率的な使い方の学習の良い材料となる．これらの動作群は，学童期以降の工具，大工道具の使用につながるものである．

2）発達過程での位置づけ

第II期第1段階から，これらの動作群がみられるようになるが，道具に難易度の幅があり，幼児期全般を通して学習される．これらの動作群の中で，両手の協調を必要とする動作は，第IV期以降にならないとうまく獲得されない（表V-F-12）．

3）指導内容と指導のコツ

① 棒の操作

ヘラ状の棒の操作としては，〈すくう〉〈切る〉〈なすりつける〉動作がある．〈すくう〉動作は，砂遊びなどでも経験できるが，室内では汚れるので，ビーズのようなものをお玉のようなものですくわせてもよい．圧力をかけながら道具を滑らせていく〈なすりつける〉動作は，実際にナイフでピーナッツバターなどをパンに塗るときに必要になる動作である．

〈切る〉課題としては，木製あるいはプラスチック製の果物や野菜をベルクロで結合させ，それを包丁で切らせる玩具がある．ベルクロの接合部に包丁を入れると木片が二つに割れるが，切るときのサクッという歯切れのよさに，

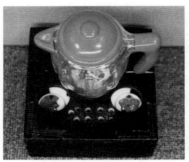

図V-F-29　音楽ミキサー
開いている穴に棒を突っ込んで押すといろいろな音が楽しめる．垂直に棒を押さないとボタンに到達しない．

子どもも切る達成感を感じるはずである．

図V-F-29は，ボタンを押すといろいろな音楽が流れる廉価な玩具であるが，これに類するものはたくさんある．〈突く〉動作を誘引するために，それにカバーをつけて，穴から中のボタンを突つかせるような工夫をすると立派な治療遊具になる．棒でボタンを押すためには，指先で棒の角度を調節してボタンを探らなければいけないので，子どもに集中が求められる．同じく〈突く〉動作といっても，ビリヤードになると，押すのではなく，スナップを効かせて弾くようなキューの使い方が求められる．

図V-F-30は，穴の中の先端にベルクロが付いた棒を使って，穴の中の毛玉を棒で掘り出す「ニラ虫」という遊具である．古木に巣食う虫をニラの葉で吊り出す遊びが関東北部に実際に

V-F 指導目的別課題内容

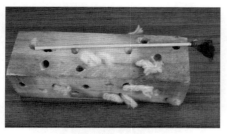

図V-F-30 ニラ虫
棒の先にベルクロをつけ,穴の中の毛糸のくずを巻き取っていく遊び.葉っぱを土の穴に入れると,穴の中の虫がくっついてくるのを利用した北関東地方にある子どもの遊びを再現したもの.にわ虫ともいう.

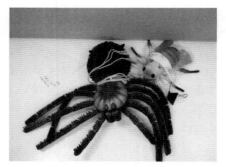

図V-F-31 刺又
天井からぶら下げたこのような虫を刺又の先で絡めて引いて取る.

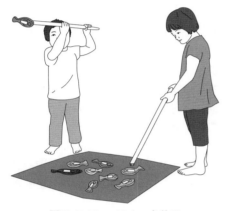

図V-F-32 ベルクロ魚釣り

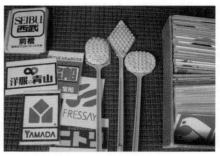

図V-F-33 ハエ叩きカルタとり

あったそうだ.棒の先を穴の中のほぐれた毛糸になすりつけ,棒をひねりながら毛玉を引き出す遊びである.毛糸が引っかかったかどうか,棒の先にくっつくものの感触を確かめながら,指先での細かな操作を繰り返す.これを大きくし,両手動作の課題にしたものが図V-F-31である.吊り下げられたものを刺又で絡め取るときも,棒で毛糸を絡め引く同じ操作が利用される.

棒で何かを操作する場合,棒は上肢の延長になって,棒の先端が手首,指のような役割をする.棒の先端を対象の中の適切な位置に置くと,棒の先端を細かくコントロールできる.その棒の先端を適切な場所へ持っていく動作を〈当てる〉という.棒の先端で突いたり,すくったりする細かなコントロールができなければ,もの

に当てただけでくっつくような単純な遊具を作るとよい.図V-F-32はベルクロが付いた棒でネルの魚をくっつける遊具である.吸盤付きのハエ叩きでラミネートされたカルタとり(図V-F-33)も,動作は単純であるが,大きな満足が味わえる課題である.魚釣り系の遊具は,棒を糸に,ベルクロや磁石を釣り針に変化させたもので,より細かな道具の調整が必要になってくる.

V-F-i

第九動作系列:① 入れる—② 置く—③ 挿す・はめる—④ 通す—⑤ 引っかける—⑥ 積む—⑦ 並べる—⑧ 整える

1) 指導のねらい

ものを手から離す動作は,それを〈どこか〉

211

に離すわけであるから，常に空間的な意識と関わり，その感覚を育てる．どこか特定の空間に離すためには，その離す先をよく見なければならない．見たところへものを〈離す〉動作は，思わず何かを〈落とす〉ことなどとは違い，もっと意図の込もった動作といえる．意図を実現するためには，その動作が指先でよくコントロールされる必要もある．

ものを特定の場所に離すには，まず①ものをよく見ること，②指先でものがつまめること，の二つが前提として準備されていなければならない．〈入れる〉は何かの容器の"中に"ものを離すことである．入れる場所は，周りを何かに取り囲まれた空白の空間である．その取り囲んでいる何かが枠組みとなって，入れる動作に空間的な手がかりを与える．入れるものとその空白の空間との隙間に，空間的余裕がない場合に，〈入れる〉を，〈はめる〉という．隙間がないので，入れるものを受け口である容器の形に合わせて選択するか，受け口の形状に合わせて，角度を調節しないと，うまくはめられなくなる．形の細部まで注意を向けなければならないが，うまくはめられるとその〈ぴったり感〉〈きっちり感〉が〈入れる〉動作より大きな満足感をもたらす．

〈通す〉は，〈挿す・はめる〉動作が拡大されたもので，持続的な要素が加わることになる．〈入れる〉だけでなく裏から〈引き出す〉まで同一動作を継続する必要がある．裏は見えないので，ものが貫通しているイメージを頭に思い描きながら，〈引き出す〉動作を行う．

類似の動作であるが，〈置く〉には，〈入れる，挿す・はめる〉にある明確な運動感覚として感じられる枠が欠如する．〈置く〉は，何かの上に，ものを離すだけであり，複雑な動作を必要とされるわけではないが，狭い底面，升目や線に沿うなど，置く場所が限定されると，運動固有感覚からの手がかりがない分，視覚情報だけで正確な場所を判断しなければならない．

〈置く〉ものによって，底面が見えない場合もある．左右のバランスをとりながら，基底面の

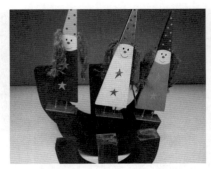

図V-F-34　サンタバランサー
二つのサンタを台座の両端に一緒にそっと置けなければ，バランスが崩れてうまく乗せられない．バランスとともに，乗せる順序も考慮しなければならない．

傾きを手で感じながら位置を決めなければいけない．図V-F-34のような課題は，中心から離れる距離と重さが比例するという認識があると，それが課題の遂行を容易にする．〈整える〉は，位置を同定するときの微妙な手の動きを調整する動作である．

ものを〈置く〉動作を一定の基準に従って連続させることが〈並べる〉である．円や直線など実際に描かれた線に沿って連続的に配置する場合もあれば，実線ではなく頭の中にあるイメージとしての曲線や直線に沿って配置する場合もある．〈並べる〉という行為は，派手な動作ではないが，ものが直線に並べられた光景は，子どもを魅了する．実線や升目に沿ってではなく，頭の中のイメージに沿って，ものを〈並べる〉場合は，〈並べる〉行為そのものも大きな満足をもたらす．イメージに沿って現実のペグ，ブロック，札などを配置することは，自己が並べられたものの作用因（エージェント）であることを意識させるからである．

垂直方向へ並べることを〈積む〉という．垂直方向への並びなので，アライメント（骨組みを修正する）が考慮されなければ，倒れてしまう．〈積む〉は，多少曲がっても可能な〈並べる〉と違って，置くものの重心を底面の中心に重ね合わせなければ，多くを積み進んではいけない．したがって〈積む〉では，実際には目に見えない垂直線を置かれたものの中にイメージできる

V-F　指導目的別課題内容

ことを意味する.

　ものをそっと離すこと（リリース）が, この動作系に共通する動作であるが, 身体・運動的にはその基盤として上肢を空間に保持する十分なプレーシング能力が育っている必要がある. 第九動作系列は, 上肢の近位関節, 体幹の安定を養う第一, 第二動作系列の延長線上に連なるものであると同時に, 第十五動作系列の創作活動の基盤となる能力である.

2)　発達過程での位置づけ

　平面での〈置く〉〈並べる〉は, 第Ⅰ期第4段階からみられるようになるが, 3次元空間での〈積む〉は, 第Ⅱ期（1歳7カ月～3歳）以降で

ないと獲得されない. 積むキューブの数で発達年齢を鑑別する検査項目が, 複数の知能検査や発達検査にあるが, それは〈積む〉が, 手の運動能力と認知（垂直線のイメージ化）能力の総合の結果であるからに他ならない. もののバランスを調整する〈整える〉は, 目には見えない重心の位置を探り当てる課題でもあるので, 第Ⅳ期以降でないとみられない. 基本的には比例の概念が理解されることによって, 小学校の高学年にならないと, このような操作は完成しない. しかし就学前においても, 遊びの中で動作レベルでは, バランス調整の意味が理解されているところが興味深いところである.

　典型的定型発達では第Ⅱ期に入ると, 食事,

表V-F-13　第九動作系例：2. 置く―5. 積む―6. 並べる

	Ⅰ期	Ⅱ期	Ⅲ期	Ⅳ期
1. 入れる（Put in, Insert）	キリン輪入れ, 起き上がりコロコロ, 玉転がし, 天使の塔, 騎士団, クーゲルバーン	ゴレンジャー, 賽銭箱, ライオンジャー, 車のクーゲルバーン		
2. 置く（Put on）（Place）（バランスをとりながら）	ガラス玉置き	フィギュア置き（おじゃるまる, サッカー）, たこ置き, 食いつき亀, アラジン	スヌーピー（箱, 階段）, 果実の木, サンタバランサー, パリ, 果実の実, マグネット釣り	ビーンズバッグ乗せ, オスプレー, キャンドル作り, トーマス置き, マンハッタン
3. 挿す・はめる（Insert）	コーラス, ダックペグ, きつねペグ, 温泉ペグ, 野菜畑	おみくじ, くじゃく, コインインサート, さいころペグ, 団子侍, 花見だんご, 貯金箱, 斜めのペグ	熱帯果実, てんとう虫, 旗刺し, はめ絵, 鶏さし, 指輪, 植林, 針ねずみ	
4. 通す（Lace）		チーズ, ハンガー, 吊り下げ人形	インディージョーンズ, 型通し	ビーズ刺し（大, 小, 中）
5. 引っかける（Hook）	りんごの木	吊り下げ人形	うなぎ釣り	
6. 積む（Stack）	キューブ積み, 家の積み木	エッフェル塔, 黄鶴楼	東京タワー	
7. 並べる（Line）	温泉まんじゅう	カーレインボー, 旗刺し, ドミノ, スヌーピー, ノアの箱舟, 兵馬俑, 万国旗, アンモナイト	ウッドレール, ボーリングピン, 御託並べ, 役者絵	
8. 整える（Align）		エッフェル塔	黄鶴楼, 猫のすわり, 野生の王国	コロンブスの卵, 熊のバランサー, 月のバランサー, てんとう虫

※▨▨部分はその動作が準備期間またはすでに完成していることをあらわす.

213

Ⅴ．遊びへの支援

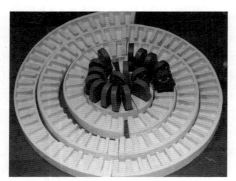

図Ⅴ-F-35　ドミノ並べ—アンモナイト

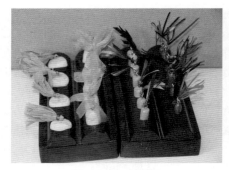

図Ⅴ-F-36　野菜畑
ペグより穴のほうが少し大きいのではめやすい．サイズの同定課題をごっこ遊び仕立てにすることで，子どもをのせやすくすることができる．

排泄，着脱衣などの生活技能の学習が始まる．はじめ介助されていた技能も，子どもの中に次第に自分で行おうという気持ちが育ってくると，スプーン操作や着替えにチャレンジするようになる．こうした生活用具の操作の中で，〈刺す，はさむ〉動作が体験され，第Ⅲ期第2段階（3歳7カ月〜5歳）頃までに機能的になってくる．〈通す〉〈引っかける〉も，衣服の着脱時によく体験する動作で，着脱の練習を通して獲得されていく．この二つが第Ⅳ期に統合されて，紐を蝶々結びに結べるようになる（表Ⅴ-F-13）．

3）指導内容と指導のコツ

① 並べる

〈並べる〉課題の中で，ペグ，積み木，棒，人形など，〈並べる〉対象は，いろいろ考えられるが，同一の形のものであると，並べたときの見栄えがいいので，〈並べる〉ことの動機づけとなる．ドミノのように倒れやすいものは，そっとリリースしなければならないが，最初は置くべきところに仕切りやマークがあり，〈入れる〉形式になっているもののほうが扱いやすい（図Ⅴ-F-35）．視覚的，運動的な手がかりがない〈並べる〉課題は，線のイメージが育っている必要があるが，それの芽生えの時期にいる子どもにとっては，その置き方の難しさ，微妙さがかえって並べる課題の魅力になる．

② 通す

ヘアバンド，ブレスレットを髪，手首，足首に，指輪を指にはめたり外したりする経験を通して，身体部分とものとの内外，裏表の空間的関係を意識するようになる．それと同時に，〈通す〉動作を繰り返すことで，はめる側の手・指の動き，はめられる側の身体部分，手・指の動きが洗練されてくる．このような経験は，衣服を着脱するときの手足を〈通す〉動作に再度還元される．

〈通す〉動作は身体を離れ，ものとものとの関係の中でも，穴など限定された空間に，棒，針，紐などを〈通す〉ことによって練習される．動作の難易度は，通すものの太さよりも，材質により関係すると思われる．棒，針金，針と違って，途中で曲がる可能性がある紐などを〈通す〉課題は動作のコツを覚えるまでに時間がかかる．棒や針に紐を付けて，その紐を一定の道順に通させたり，紐で何かを描かせたりするような課題に仕立てると遊びになる．

③ はめる

ものの形に十分注意を向けられない子どもでは，まず丸棒のペグ差しから〈型はめ〉課題を始めるとよい．角度を持たない円が一番扱いやすいからである．形が複雑になり，角が増えれば増えるほど，より入念に角度を調節する必要が出てくる．ペグより穴のほうを少し大き目にしておくと，多少方向や差し込む角度が正確でなくてもはめることができる（図Ⅴ-F-36）．〈はめる〉課題は，基本的には形の識別能力が基盤

V-F 指導目的別課題内容

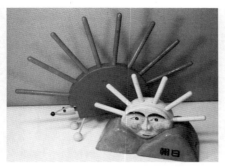

図V-F-37 斜めの挿入のペグ
ペグが刺さっている方向が想像できなければ，ペグの抜き差しが力まかせのやり方になってしまう．

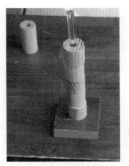

図V-F-38 積み方学習道具（中心の棒にさすもの）

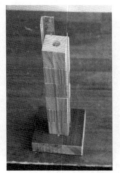

図V-F-39 積み方学習道具（外側にレールが付いたもの）

となるが，そのパフォーマンスは穴の深さ，はめ板の材質，ペグを差し込む角度などにも影響される．はめ穴が浅いものより深いもののほうが，材質では木など固いもののほうが，固有運動覚情報が大きくなるので，〈はめた〉という実感が得られやすくなる．

ペグは，力ずくでやってもある程度は抜いたり差したりできるが，穴の方向に垂直に沿っていなければ，スムーズな動きにはならない．穴の向かっている方向は外見からは見えず，想定するしかないので，図V-F-37のように穴が斜めに向いたものは，垂直のペグ差しよりは数段難しくなる．

④ 置く・積む

積み木を数多く積むためには，ものを底面の垂直軸から外れないように積み，その中心から外れた場合には，それを修正しなければならない．いずれにおいても，見えない垂直線のイメージを持つことが，〈置く〉〈積む〉を可能にする．図V-F-38，図V-F-39は，この見えない垂直線のイメージを育てるための学習装置である．図V-F-38はプラスチックの丸棒に丸板をはめるもので，実質的には棒通しになっている．図V-F-39は角の4隅にレールがあって，そのレールで囲まれた空間に板を〈入れる〉形になっている．丸棒や角レールは透明なプラスチック製でできており，取り外すこともできるように作られている．板を入れ終わったところで，それらを取り外すと，結果的に〈積ま〉れた形と同じ状態になることが確認できるようになっている．実質的には触・運動感覚を手がかりにものを入れていくだけであるが，〈入れる〉が〈積む〉と同じ結果であることを実感させる仕組みがそこにある．これを繰り返すうちに，子どもは，〈棒が通る板〉の中心，〈枠ではめられている板〉のふちを意識するようになり，見えない垂直線やレールを想像して置くことができるようになる．積み上げられていくものを見ると，それを倒したい衝動に駆られる子どももいる．空間を構成する喜びを知っているとそのような反射的な行動も抑制できるようになる．

⑤ 置く（バランスをとりながら）

図V-F-40は球形のものを棒に乗せる課題である．接触する面が密着しないので正確に置くと同時に，離すときにそっと離す必要がある．乗せるものが乗せる台よりも大きい場合（ビーンズバッグ乗せ）は，実際に小刻みにものの座

215

V. 遊びへの支援

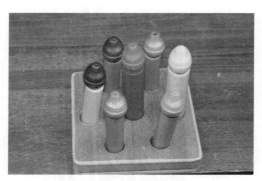

図V-F-40　キャンドル作り

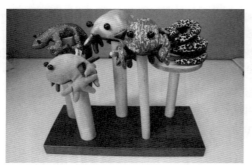

図V-F-41　ビーンズバッグ乗せ
台座のほうが狭いので，人形の重心を棒の中心に合わせるようにしなければうまく乗せることができない．

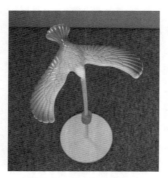

図V-F-42　オスプレー
中心の棒の先に，オスプレーのくちばしの先をそっと乗せると，ふわふわと飛んでいるように動く．

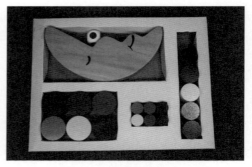

図V-F-43　三日月バランス
左右のバランス，乗せるパーツの順序を考えないと全部，台座の月に乗せることは難しい．

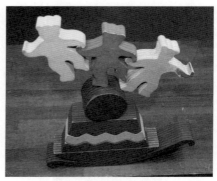

図V-F-44　熊のバランサー
3匹の熊を手つなぎさせ，バランスをとりながら半円形の台の上に乗せる．

もの同士の空間的，量的関係の理解を深める．〈ヤジロベー〉式の教材（オスプレー）（図V-F-42）は，道具そのものの中にバランスをとる構造がある．サンタバランサー（図V-F-34），三日月のバランサー（図V-F-43），熊のバランサー（図V-F-44）などの教材の場合は，中心からの距離を調整しながら置く位置を決めなければいけない．

⑥引っかける

吊り下げられた先端にフックが付いた棒を外すには，弧を描くような手の動きが必要で，ただ引っ張るだけではフックは外れない．しゃくるように棒を動かすことで，初めてフックを〈引っかけ〉たり，〈外し〉たりできる．慣れないうちは運動固有感覚に頼りながらの棒操作になるが，フックの構造が頭に描けると，しゃくる動きが自動化してくる．ものを直接引っかけ

りを確かめながらものの重心を探る必要がある（図V-F-41）．

図V-F-34では，乗せる台がU字型になっているので，両手でものを左右の適切な場所に同時に乗せなければバランスがとれないようになっている．このようにバランスをとる教材は，

V-F 指導目的別課題内容

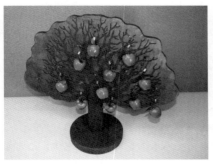

図V-F-45 りんごの木
りんごに付いた輪を板に付いたフックにかけたり，外したりする．

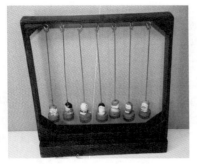

図V-F-46 吊り下げ人形
人形のついた長いフックを木枠に吊り下げる．針金の先端ではなく，人形の側を持って引っかけるほうが楽に吊り下げられるが，このほうが成熟したやり方である．

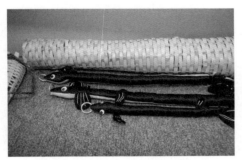

図V-F-47 うなぎ釣り
マグネットの付いた棒でウナギ篭にいるうなぎを吊り上げる．両手の協調，狙ったところへ棒の先端を持っていく操作性などが必要となる．

るもの（**図V-F-45**），針金状のものを引っかけるもの（**図V-F-46**），両手を使って引っかけなければならないもの（**図V-F-47**）などサイズも形態もいろいろあり，課題によってその難易度が変わってくる．

■ V-F-j
第十動作系列：① 離す―② 取り出す（出し・入れ）―③ はめる・つなぐ―④ 組み立てる・組み合わす―⑤ 結ぶ・くっつける―⑥ 片づける

1) 指導のねらい

この動作系列は，基本的には第九系列の動作群を基盤にしている．それと反対の動作をセットで覚えること，入れるものと容器との空間関係を知ることなどを通して，ものの可逆性およびものの部分と全体との関係を理解することがこの動作群のねらいである．

〈出す－入れる〉動作は，中，外という空間概念を生む．〈中，外〉の概念は，日常生活では何かをどこかから取り出して，それをまた別のどこかにしまうというような合目的的課題の中に溢れている．

〈出す－入れる〉を両方経験することで，二つの動作が別々のものではなく，同じ空間を共有する可逆的動作であり裏と表の関係にあることを理解するようになる．家から保育園まで歩いてみても，当然行きと帰りでは景色の見え方は異なっている．しかし行きと帰りを連続して経験することで，それが同一の場所で生起する可逆的動作であることがわかってくる．可逆性の認識とは，見え方の違いにもかかわらず，その空間が同一であるという確信に他ならない．その可逆性に気がつくと，2地点の相対的位置関係，距離，方向が思い描け，保育園に一人で行って戻ってこられるようになる．〈出す－入れる〉は，この可逆性の理解を助ける最も身近で日常頻繁に経験する動作である．

図V-F-48のような〈はめる・つなぐ〉教材は，両手を両側から正中線方向に向かって近づける運動〈はめる〉と，反対に中心から外側へ引っ張る運動〈外す〉をともに経験することができる．

〈はめる〉ためには，ものの形状，サイズ，方

217

V. 遊びへの支援

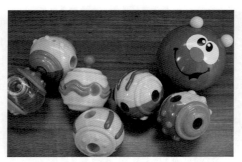

図V-F-48　スナップビーズ
対称的な動作だが，両手の協調が促される．

向など対象を仔細に観察する必要がある．その仔細な観察，動作の中で得られる固有運動感覚情報の二つが手がかりとなって，ものとものとの空間的関係の理解が深められていく．それらの理解はやがて量的関係の理解のための基盤を準備するようになる．遊びの中の〈はめる〉〈片づける〉動作は，日常場面での生活技能を獲得するうえでも重要である．

2）発達過程での位置づけ

〈離す〉〈入れる〉は第Ⅰ期第3段階からみられるようになり，第4段階になると，それが〈出す-入れる〉のように可逆的に連鎖するようになる．〈くっつける〉動作も，これより少し遅れて第Ⅱ期から第Ⅲ期にかけて頻繁にみられるようになる．布絵本，シール，マグネット，粘土などを使って，くっつけてははがし，はがしてはくっつけることを楽しみながら学習する．

より細かな手指操作が必要な〈はめる〉〈片づける〉は，〈離す〉〈入れる〉が意図的に行える第Ⅱ期からみられるようになる．第Ⅳ期に入ると，ものごとの量的関係の理解も含めた空間的な整理ができるようになる．

頭の中に何らかのイメージが存在していると，それに沿って素材を連結させて新しい形やものを作ることができる．したがって〈組み立てる・組み合わす〉は，ものをイメージ化できるようになる第Ⅱ期以降本格的になる．

空間認識上の新しい発見をもたらす〈離す〉〈くっつける〉動作は，第六，第七動作系列の上肢運動の延長線上にあり，分離と結合の概念をもたらす．これらの概念は具体的操作期（児童期）での概念操作の基盤となる全体と部分の関係の理解を準備する（**表V-F-14**）．

3）指導内容と指導のコツ

① 出し・入れ

持っているものを容器に〈離す〉ことが〈入れる〉である．発達の初期段階にいる子どもは，何かを握っていると，握りからくる触覚刺激に反応して，ものを離せなくなることがしばしばある．したがって，ものを離しにくい子どもたちには，ものを離す意図的な動作を練習する必要が出てくる．手から離れたものが面白い音を出したり，動きをしたりすると，ものを離しやすくなる．またものを離す場所に枠や穴など，視覚的な手がかりがあると，もの離しの場所が正確になる．〈出し・入れ〉は単純な課題ではあるが，それをするように促すためには，課題の展開の仕方と道具に工夫が必要である．

ものの出し入れは，内・外の空間概念とものイメージの形成の基盤となる運動経験でもある．ものを容器に入れるとものが見えなくなり，取り出すとまた見える．発達の初期段階にいる子どもにとってものが見えなくなったり，再び見えるようになったりするのは，驚きでもある．出し入れを繰り返すことによって，〈ある-なし〉を〈見える-見えない〉から離して考えられるようになる（ものの永続性の理解）．**図V-F-49**の出し入れ箱は，蓋をあけ，ものを入れ，レバーを押して，それを取り出すというように，いくつかの動作を連続して経験させるものである．

② はめる・つなぐ，組み立てる

ロシアの児童心理学者ボリス・パーブロヴィチ・ニキーチンの開発した知育玩具[14]の中に，積み木の平面の色を組み合わせて，カードに描かれた模様を再現させる空間操作課題がある．〈ニキーチンの積み木〉と呼ばれるものであるが，いくつかの知能検査の下位項目になっている[*11]．これなどは，結合と分離による空間操作能力を端的にみる検査道具である．ニキーチン

218

表V-F-14　第十動作系列：2．取り出す（出し・入れ）―3．はめる・つなぐ―6．片づける

	Ⅰ期	Ⅱ期	Ⅲ期	Ⅳ期
1．離す（Release）	クーゲルバーン各種，Uターンボール，サーカス玉転がし，波型トタン玉転がし	起き上がりコロコロ，ビー玉落とし，クルクル	浮遊ピンポン	
2．取り出す（Take out）（出し・入れ）（Put in & Out）	フライドポテト，出し入れ布，クッキーバッグ	がま口かえる，3匹の猫，クリスマス飾り，えんどう豆，果実出し入れ箱	動物小屋，キッチンストーリー，秋刀魚の取り出し	たこ焼き裏返し，ポケモン裏返し
3．はめる（Set, Fit）・つなぐ（Connect）	野菜畑，ダック，きつね，だんご3兄弟，孔雀，リング箱，輪入れ	○□ペグ，コーラス，温泉ペグ，山あらし，植林，あひる汽車，鉛筆さし，各種の貯金箱	チェーン，虫食いジグソーパズル各種，手つなぎ人形，指輪	ジグソーパズル各種，ヘリコプター，コネクトビーズ
4．組み立てる・組み合わす（Construct/Combine）		ライオンキング，ブランコ構成	絵画完成，アンパンマン構成，プラ積み木構成，絵画構成積み木，四角構成	差し込みブロック，差込積み木，ウッドレール，ファーム，形構成，ブラックボックス
5．結ぶ（Tie）くっつける（Connect）				紐とき
6．片づける（Put back）	輪抜き	温泉まんじゅう	金塊整理	L字ブロック片づけ，積み木整理，四角柱片づけ

※□部分はその動作が準備期間またはすでに完成していることをあらわす．

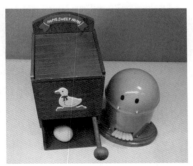

図V-F-49　出し入れ箱
いくつかの動作の連結を目指した課題．左の容器から取り出した容器を右に入れるようにすれば，さらに連結させる動作が多くなる．

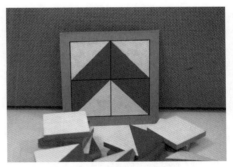

図V-F-50　模様の分解図式
ヒントになる補助線を描き入れたカードで，板を結合させ一つの模様を作らせる．これを繰り返すことで，一つの模様がいくつかの部分模様から合成されていることを理解するようになる．

の積み木は評価道具としては有効だが，空間操作の弱い子どもでは，大変難しい課題である．見本模様のパターンをパーツに分解してみることができるかどうかが，この課題遂行の鍵になるので，模様に縁取りを描いて，見本の模様の分解図式を見せるとよい（図V-F-50）．

---

*11　新版K式発達検査の四角構成．

V．遊びへの支援

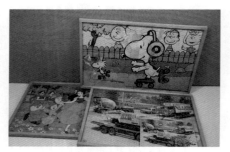

図V-F-51　糊づけジグソーパズル
大半のピースが糊づけしてあり，数枚のピースをはめ込めば完成する状態になっている．

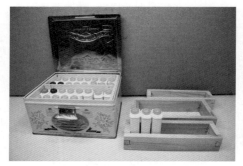

図V-F-52　白い恋人たち
箱の中の空間をなるべく隙間を作らないように，効率的に詰めていく．

ニキーチンの積み木を発展させ，ゲームとして開発されたものがパズルである．色・線など地となる絵そのものと，各ピースの形の両方に手がかりがあるとわかりやすい．ジグソーパズルのように，同形のピースで，その数が多く，グラデーションのかかった微妙な色合いになればなるほど，難易度が高くなる．図V-F-51は，はめさせたい数枚のピースだけ残して大部分のピースを糊づけしておいたものである．こうすることによって発達の初期段階にいる子どもでも，ジグソーパズルができる．市販のジグソーパズルは子どもには難しいが，はめるピースの数を上記のように限ることで，家庭の不要になったジグソーパズルを治療教材として再活用できる．

③ 片づける

〈片づける〉は，限られた空白・空間内に，位置，方向，順番などを考慮しながらものを効率良く並べ，空白を埋めることである．これは単に特定の形の穴に，同形のものを差し込む（はめる）ことなどより，はるかに難しい課題である．図V-F-52は，お菓子の空箱にできるだけ多くの小さい容器を詰めさせる課題である．長さを測り，向きをそろえ，全体と部分の関係を勘案しながら小容器を入れていかなければ，空箱を効率的に埋めていくことはできない．角柱や立方体だけなら，長さだけを考慮すればよいが，形には丸や三角などいろいろある．場合によっては三角形を二つ結合させると正方形になるというような，形の結合と分離による形状の

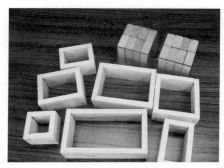

図V-F-53　当てっこ木枠
一番小さい木枠には，上端の四角柱が2つ入る．それを見させてから，その他の木枠に何本入るか聞いて，その結果を自分で試させる．

理解も必要になる．

〈片づける〉動作は，広さという空間の量的な側面が数的観念につながることを体験させる課題でもある．異なる数の角柱が入るサイズの木枠が数種類ある（図V-F-53）．まずはじめに角柱が2個入る木枠を見せておき，それを基準に異なるサイズの木枠に，それぞれ何本角柱が入るかを想像させる．

表V-F-15 第十一動作系例：①打つ―②はじく―③振る

	I期	II期	III期	IV期
1．打つ（Hit）			ボールサーブ	バッティング
2．はじく（Flick, Shoot）		スマートボール プル・カー	弓矢	鳥スプーン 金喰い
3．振る（Wave）	鈴つきシーツ	パラシュート	バトン	旗振り

※□部分はその動作が準備期間であることをあらわす．

V-F-k 第十一動作系列：①打つ―②はじく―③振る

1) 指導のねらい

　この系列の動作群も，棒状の道具の操作技能の向上を目的にした第八系列動作群に類似している．しかしこの第十一動作系列がそれと異なる点は，手先でなく，腕全体を使った粗大な両側統合・協調による棒の操作に焦点を当てている点である．粗大な運動の協調ではさらにタイミングという時間的要素も問題になってくる．道具の特性が理解されていたり，自らの動作の軌跡が予測されていたりすると，動作を行うタイミングをとりやすくなるので，この動作群はそのような認識を促進する側面もある．〈打つ〉〈はじく〉には，力を貯めておいて一挙に放出する瞬発性が求められる．

　第八動作系列の〈かき回す〉〈すくう〉〈突く〉動作は，棒を上肢の延長として，手や腕のように使うことであった．それを道具の上肢化と呼ぶとすれば，第十一系列の動作群は上肢の道具化といってもよい．手や腕を棒やその他の道具のように使うことが，ここでの目的となっているからである．

2) 発達過程での位置づけ

　この系列の動作群は，第III期第1段階（3歳1カ月～3歳6カ月）くらいからみられるようになるが，バッティングなどタイミングが求められる動作では，個人によってその出来栄えの差が大きい（表V-F-15）．

3) 指導内容と指導のコツ

① 振る

　ゴミを払い，しわを伸ばそうと，シーツや衣服をはたくように，鈴のついたシーツ（図V-F-54）を〈振る〉と，布に縫いつけられた鈴が鳴る．両手首のスナップを効かせて手早く振ると，鈴がよく鳴る．これを複数人で輪になって上げ下げする課題（パラシュート）では，空気の抵抗によって布が盛り上がったり，へこんだりする動きが手に伝わり，その感触を楽しみながら〈振る〉動作を繰り返す（図V-F-55）．大漁旗のような大きな旗を〈振る〉ためには，股を開き，腰を落とし，両手の間隔をあけて旗の柄を握り，腕だけではなく身体全体をうねらせながら勢いをつけて両腕を動かすような工夫が必要になる（図V-F-56）．〈振る〉は，振るものの大きさによって〈振り方〉に多少の変化が出てくるが，基本的には〈手を振るよう〉に道具を使うことである（道具の上肢化）．

② 打つ

　バットでものを打つバッティング動作は，左

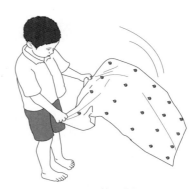

図V-F-54　鈴つきシーツ

V. 遊びへの支援

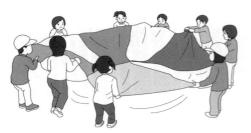

図V-F-55 パラシュートうち

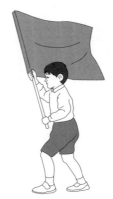

図V-F-56 旗振り

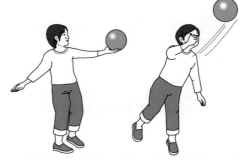

図V-F-57 サーブ打ち
ボールを打つ手の動きによって、ボールを支える手が影響を受けるとうまく打つことができない.

右の前腕の動きを微妙に違えているのだが、バットを握る手首の同一の動きによって、左右がうまく協調した一つの動きになっている. つまり、右打ちでも左打ちでも、利き手のほうが常に非利き手の上にあり、バットを内側に転がすように前腕を内旋させつつ、それを押し出す動きをするのに対して、下の非利き手は、それを引く動作になっている. つまり、統合された一つの動きでありながら両腕の動きは非対称である. バット操作が未熟であると、両手を対称的にしか動かせないので、レベルスウィング（水平振り）ではなくて、振り下ろしスウィング（大根切り）になってしまう. 水平に飛んでくるボールに対して、バットを垂直に振り下ろすことになるので、バットがボールに当たる確率は当然低くなる.

飛んでくるボールを打つトス・バッティングが難しいなら、静止したボールを打たせるティー・バッティングから始めるとよい. バレーボールのサーブのように、ボールを片手で支え持って、もう一方の手で〈打つ〉課題（図V-F-57）には、さまざまな要素の技能が求められる. ウエイトレスがお盆を手掌に乗せて運ぶように、まずボールを手掌の中で安定させ空中に保持しなければいけない. 肘、手首、指を分離して動かすことが未熟な子どもにとって、これは腕のプレーシングのいい練習になる. 両側の分離が弱いと、ボールを打とうと片手を動かすと、ボールを支え持っていた手も動き、ボールが手掌から落ちてしまう. 体幹をはたらかせ、両手を統合して使わなければならないこの動作（サーブ打ち）は、両側統合のいい練習になる. ビリヤードでの〈突き打ち〉は、両側の分離的な使い方だけではなく、スナップを効かせてキューを突く必要があるので、第Ⅳ期以降でなければ難しい.

③ はじく

コリントゲームなど、バネ式ピストンの使い方には、ちょっとした工夫が必要である. レバーを手前に引くことは誰でもできるが、球をうまくはじくためには、レバーを引いたまま（戻さないで）、指を離さなければ、バネの機能が生かされない. 発達の初期段階にいる子どもたちは、このような運動の〈貯め〉を作ることができず、レバーを引いてから、また球の進行方向へ手で押しやってしまうことが多い. おそらく球が向かう方向にとらわれて、前方へレバーを動かすからなのであろう.

バネの反発エネルギーは押しやる動きで相殺され、球は勢いを失ってしまう. 弓矢遊びなど

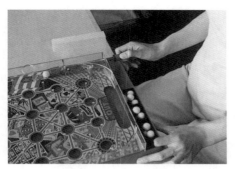

図V-F-58　コリントゲーム

でも同様なことが起こる．弦を引いておいて，その弦を手で進行方向へ押しやってしまうから，矢は弦の反発を利用できないままになってしまう．腕全体で引いておいて，握っている末端の指だけを緩めるという協調は，中枢と末梢を一体的にしか使えていない子どもにとっては難しい課題である（**図V-F-58**）．最初うまくできなくても，レバーを引いていて，何かの偶然でレバーを握っていた指が外れ，バネが生かされて，球がはじかれるような経験をすると，それがきっかけになって，はじくコツを覚えるようになることが多い．

■ V-F-1
第十二動作系列：① 見比べる・見分ける—② 合わせる—③ 見つける—④（ものを）覚える・（場所を）覚える

1）指導のねらい

　第十二，十三，十四動作系列は，これまでの動作の機能に着目した分類ではなく，感覚処理方法を規準にした分類といえる．視知覚系処理を経る動作は，形，色，色の濃淡，位置，量など，ものの空間的側面を捉える処理能力であり，同時処理技能ともいわれる．

　「はめ板」は形の識別ができているかどうかを見るためのいい教材である．ある形が切り抜かれている基盤（雌型）に，それと同形の木片（雄型）をはめることを目的に作られた教材が「はめ板」である．一つの雄型木片を基盤の複数ある雌型の中から選択してはめる場合と，一つの雌型基盤に合う木片を複数の雄型の中から選択する場合が考えられるが，いずれの場合も同形のものを選択するには雄型と雌型をよく〈見比べる〉必要がある．〈見比べる〉とは，複数のものの間で視線を往復させることであり，〈見分ける〉という知的営為の具体的な動作がこの〈見比べる〉といってよい．〈見比べる〉ことによって，ものの違いが識別されるのである．

　同じものかどうか確信が持てないと，現物を選択された見本の隣においてつぶさに見比べる必要があるが，それが〈合わせる〉である．ものの形がしっかり記憶されると，その頭の中の記憶（イメージ）をたよりに，実世界にその同形を探すことができる（見つける）．この場合も，具体物同士のマッチングではないが，イメージと現物との〈見比べる〉といえる．〈見比べる〉対象は，〈見分ける〉能力の向上とともに色彩，実物，幾何学的基本形，絵，文字へとその対象が発展・拡大していく．

　〈見つける〉，〈見比べる〉，〈合わせる〉は，同じブロックEの動作群である第十七，第十八動作系列が育つための基盤にもなっている．〈見分ける〉経験を繰り返すことによって，もののイメージがより安定してくるが，そうなると実世界での比較対象への依存度が低くなり，子どもは記憶されたものの形や，ものが置かれた位置に自信を持つようになる．〈見比べる〉ことによって培われた〈見分ける〉能力は，ものの外観やそれが置かれている場所の記憶につながっていく（**表V-F-16**）．

2）発達過程での位置づけ

　〈見つける〉〈見比べる〉〈合わせる〉は，第II期第1段階からみられるが，それ以降，第IV期まで，幼児期全般を通して観察できる．

V．遊びへの支援

表V-F-16　第十二動作系例：1．見比べる―2．合わせる―4．（ものを，場所を）覚える

	Ⅰ期	Ⅱ期	Ⅲ期	Ⅳ期
1．見比べる・見分ける（Compare, Discriminate）	欠損パズル，ペットキャップ分け	ペブル色分け，類似カード，おにぎりトランプ，サンドウィッチトランプ	同じ仲間の図形，ファジーな玉分け，ファジーな大小区別	形の分類，京劇マッチ，宝石分類，色見本分け
2．合わせる（Match）		トーマス型置き絵本，動物カード，ペブル分類，図形置き，果物皿マッチ	ウンザードルフ，布型はめ，ファジーな色の分類，数字型置き，動物板置き，抑制付き形識別，立体型置き，犬合わせ，動物型置き	色見本分け，機関車置き，ファジーなサイズの分類，文字マッチ，京劇マッチ，猫の顔と手，動物カード，目玉焼き，洗濯物干し
3．見つける（Find）		絵本での絵探し，カード取り（見慣れたもの）	反対カード，積み木文字，サイコロくじ，星とハートの分類，羽根つき棒，金魚探し	カルタ，神経衰弱，ウォーリーを探せ，○△□同じ仲間探し
4．（ものを，場所を）覚える（memorize）		木のポケット	ひよこ隠し，位置記憶	位置記憶，神経衰弱（でこぼこフレンズ），マグネット形の位置記憶

※▨部分はその動作が準備期間であることをあらわす．

3）　指導内容と指導のコツ

① 見つける

　多くの標本（選択肢になるもの）の中から手本（選択の目標になるもの）に合ったものを見つける課題は，その対象（記号，図形，絵など）によっていろいろある．同形を〈探す〉ときは注意を集中させなければいけないが，それを〈見つける〉とその緊張感が緩む．〈見つける〉課題の面白さはその緊張と弛緩の落差にあるので，手本と標本の形態・様式を子どもの能力に合わせて，適度な難度が維持されるべく調整する必要がある．

　第Ⅱ期くらいでは，絵本の中から言われたものを探し当てる課題が能力相応である．標本の量としては，はじめは，見開き1頁に5，6個の絵があるくらいがよい．当然，標本が小さくなり，数が多くなればなるほど探しにくくなってくる．カードや実物を見せて，それと同じものを探させる課題提示の仕方もある．視覚刺激は，何度でも見本を参照できるところが利点である．ことばで言って見つけさせる場合は，単語が理解されていないと，〈探せ〉ないが，絵が見本になる場合は，絵面からだけでも，同一物を

〈探す〉ことができる．意味の理解を必要としない図案，記号などの標本の探索，同定には細部への注意が必要になる．

　「ウォーリーを探せ」（図V-F-59）は，標本の数を極端に多くしたものであり，類似の視覚刺激を抑制することと，探索の手順の理解が必要になる点で，学童期の中学年くらいにならないとなかなか取り組むことができない．カルタでは，読まれる語句があらかじめ記憶されていると，絵札の判断が迅速になる．神経衰弱遊びのように，札を伏せたままにすると，位置記憶も必要となる．

　図V-F-60は，標本の中から色見本にマッチしたものを探させる課題である．見本と標本との空間的な距離が長いと，視点を移動させている間に，見たものの細部を忘れてしまう可能性もある．お年玉つき年賀ハガキの当選番号をチェックするとき，まず当選番号の数字をカードに書き写し，それを年賀ハガキの番号欄に当てて，順次照合していくやり方が，最も確実で効率的な方法である．このようにかなり難しい課題の場合も，色見本のカードを標本に沿って順次移動させながらチェックさせるようにすると，うまく見つける可能性が高くなる．

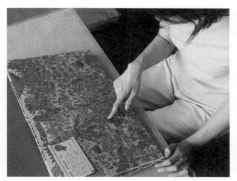

図V-F-59 ウォーリーを探せ
ウォーリーを探すには探索の方略を立てる必要がある．

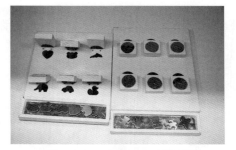

図V-F-61 マグネット記憶板
見本を見させてから蓋を閉め，それに相当するマグネットを蓋の上に置かせる．5歳で6個のものの位置を，余裕を持って覚えられる．

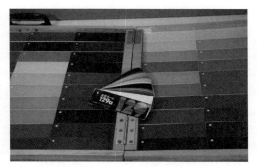

図V-F-60 色見本
色見本のカードを標本に順番に当てながら，照合させていく．

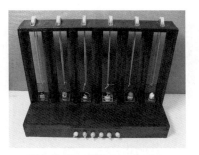

図V-F-62 人形エレベーター
下のつまみを引くと，エレベーターが上に動く仕組みになっている．紐は中で交差しており順番通りになっていない．つまみとそれに連動している人形の位置をセットで覚える必要がある．

② 位置記憶

　カードを裏返したり，容器にものを隠したりして，その場所を当てさせると，位置記憶の保存の程度がわかる．そして標本の数が増え，配置される空間が広がれば広がるほど，課題の難度は高まる．図V-F-61は，図形の位置を覚えさせてから，蓋をかぶせ，その上に同形の標本を置かせる教材である．第Ⅳ期にある子どもでも，ここにある12の見本の位置を記憶できる．

　図V-F-62は紐のつまみを引くと，それに連結してあるエレベーター（異なる色）が昇る仕組みを内蔵する教材である．その紐は器具の内部で交差しているので，エレベーターが並べられている順番とつまみの順番は異なっている．しばらくつまみを自由に引かせて，どのエレベーター（見本）とどのつまみ（標本）が対応しているか覚える時間を与える．覚えたところで，エレベーターの色を言って，それに連結した紐のつまみを引かせる．このように意味のうえでの必然性がない二つのものをセットで覚え，その記憶を別の課題の中で使うことをワーキング・メモリーというが，本教材での6標本の記憶でも，第Ⅳ期にならないと三つ以上正解することができない．当然具体的なもののほうが，幾何学的な図形より位置記憶がよい．

　順序の記憶は，ものの名前や位置の記憶よりはるかに難度が高くなる．図V-F-63は色の位置記憶課題で，下に同じ順序で同色のものを配列することが期待されている．しかしこれは棒を通して該当する色板を配置しなければならないので，配置する順序と位置を同時に考えなければならない．

V. 遊びへの支援

表V-F-17 〈なぞる〉動作の発達

順序	①指で溝をなぞる.	②指で凸面をなぞる.	③触覚が異なる面を指でなぞる.	④指で線をなぞる.	⑤棒で溝をなぞる.	⑥同系色の線を指でなぞる.	⑦鉛筆で線をなぞる.
図							
感覚	触覚 運動固有覚 視覚	触覚 視覚 運動固有覚	触覚 視覚 運動固有覚	視覚	視覚 運動固有覚	視覚	視覚

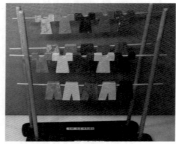

図V-F-63 洗濯物干し
下の竿の洗濯物と同じ色のシャツを竿に通す必要がある. 途中の修正が困難なので, 位置をしっかり頭に入れてから取りかかる必要がある.

■V-F-m
第十三動作系列：①（指で）なぞる—②（目で）なぞる—③（イメージで）なぞる

1) 指導のねらい

第十二動作系列を基盤にして, この第十三動作系列の〈なぞり〉動作が発達する. 第三動作系列での〈目で追う〉は, 動くものを見続けるために, 眼球をコントロールするのであるが, 〈なぞる〉では, 動いているものを目で追うのではなく, 静止したものの中の模様などを特定の基準に沿って視線で追うことを課題としている.

表V-F-17では, 左から右へ移るに従って,

〈なぞり〉行為の手がかりになる感覚情報が徐々に減少していく. 溝を指でたどるとき（1段階）は, 運動固有覚, 触覚, 視覚のすべてが手がかりになるので, 指が軌道から離れにくい. しかし凸の線になると（2段階）, 視覚と触覚は利用できるが, 溝がないので注意深く見ていないと指が線から落ちる可能性も出てくる. 凹凸の立体感をとって厚さのないサンドペーパーの線にすると（3段階）, 指が外れないようにするのに慎重に手触りを確かめる必要がある. 単に描かれただけの線を指でなぞること（4段階）は, 触覚, 運動固有覚からの情報が途絶えるので, 頼るべき情報は, 視覚刺激だけになり3段階目よりもさらに難しくなる. 直接的なタッチではなく棒や鉛筆で線をなぞる課題（5段階）は, 触覚的手がかりは, 筆記用具を通した間接的なものになるので, その刺激すら乏しくなる. これ以降, 視覚だけでのなぞりを余裕を持って行えるようになると, 感覚刺激に頼らず, 頭の中で形成されたイメージを手がかりになぞるという新しい次元に入る.

2) 発達過程での位置づけ

典型的定型発達では, これに属する動作群は, 第Ⅱ期第1段階から出現する. 第Ⅲ期に入ると, 幼児の絵は単なるなぐり描きと違って, 何かを象徴する描画になる. そうなると実物に似ているかどうかは別問題として, 同じ対象のものは

表V-F-18　第十三動作系例：1．（指で）なぞる—3．（目で）なぞる—4．（イメージで）なぞる

	I 期	II 期	III 期	IV 期
1．（指で）なぞる（Trace by finger）	輪抜き板5種	ビーズスライド		
2．（もので）なぞる（Trace by object）		なぞりドライブ	宅配便	フリーウェイなぞり
3．（目で）なぞる（Trace visually）		玉の部屋送り，スクーター・ボード，両手クーゲル	マグネット迷路	迷路
4．（イメージで）なぞる（Imagine by image）		画鋲直線さし，コルク画鋲さし	玉キャッチ	ダンスの輪，パラシュート歩き，道作り

※░░部分はその動作が準備期間またはすでに完成していることをあらわす．

同じように描こうとするようになる．描くもののイメージができているからである．絵画もそのような意味ではなぞる動作といえる（**表V-F-18**）．

3）　指導内容と指導のコツ

①（指やもので）なぞる

感覚・運動的手がかりが多ければ多いほど，なぞる動作は容易になるので，発達の初期段階では，そのような形式になぞり課題を設定する必要がある．**図V-F-64**のような迷路は，視覚情報と触覚的情報を手がかりに目的地に進むことができる．

②（目で）なぞる

図V-F-65は，ミニカーを道路から外れないように，目的のところまで押していける教材である．道路は描いてあるだけで，背景と同じレベルの平面なので，運動固有覚，触覚のガイドがない．その分はみ出さないように，よく注意して見なければいけなくなる．

③（イメージで）なぞる

今は廃止されショートプログラムに変更されてしまったが，1990年まではフィギュアスケートの課題に，シューズのブレードで氷上に描かれた線の出来栄えを競うコンパルソリーという地味な種目があった．選手は頭に何らかの図形を思い浮かべ，それに沿って氷上を滑るわけである．これと同じように，円やジグザグ線をイメージして歩かせる課題は，視覚的な手がかりがないので，子どもは，その図形をイメージす

る必要がある．

ビーズ送りは，ビーズは針金に沿ってしか動かないので，ガイドとしての針金がビーズの方向を決めてくれる．**図V-F-66**は，進むべき方向と，ビーズをスライドさせる目的をわかりやすくするために，針金を切ってビーズが取り出せるようにしてある．

■V-F-n
第十四動作系列：①耳をすます—②聞き分ける—③語る—④歌う—⑤（音・声で）合わせる

1）　指導のねらい

この系列の動作群は，前の第十三動作系列が視覚刺激の処理であったのに対して，聴覚刺激の処理過程と発信に関わる動作群といえる．視知覚処理過程がそうであったように，ここでもまず〈耳をすます〉こと，対象の刺激に対して注意を向ける動作がその出発点になる．そしてこの聴知覚処理過程も，視知覚処理過程と同様の経過をたどって発展する．出発点の〈耳をすます〉は，何となく聞こえている（hear）状態ではなく，じっと耳を傾けて聞く（listen to）ことである．〈じっと聞く〉ことから〈聞き分ける〉ことができるようになり，さらに音のイメージができ上がるようになると，そのイメージを基準に現実の音声を比べ，それを同定できるようになる．ただし視覚刺激と違って，複数の音を

V．遊びへの支援

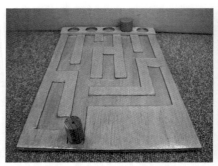 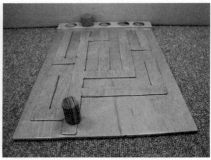

図V-F-64　迷路
（左）迷路は，それぞれの交差路で先を予想して，進路を選択することが求められる．左は，地とトレールは同色であるが，薄く溝が彫ってあるので，運動的手がかりがあり軌道を外れることはない．
（右）トレールが凸状に浮き出ており，運動的手がかりがないので，視覚的処理能力がより多く求められる．

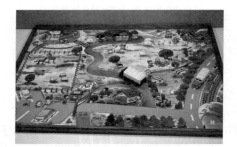

図V-F-65　なぞりドライブごっこ
台紙に描かれた道路からはみ出ないように，目的の場所まで車を運転していく．宅配便ごっこのようにごっこ遊びに仕立てると喜ぶ子どももいる．

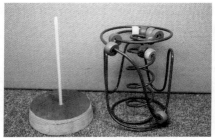

図V-F-66　ビーズスライド
ビーズを針金から取り出して，隣のくしに刺すような形にすると，ビーズをスライドさせる意味がわかりやすくなる．

同時に処理することは難しいので，そこに時間的な差異が必要となる．音声は絵や形と違って，出現するそばから消滅していく．したがって聴覚刺激の比較，選択，照合という知的操作は記憶された音の操作ということができる．そういうことから，音の弁別において音の記憶は重要な要素となる．

③語る―④歌う―⑤（音・声で）合わせるは，聴知覚系における入力に対する出力反応，外界に対するはたらきかけといえる（表V-F-19）．

2）発達過程での位置づけ

第Ⅰ期第2段階に音がしたほうに顔を向ける聴覚定位がみられると同時に，母親の声を他の人の声と区別できるようになる．第Ⅰ期第4段階で，ことばを識別し，自らもことばを話すことができる．第Ⅱ期に，聞こえてくる音楽をバックに歌うことができる．

3）指導内容と指導のコツ

① 耳をすます

〈耳をすます〉対象としては，音，音楽，ことばなどであるが，いずれも子どもが興味を示さなければ耳を傾けはしない．それを聞いて何かを想像するか，聞いた音や音楽の象徴性が子どもの理解の範囲内にあると，子どもはそれにのってくる可能性が高くなる．幼児番組や保育園などで慣れ親しんでいる歌や音楽であれば，その一部を聞いただけで，すぐそれとわかるし，耳も傾けてくれる．

ことばを理解する子どもには，買い物ごっこ，伝言ゲームなど，言語を使った遊びも考えられ

表V-F-19　第十四動作系例：1．耳をすます─2．聞き分ける─4．歌う

	I期	II期	III期	IV期
1．耳をすます (Listen to)	アリス，ちびまる子ちゃん	仮装大賞，音楽絵本	⇒	⇒
2．聞き分ける (Discriminate)		名前ゲーム	買い物ごっこ 鈴の音の識別	金庫，単語再生器 駅メロ 奥の細道カルタ ぜんまい侍カルタ
3．語る (Eexplain)		おはなし	⇒	⇒
4．歌う (Sing)		童謡	⇒	⇒
5．(音・声で) 合わせる (Accord with)		リズム体操	一人マーチ	⇒

※☐部分はその動作が準備期間であることをあらわす．
※⇒は継続して発展していくことを意味する．

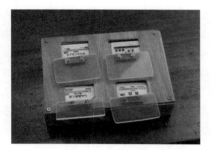

図V-F-67　駅メロ
駅メロサウンドポッドを四つ共鳴箱に取りつけたもの

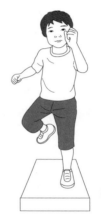

図V-F-68　独りマーチ

る．ことばに〈耳を傾ける〉ことは，生活技能の学習を含めた，生活全般を通して練習できる．

② 音を覚える

図V-F-67は，駅メロが入っているテツオトサウンドポッドという玩具を4つ箱に埋めて透明なカバーをつけたものである．これを子どもに渡し，自由にボタンを押させて4曲の駅メロを覚えてもらう．覚えたところで，箱を返してもらい，押す場所を見られないように机の下で押して，そのメロディーの駅名を言ってもらうゲームである．答えは，子どもにボタンを押させて確認させる．透明なカバーをつけたのは，反射的な操作を防ぐためである．イントロクイズのような玩具であるが，聞こえてくる音が何かを言わせる市販の玩具はあまりない．ボイスレコーダーなどを使って，音と絵をマッチさせる玩具を自分で作る必要がある．日常生活で親しみのある音，動物の鳴き声，CMなどが識別する対象として考えられる．

③ 合わせる，語る，歌う

音楽に〈合わせ〉て，足踏みをする，楽器を鳴らす，歌うなど，外の聴覚刺激に自己の動作，音声を合わせるいろいろな遊びが考えられる．図V-F-68のように，台の上で音楽に合わせての足踏みをやらせると，音楽のテンポがとれているかどうかよくわかる．移動動作を伴うと両足を交互にあげるリズムがとりやすくなるが，同じ場所で移動せずに，足踏みだけが求められると，より音楽のリズムを注意深く意識する必要が出てくる．歌が下手な人は，発信部分だけに問題があるのではない．リズムやメロディーがよくつかめ切れていないことと，そのことが自覚されていないことが多い．歌や楽器による

V. 遊びへの支援

発信は，常にまず音をよく聞くことから始まる．
歌が上手いとは，記憶している音の高さ，テンポ，リズムに，自分の音声を合わせることができているのである．

■ V-F-o
第十五動作系列：① そろえる・集める—② 分ける—③ 真似る—④ ふりをする—⑤ 演ずる（演奏する）—⑥ つくる

1) 指導のねらい

　何らかのイメージのもとに，諸動作を統一し意味のある行為をするための動作が，この第十五系列の動作群である．ままごと遊びの玩具で，鍋，包丁，まな板など調理に関係するものだけを選び出す，あるいはティーカップを出せば，関連するカップソーサー，スプーンなどを選ぶなどの行為が〈そろえる〉である．

　何でもいいわけではないが，子どもはカード，バッジ，ミニカーなど何かを収集することが好きである．何かのきっかけであるものに興味を持つと，石でも，釘でも収集の対象になるので，基本的には何でも収集の対象になると考えてよい．おとなでも切手，フィギュア，プラモデル，鉱物，寺社仏閣のスタンプ集めなどに興ずる人も少なくないので，〈集める〉は老若男女を問わず，人の持つある種の願望に呼応する趣味といってもよい．ある程度収集した物が貯まってくるとそれを陳列し，自ら眺めていたい欲求もそれと連動している．収集において数は重要な要素である．10 個集めるのと 100 個集めるのとでは，満足度が異なる．収集の快感は，これだけ集められたという自らの能力に対する自尊感情でもある．怪獣，漫画のキャラクター，駅名，車種などを覚えることも，収集と類似の行為である．収集するものの社会的意味というより，個人的な価値観の中においてだけ成立する活動なので，傍目には理解しがたい収集もありうる．

　何らかのイメージを持って，ものを扱ったり，

振る舞ったりすることが，〈真似る・ふりをする〉である．幼児期での〈ごっこ遊び〉，学童期以降の好きなタレントになりきっての〈振り真似〉や〈歌真似〉がその代表的なものである．本物ではないが，本物らしくあることがこれらの行為の本質なので，もののイメージ化がその基盤となる．それと同時に，そのような架空世界の中で振る舞うことを楽しみとして感じられる自我の感じ方が重要である．幼児期では現実世界と架空社会を浮遊することが，その段階での自我にとって楽しみと感じられる．独り言は，ストレスを感じている自分を対象化し，あたかも他者とのやりとりをしているように，自己とやりとりすることである．無自覚的ではあるが，そのやりとりを通して自己のストレスの解消を図ろうとするのである．

　学童期以降，成人における〈演じる〉は，そのような架空世界を作りうる自己の能力に対する自尊感情，あるいはその演技を見ている人の賞賛的反応が楽しさの原因となる．

　〈ごっこ〉や〈ふり遊び〉だけでなく，〈ボール遊び〉〈すもう〉〈ちゃんばら〉など幼児期の多くの遊びの中に，象徴性の理解と，このふりを楽しむ要素が認められる．〈ちゃんばら〉で刀を振り回していても，それは切った〈ふり〉，切られた〈ふり〉をしているだけで，本当に刀で格闘しているわけではない．スポーツ以前の球技では，バドミントン，卓球，キャッチボールでも，勝敗というより打ち合いのラリーを続けることのほうが楽しいのである．架空の世界というものがなく，現実の世界だけしか持っていない発達障害児は，現実の世界で苦しくなってもストレスを解消する架空の世界を持っていない．行動の中に，〈ふり〉がないということは，けっこう大変なことなのである．ボール遊びをしていても，〈ふり〉という架空の世界がないから，ボールを反射的に強く打ち返してしまったり，人が捕球できないような強い球を投げたりして，現実の行為にすぐむきになってしまう．本来やりとり要素の多いこのような営為も，彼らにとって友だち関係の形成ではなく，けんか

V-F　指導目的別課題内容

表V-F-20　第十五動作系例：1．そろえる―3．真似る―5．演ずる―6．つくる

	Ⅰ期	Ⅱ期	Ⅲ期	Ⅳ期
1．そろえる（Set）・集める（Collect）	食器	⇒	たまごと目玉焼き	収納遊び
2．分ける（Divide）		金魚遊び	収納遊び	図形の分類　クロス分類⇒
3．真似る（Imitate）		チャグチャグ馬っ子	カード姿勢模倣　食品サンプル	姿勢再生（人形モデルで）
4．ふりをする（Pretend）	うさぎの家具，椅子座り，コーヒーロール，ドーナッツ，トースト	ドールハウス小人，シルバニア物語，お料理上手，食パンにバター，調理絵本	アイス作り，シュウマイ，レジスター，ちゃんばら，変装，ガンマン，サンドウィッチ作り	ジオラマ（相撲，柔道，レスリング），楽器，バーバーキング
5．演ずる・演奏する（Play）				キーボード，木琴
6．つくる（Make）				輪ゴムの造形　歯車でつくる　鎖の造形

※□部分はその動作が準備期間であることをあらわす．
※⇒は継続して発展していくことを意味する．

の原因になってしまうことが少なくない．

〈演奏する〉は，〈真似る〉に近いが，これも記憶された音のイメージ（リズムとメロディー）をもとに，楽器でそれを再現することである．音程と鍵盤の位置や打音位置のセットメモリー，楽器から音を産出する技術などがこの行為の前提となる．学童期になると，音楽の解釈や感情を演奏の仕方に反映させるようになる．

〈つくる〉も，何らかのイメージを頭に描きながら，いろいろな素材を使ってそれを可視（具体）化する動作である．素材としては，砂，粘土，輪ゴム，紙，紐，積み木，プラモデルがある．長じては絵（線，色），音，ことばなども表現手段として使えるようになる（表V-F-20）．

2)　発達過程での位置づけ

〈ふり〉〈ごっこ遊び〉〈独り言〉などは，第Ⅱ期までにみられるようになる．お気に入りのものが出てくる第Ⅱ期くらいから，特定のものにこだわって，ものを収集する子どもが出てくる．歌や踊りも象徴が理解できる第Ⅰ期第4段階くらいから披露するようになる．楽器の演奏は学習的要素が多いが，その学習は第Ⅱ期から可能

である．砂，粘土，輪ゴム，紙，紐，積み木，ペグなどを使った構成遊びも，第Ⅱ期に入ると可能になる．

3)　指導内容と指導のコツ

① そろえる，分ける，集める

〈そろえる〉は複数のものの中から，何らかの目的や属性をもとにものが集められるわけであるから，その集合物には何かの共通性があるはずである．その共通項をなすものの属性や数によって，〈そろえる〉課題の難易度が変わってくる．多くの雑貨，日用品の中から図V-F-69のように金魚の絵が入ったものだけを選ばせる課題では，金魚の絵のサイズが異なるものの，絵そのものは同一のものなので，該当のものを選ぶのにそれほど苦労はしない．同じ標本の集合の中から，金魚とアンパンマンを別々に〈そろえ〉させるというように，選択項目を増やしていくに従って，その難度も高まっていく．弁別する指標が複数ある行為を通常〈分類する〉という．図V-F-70のような食料品サンプルを，冷蔵庫（野菜かご，冷凍庫），食糧倉庫（乾物，ビン・缶類）などに分類収納させる〈収納遊び〉

231

V．遊びへの支援

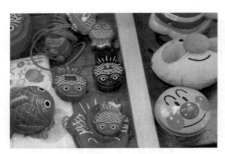

図Ⅴ-F-69　金魚選び

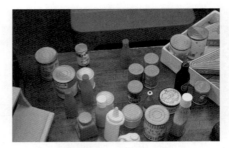

図Ⅴ-F-70　買い物収納

は，〈冷蔵を要するもの〉〈常温で保存すべきもの〉〈長期保存が効くもの〉などのコンセプトで分類収納させる．こういう収納課題は，母親の家事動作の中でよくみられるので，子どもが取りつきやすい利点がある．缶詰を冷蔵庫に入れてしまったら，「これは腐らないから，冷蔵庫に入れなくてもいいんだよ」というように，正解ではなかった場合でも，おとなとのやりとりの機会が少なくない．洗濯物（パンツ，シャツ，靴下）をそれぞれ特定の引き出しにしまうなど，子どものお手伝いとして，この分類課題を日常生活に展開することもできる．

図Ⅴ-F-71のように水平軸，縦軸それぞれ五つの基準を設け，二つの基準をともに満たす対象を選ばせる課題をクロス分類という（表Ⅴ-F-21）．二つの基準を同時に満たす対象を複数の選択肢の中から選ぶことは，単一の基準でものを選択することよりはるかに難しく，赤い，果物→りんごというような簡単なものであれば第Ⅳ期にもみられるが，本格的には具体的操作期（学童期）を待つ必要がある．

〈集める〉活動の中でも，カードやバッジ集めなど興味に基づく自発的な収集は子どもの日常生活の中で頻繁に観察される．図Ⅴ-F-72は，三角形，四角形，円形という概念のもとにそれに該当する図形を選択させる課題である．このような〈仲間探し〉では，収集の基準そのものが抽象性の高い場合は，意図的に，自覚的に収集する必要が出てくる．

② 真似る，ふりをふる，演ずる（演奏する）

〈真似る，ふりをふる，演ずる・演奏する〉の見本が，子どもの経験世界の中にあれば，経験の頻度が高くなるので，その行為のイメージを持っている場合が多い．音が出る，光る，使われる道具自体に子どもの注意が向くような要素が存在していると，これも〈ふり遊び〉がしやすくなる．

図Ⅴ-F-73は，いろいろな食品見本である．本物そっくりに作ってあるので，口に持っていく子どももいるほどである．本物のように見えるが，口にしてみてそうではなかったという経験は，それと判断した視聴覚的鑑別が不十分であったことをものがたる．しかしこの場合，この本物そっくりというところが，面白さを倍加させているのである．このようなものを使うことによって〈ごっこ遊び〉はある種の緊張感を帯びるようになる．〈ままごと〉も，調理の音の出るコンロの玩具などを使うと一層の臨場感が生まれる．

昨今では〈ちゃんばら遊び〉をする子どもなど見かけないが，それでもおもちゃの刀を見ると興奮する子どもは多い．棒状のものに持ち手がついている形状に，子どもの興味を引く何かがあるのか．〈ごっこ遊び〉は，ものごとの象徴性の理解とともに，道具の魅力によって，遊びとして成り立っている．

③ つくる

〈つくる〉行為には，自分が思い描く通りに，自由に何かをするというようなニュアンスがある．しかしそのような創造性の高い行為も，〈真似〉から始まる．〈つくる〉行為だけではなく，すべての学習の出発点にこの〈真似〉があると

表V-F-21　クロス分類

縦のキーワード

1	果物	ぶどう	りんご	ライチ	柿, オレンジ	キウイ
2	野菜	なす	トマト	大根	かぼちゃ	きゅうり
3	お菓子	プリン	ピーナッツ	大福	ホットケーキ	ゼリー
4	花・木	あじさい	つばき	ゆり		
5	デザート	パフェ		シフォンケーキ		
他のジャンル	おかず	栗きんとん	唐辛子	ゴーヤチャンプルー	もずく らっきょう	塩鮭
	動物	象	ねずみ	キリン	チーター	かめ
		とり	くじら	うなぎ	猿	ねこ
	車	飛行機		電車	スポーツカー	三輪車
	日用品					

横のキーワード

1	属性（色）	紫	赤	白	橙	緑
	属性（味）	甘い	辛い	苦い	すっぱい	塩辛い
2	素材（材質）	金属	木	プラスチック	布	紙
3	素材（材質）	ぐにゃぐにゃ	かたい	やわらかい	ぷるぷる	
4	素材（質感）	ざらざら	つるつる すべすべ	ちくちく	ぬるぬる	ねばねば
5	特徴	大きい	小さい	長い	速い	遅い
6	場所・空間	空	海	川	山	家
7	動作					

縦のキーワードは以上の9ジャンルの中から任意に5つを選ぶ.
横のキーワードは以上の8ジャンルの中から任意に5つを選ぶ.

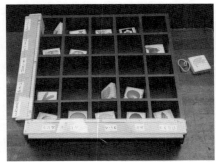

図V-F-71　クロス分類

図V-F-72　図形の分類
形の概念（三角形，四角形，五角形）に沿ってこれらの図形を分類する．概念が理解されていないと，見た目（角を数えないで）で判断してしまう．

考えてよい.〈つくる〉技能も真似を繰り返すうちに，やり方を覚えていくのである.

　粘土細工は，叩いて薄く伸ばしたり，転がして紐を作ったり，だんごに丸めたり，道具を使って切断したりして，頭に描いたイメージを粘土で再現する遊びである．砂遊びは，最初は容器に詰めたり，空けたりするところから始まるが，長じてスコップを使って山や川などの大きなオブジェも作ることもできる．図V-F-74は輪ゴムを使って模様を作る道具である．折り紙やレゴ，積み木を使ってのもの作りもある．

V. 遊びへの支援

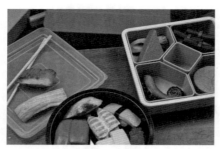

図V-F-73　食品サンプル
リアルに見えることが，ふり遊びに子どもをより没頭させる．

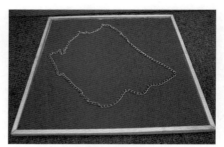

図V-F-75　鎖の造形
提示された見本（カード）の形を鎖で再現する．一部が板に止められているので，鎖がコントロールしやすくなる．

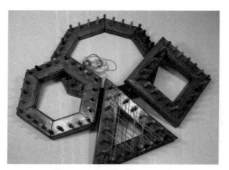

図V-F-74　輪ゴムの造形
木枠にはめられた小さな突起にゴムをかけていって，模様を作る．ゴムをかける操作，突起の位置関係の理解が求められる．

クレヨンや絵の具で描くこと，ことばを使って俳句や短歌を作ることもこの〈つくる〉活動の一環である．素材が十分に扱えなければ，それを使った創造活動も満足がいくものではなくなる．すべての〈つくる〉課題に，自由に創造する部分が多いものと，プラモデルのように指示通りに〈つくら〉なければならないものがある．それぞれに難度の幅があるので，どちらが難しいとはいえない．

図V-F-75は板に結びつけられた鎖を動かすことによって，見本の図形を再現させる教材である．鎖は自由に動かすことはできるが，取り外せないようにできている．鎖の操作は細やかな指のコントロールが必要なので，鎖をそのままの形で与えると，子どもはかえって思うように扱えなくなってくる．無駄な動きが多く，動作に抑制が効いていないと，せっかく作った形を，心ならずも手が壊してしまうこともある．

板に結んで，鎖の動きをある程度制限しておいたほうが，操作しやすくなるということはある．

V-F-p
第十六動作系列：① 始める―② し続ける―③ 終わる―④ 順番にする―⑤ 止める（中断する）―⑥ 繰り返す―⑦ 何もしないでいられる

1) 指導のねらい

この動作系列では，ものごとの継次的側面（順序）の理解が指導上のねらいになっている．

日常生活活動や生産活動など，何らかの目的を持って行われる動作も，そこにいくつかの部分を想定することができる．劇作や文芸には，「序，破，急」の3部構成，「起，承，転，結」の4部構成，「起，承，鋪，叙，結」の5部構成など，全体を構成する仕方にもいくつかの考え方がある．活動の種類にもよるが，日常生活活動や生産活動も，開始部分，中間部分，終息部分の3部分の構成を考えることができる．それぞれの部分には，活動遂行上の目的があり，それが指導上の具体的なねらいにもなっている．開始部分では，これから取りかかろうとする課題に意識を集中し，なるべく早くそれに没入することが目的とされる．中間部分では，フル回転しているエンジンをなるべく長く持続させる

V-F　指導目的別課題内容

表V-F-22　第十六動作系例：1．始める―2．し続ける―3．終わる

	Ⅰ期	Ⅱ期	Ⅲ期	Ⅳ期
1．始める（Initiates）		バスクの逆立ち，クルクル落とし	⇒	⇒
2．し続ける（Continues）	シーソーバーン，ハウスバーン，クーゲルバーン，4人の騎士，天使の塔	ポテトイーター，珠の行き戻り，電柱工事	⇒	⇒
3．終わる（Terminates）		⇒	鉄道ジオラマ，プラレール	⇒
4．順番にする（Sequences）	シーソーバーン	月と太陽		
5．止める（中断する）（Stop, Quit）		⇒	⇒	⇒
6．繰り返す（Repeat）		好きな歌，動作	⇒	⇒
7．何もしないでいられる（Stay without doing anything）		テレビ観賞，シーソーバーン，くるくるバーン，クーゲルバーン，プラレール，鉄道ジオラマ，ハウスバーン，見る観覧車	サルの鉄棒，楽器	ドゥーワップブラザーズ

※□部分はその動作が準備期間であることをあらわす．
※⇒は継続して発展していくことを意味する．

こと，終息部分では，〈終わるときは，終わる〉こと，活動が途中であっても，時間がきたら活動をきっぱり停止するようなことが，それぞれの部分の目的になる．メリハリのある日常生活の充実感は，このような充実した一つひとつの活動の連続によってもたらされる．

開始部分に問題があると，ぐずぐずしていてなかなか目の前の活動に取りかかれない．そのような子どもには，動機の形成と興味の喚起に指導上のねらいがある．動作が開始できても，途中で何かが目に入ったり誰かが通りかかったりすると，それに取りつかれて，元の動作に戻れなくなってしまう子どももいる．そのような場合は注意の集中が動作継続のためのポイントとなる．活動の終わりを告げ知らせても，やっていることからなかなか離れられない子どもが，作業療法の臨床場面には少なくない．結局強制的に終了させられて機嫌を損ねてしまい，せっかくの楽しい経験が台無しになってしまうことになる．

さまざまな活動が，子どもの日常生活にはある．楽しみな活動があれば，そうでもないのも

ある．楽しみな活動では，動作の開始に問題はないものの，その終了に手こずることがある．反対に好きでも何でもない課題では，動作の開始，途中に手を焼く部分があるかもしれない．

人の行為も含めてすべての現象は，時間的経過の中で生起する．始まったものには必ず終わりがあり，終わりがあるから，別の出発も生まれる．このように行為や現象の中の時間性に気づくと，場面，場面での即物的・反射的な細部へのこだわりから解放され，始めと終わりの部分を持った行為になってくる．行為の全体の流れが予測できれば，多少苦手なものでも取りかかれるし，楽しいことでも，それを止めなければならない意味を理解しやすくなる（**表V-F-22**）．

2)　発達過程での位置づけ

服を着る，歯を磨く，着席して食事をするなど，褒美，賞賛，おだてがなくても，通常の生活技能であれば第Ⅱ期第2段階くらいで，自発的に動作を開始できるようになる．見る，人の話を聞くなど受動的な経験では，ものごとの成

り行きを見通す能力が関係する．特に本人の欲求に基づかない行為の開始，継続，好きな行為の終了，〈何もしないでいられる〉は，それらに加えて，それまで他者とどのような人間関係が形成されてきたかも関係する．小学校での主要な活動や勉強は，こういう能力が就学前に獲得されていることを想定して行われるものである．

3) 指導内容と指導のコツ

① 始める・し続ける

新規なこと，見慣れないこと，そのような非日常性が，ものごとを〈始める〉動機を準備する．したがって課題の提供には，気分の覚醒をもたらすような工夫があると，子どもの注意が得られやすくなる．色使い，動き，華やかさ，洗練さ，取り上げられるテーマの奇抜さなどが，課題に存在すると，子どもにとってとっつきやすくなる．

やっていることの中に，楽しさを感じるかどうかが，集中の持続の程度を決める．予想が的中すること，反対に予想が裏切られること，新しい発見があること，ことの成り行きの予測がつくこと，これらが行為の楽しさを感じさせる要因となることが多い．マラソンで最後の1kmを切ると，選手に元気がよみがえってくることが多い．現在の苦痛に，出口が見えてくるからであろう．「あと2回」「これひと箱」やったらおしまい，などの言葉かけは最終段階での子どもの頑張りを持続させるうえで助けになる．

② 終わる

「音を出さないように」と言って打楽器を子どもに手渡しても，音を出さないでいられる子どもはそう多くはない．就学前の子どもでは，手に取った瞬間に反射的に振ってしまうことがほとんどである．その年齢の子どもは，行動全般が刺激に誘導されやすく，反射的行動を抑制するには，それを抑制するそれなりの意図が必要となる．楽器の音を〈鳴らさない〉でいられるのは，音を出したいけれど，「あなたが言うから我慢する」というように，楽器を渡してくれた人の意図への応えともいえる．つまり我慢する力が育っているかどうかの問題ではなく，子どもとおとなの間に，他者を権威として認める人間関係が成立しているかどうかの問題として捉えるとよい．

図V-F-76のような遊具を見ると，矢も盾もたまらず，走る電車に手を伸ばしてしまう子どもが多い．こういう課題を使って，子どもがおとなの間に適切な権威関係を築く練習をするとよい．スイッチの操作は，基本的におとながし，子どもは手を膝の上に置かせて，走る電車を見るように伝える．手を出さずに見ていられるようになったら，徐々に子どもに出発・停止のスイッチの操作をさせるなど，子どもの参加を許すようにするとよい．子どもの自己の反射的行動を抑制する能力の獲得に応じて，自主的部分を増やしていくと，期待される結果が効果的に得られる．心置きなく自由に振る舞うことによって満足を得るから自己抑制ができるのではなく，確実に自己を抑制する能力がすでに育っているので，自由度の多い環境の中でも自己コントロールができるようになるのである．このような経験を積み重ねることによって，〈終わりです〉と言われて，気持ちを整理して，〈それでは終わろうか〉という気分になるのである．

③ 順番にする

図V-F-77は，日常でよくみられる動作の一連の動きを数枚の絵に描いて，それを生起する

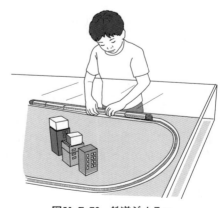

図V-F-76　鉄道ジオラマ
まず手を出さずにじっと見ていられるようになって初めてスイッチの操作をまかせる．

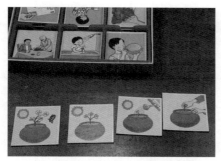

図V-F-77　カード―動作の順序
継次的に順序をなぞらせる市販のカードもあるが対象児の日常動作の手順を自作してもよい.

順番通りに並ばせる課題である．扱う対象は絵札なので，同時処理的課題のようにも見えるが，左右，上下など空間的関係ではなく，出現の順序（前・後）という時間性に着目した順序の関係（継次的な処理）といえる．順番にブランコに乗る，順番に登るなど，子どもの遊びの日常の中には，順番が体験できる経験が満ちている．これらすべての経験が，ものごとの継次性の理解につながる．

④ **何もしないでいられる**

　日常生活の中で〈動かないこと〉を求められる行為は少なくない．散髪では，子どもが髪に手を伸ばすと危ない．家族と一緒にテレビを見るとき，自分の好みの番組ではなかったとしても，家族が見ている番組を静かに見ていられることは，家族にとってありがたいことである．レストランで料理が運ばれてくる時間を待てる．買い物の順番を待てる．皆がそろうまで食事を待てる．これらはすべて〈何かすること〉ではなく，自分の周りで何かが進行している間，〈何もしない〉ことを守ることである．好きで熱中していることでも，言われたら，途中でも終了することができる．他者との関係の中で，権威と感じる人間関係が形成されており，〈起こっている〉ことの流れが予測できる能力が備わっていると，動作の終了が容易になる．

■ V-F-q
第十七動作系列：① 並べる・比べる―② 数える―③ 足す・引く―④ 測る

1) 指導のねらい

　この系列の動作群の学習のねらいは，数の概念を獲得させるところにある．第六から第十一系列の動作群を通して，〈ものの識別〉が促進される．見ることだけではなく，ものを実際に操作することで〈ものの識別〉は単に外見の違いだけではなく，ものが持つ特性や機能といったレベルでの認識に深められていく．一つひとつのものの違いが明確になるにつれて，ものとものとの関係性も理解されるようになっていく．

　ものとものとの関係性とは，① 継次的関係性，② 空間的関係性，③ 数的関係性，④ 因果論的関係性の四つから考えることができる．① 継次的関係性の学習の過程は，すでに触れた第十四動作系列，第十六動作系列などの中で，概観してきた．② 空間的関係性は，特に第十二，十三動作系列でつぶさに吟味した．空間的関係性とは，形の違いだけではなく，もののサイズ（広さ，長さ，重量）による比較・系列化，もの同士の関係を空間的位置関係（上下，内外，左右，浅い，深い，前後，遠近）から整理することである．最初は自分から見える位置関係でしかないが（自己の身体を中心にした左，右の判断），やがてもの同士の相対的な位置関係も理解するようになる（AはBの左，BはAの右，しかしCよりは左）．③ 数的関係性とは，ものとものとを数的観念から眺めたときの関係性である．大小という量的関係も，ある程度までは，見たり，触ったりして感覚・経験的に弁別できるが，手で持てないほど大きくなったり，肉眼で見えないくらい小さくなったりすると，その関係を客観的に表現できなくなる．しかし大小二つのものの量を数字に還元することで（大が100 g，小が5 gで表現されると），大きいほうが小さいほうの20倍大きいというように両者の関係

V．遊びへの支援

表Ⅴ-F-23　第十七動作系例：1．比べる—2．数える—3．足す・引く—4．測る

	Ⅰ期	Ⅱ期	Ⅲ期	Ⅳ期
1．並べる（Line）・比べ（Compare）		○の入れ子，□の入れ子，マトリョーシカ，ペグ，ペグ棒，フライドポテト，かぶと虫，バベルの塔	入れ子系列化（団子，球，桃，四角台座，数，凸置き，サッカーボール容器，ペグ吊り，悪夢）変形入れ子	二重系列，チャップリンカード，スツーパ，バベルの塔，昆虫の系列化，自作系列化，みつばちの系列化，渦巻き型系列化，半だんご，厚さの系列化
2．数える（Count）		たいやきくん，フィギュアの数	枠の中のプラ容器の数，電話ダイヤル，球差し系列化	角数による図形分類，ディスク重ねの系列化
3．足す（Add）・引く（Subtract）				ハワイ島移住
4．測る（Measure）				位置の測定，木枠から積み木を推量，ジェットコースターの組み立て，太さの分類

※▨部分はその動作が準備期間であることをあらわす．

が明確になる．数的関係性からものが捉えられるようになると，感覚・経験を超えた量も扱える．客観性を持った関係性は，普遍性も帯びるので，数的推論により未知の世界に分け入るときの手がかりとすることができる．

数的関係性は，① 象徴の理解，② 形の識別，③ 言語記憶を基盤として持ち，④〈形の分離と結合〉を通して理解されるという経過を持つ．第Ⅰ期第3段階くらいから，〈指さし〉がみられるようになる．〈指さし〉は共同注視などとともに情緒・社会的側面での意義もあるが，認知機能的には，象徴の理解をものがたる行為でもある．人さし指を何らかのものに伸ばすとき，その指は指されたものを代表している．ものを数えるとき，一つずつものを指さすが，このとき，一つのものに対して指さしは1回だけでなくてはならない．この指とものとの1対1対応が〈指さし〉行為で培われていくのである．

鉛筆が何本あるか，椅子が何脚あるか，通常ものの数量が問われるときは，同一種類の対象の数量が問われる．鉛筆と椅子の違いを無視して，トータルな数が問われるわけではない．したがって数の概念が生まれる前提として，ものの識別が十分に機能している必要がある．数量を数えるときは，口で言うかどうかは別として，

（口に出して言わない場合でも，頭の中で）1，2，3と数えるので，数唱，つまり数を連続して言えなくてはならない．数の概念とは，ことばを介してしか獲得されないものでもある．

ネックレスの紐が切れて，ビーズが散乱するのを見たとする．一つの実体と思っていたものが，多数の部分に分解することを知る．新しい糸にビーズを拾い集めていくと今度は多数あったものが一つになる．子どもは，ものが分解したり，結合したりする経験を通して，ものの部分と全体との関係を理解するようになる．その分離と結合経験の中で，直角三角形を二つ結合させると四角形になり，四角形も分解すると三角形になるという一定量における形の可変性を知るようになる．これを繰り返し経験する中に，数の概念が芽生えてくる．つまり四角形は三角形より面積が広いという量的関係だけではなく，三角形二つ分に相当し，三角形は，四角形の半分という量における数的関係に気づくようになる（**表Ⅴ-F-23**）．

2）発達過程での位置づけ

典型的定型発達では第Ⅱ期第1段階からサイズの比較，入れ子式の系列化が可能になる．第Ⅲ期第2段階までに，ほぼもののあらゆる属性

から見た系列化配列ができるようになる．数の概念に関しては，第Ⅱ期内に数唱，1対1対応の指さしができるようになり，第Ⅲ期内になって，5以内の数の加減ができ，第Ⅳ期で10以内の加減ができるようになる．乗除の操作は，具体的操作期（学童期）を待たなければならない．〈時計が読める〉〈ものさしが使える（計測）〉も具体的操作期（学童期）の初期の課題である．数字を使っての数概念の操作，つまり文章問題を式に還元することが具体的操作期（学童期）での主要な課題である．分数の加減乗除と比例関係が理解できると，具体的操作期（小学校内での）の算数課題を修了することになる．

3) 指導内容と指導のコツ

① 並べる・比べる

二つのものの間の量的関係と三つ以上のもの同士の量的関係は，同じ比較であってもその意味は大きく異なる．前者の隣り合うもの同士（A，B）の場合は，見え方で両者の関係は決まるが，後者（A，B，C）の場合は，A，B間，A，C間の比較だけではなく，B，C間の比較も必要になる．それはA＜B，A＜Cであっても，即A＜B＜Cとはならない．A＜C＜Bの場合も考えられるからである．

二つの比較検討は，その場での相対的な関係にすぎないが，三つ以上の場合は，部分同士の比較だけではなく，全体の中で部分の位置づけが決まってくる．つまり三つ以上の比較の場合は，部分と全体との関係の理解が求められる．このようにある基準を定めて，三つ以上のものを順に並べていくことを系列化という．

系列化課題は，基本的には，① 指標，② 各標本の差異の程度，③ 標本の数，によってその難易度が決まるが，比較の対象となる ④ 標本の特徴，⑤ 操作内容，⑥ 標本の背景なども，この系列化配置に影響を与える．

① 比較するものの属性の指標としては，〈大・小〉→〈長・短〉→〈遠・近〉→〈厚い，薄い〉→〈重い・軽い〉→〈温かい・冷たい〉の順になるが，不可視な重量，温度は，はかり，温度計などの測定道具が必要になる場合もある．② 標本の差異の程度に関しては，5mm間隔より，1cm間隔のほうがわかりやすいように，差異が小さくなればなるほど難度が高まる．③ 標本の数に関しては，初期には三つの比較はできても，五つ，七つと数が増えると，結果が不安定になる場合もある．しかし五つの比較ができると，それ以上でも結果は比較の本数に影響されなくなる．④ 標本の特徴としては，長さを基準にした比較であっても，図Ⅴ-F-78 のように棒の先端の形がそれぞれ異なる場合は，先端が尖っているものをより長く感じ，より長いと判断する傾向が出てくる．羽をつけたりキャップをつけたりすると（図Ⅴ-F-79），それに惑わされて，本体自体の比較が不安定になることもある．材質としては棒など硬いものより，柔らかく曲がりやすい紐などの比較のほうが難しい（図Ⅴ-F-80）．⑤ 操作内容では，入れ子式のものははめる動作が簡単で，動作の完了が容易に感じられると同時に，間違うとそれ以上はめられなくなるので達成感も得られやすい．ペグ差しも，垂直ではなく，斜めにすると，ただそれだけのことで，結果が不正確になることがある．吊り下げ式の系列化は，引っかける動作に気をとられるので，試行錯誤が多くなる傾向がある（図Ⅴ-F-81）．⑥ 標本の背景が，本体の系列化に対して妨害的にはたらく場合もある．図Ⅴ-F-82 のように，絵の系列化課題でカードのサイズを系列化したものと，ランダムなものとを比較すると，カードをランダムにしたほうがより難しくなる．以上のように妨害的にはたらく視覚的，運動感覚的な影響を完全に抑制し，直接的に本体そのものの比較に入るとき，系列化が完成したといえる．

系列化が理解できたかどうかは，標本を並べるときの戦略からも観察できる．たまたま目にした，手にしたペアの比較を繰り返すのではなく，大小どちらでもよいが，全体の中で一番大きい（小さい）ものを取り出し，次に残りの中から同様に一番大きいものを取るという形ができ上がっているようであれば，系列化が理解さ

V. 遊びへの支援

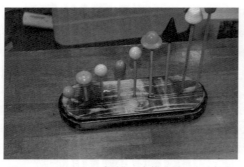

図V-F-78　長さの系列化—多様な形の先端部分

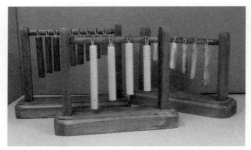

図V-F-81　吊り下げ式系列化
フックに引っかけるという操作の難しさが，長さの系列化という知的作業の遂行に影響を与える可能性がある．

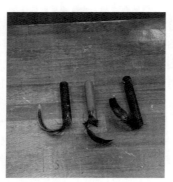

図V-F-79　長さの系列化—羽のついたペグ

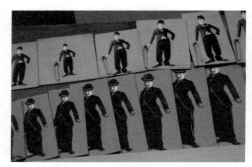

図V-F-82　2種類のカードの系列化

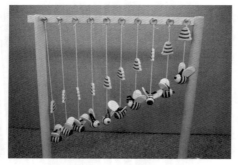

図V-F-80　みつばちの系列化
素材（糸）がフレキシブルであることが，引っかける動作をより難しくする．そのことが，棒状のものより，糸状のものの系列化をはるかに困難にする．

れている証拠となる．**図V-F-83**のような積み重ね式のものは，修正に時間がかかるが，この扱いにくさが，あらかじめ全体を見渡す契機としてはたらくこともある．

② **数える，足す・引く**

玉重ねのような系列化では，長さがそのまま数的関係になって現れる（**図V-F-84**）．玉2個は，玉1個と1個に分解でき，玉3個は玉2個に1個を加えたものである．玉4個は，玉3個に1個加えたものであると同時に，2個を二つあわせたものであり，1個を四つ合わせたものでもある．大きくても小さくても1個は1個である．このように数は，量とは異なる概念であり，自己の周りの環境を整理していくときの重要な指標になっていく．もの一つに対して，数一つという1対1対応が安定しているならば，次に〈言われた数を取る課題〉〈提示したものの数を言う課題〉に進むことができる．

このように量的比較から数的比較に進むが，具体的操作期（学童期）に学校で学ぶ算数と図形は，この数と量的な関係，結合と分離の操作に他ならない．**図V-F-85**は，4部屋の家から（同じ面積の敷地内）2部屋の家に引っ越しをしたら，建物はどうなるかという問題の教材である．加減から，乗除の計算に進む段階での感覚

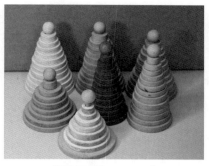

図V-F-83 スツーパ
この系列化課題は，標本を芯に刺して作っていくので，途中で間違いに気づいても，修正が困難である．最初から全体を見通している必要がある．

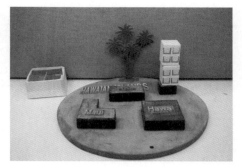

図V-F-85 ハワイ島
建坪は，地面が狭くなれば，建物が高くなるという対的関係の理解．

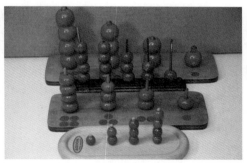

図V-F-84 玉重ね系列化
このような量が数に分解できる教材から，長さの順番が，そのまま数の順番に対応していることに気づくようになる．

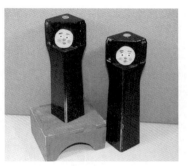

図V-F-86 測定道具の利用
この二つの中で，どちらが高いかを知るためには，定規のようなもので測る必要がある．

刺激を利用した教材である．

③ 測る

定規で測る行為は，量的関係を客観的基準に照らし合わせることで，数的関係に還元する行為である．それぞれ異なる高さの台に置かれ，それらが同一視野にない場合，「二つの人形のうち，どちらが，背が高いか」を問われても，回答は出てこない（図V-F-86）．前操作期（2〜7歳）の就学前児は，台座の高さも含めて高く見えたほうを高いと答えるが，具体的操作期に入った子どもは，一方の人形の高さを棒に記し，その棒を持って，もう一方の人形と比べることを思いつくことがある（小学校の中学年）．木枠のサイズから積み木の数を推定させる課題（図V-F-53）での木枠は，この定規に相当するものである．

■V-F-r
第十八動作系列：①（法則性に）気づく―②（法則性を）導き出す

1) 指導のねらい

イメージ，概念（ことば）の操作が学習される段階が，ブロックD「自己と環境（もの・人）の認識」である．概念（ことば）の操作とは，いちいち動作や道具を使って確かめなくても，頭の中だけで推論して結論を導き出すことができることである．実際に体験しなくても理解できるので，地球の円周の長さの測定など，実際に体験できないようなことも理解し，計算でき

V．遊びへの支援

表V-F-24　第十八動作系列：1．（法則性に）気づく─2．（法則性を）導き出す

	IV期（前操作期）	具体的操作期（学童期）
1．（法則性に）気づく	形状の推測，板片並べ（法則性の抽出），クロス分類，玉キャッチ	板片並べ（法則性の抽出），クロス分類
2．（法則性を）導き出す	形状の推測，板片並べ（法則性の抽出），クロス分類 御託並べ，チェッカー置き	板片並べ（法則性の抽出），クロス分類

るのである．

　何らかのイメージを頭に想定してそれに導かれた動作群については，第十五動作系列の中ですでに触れた．このうち〈分ける〉行為は，分類する基準となるイメージのもとに，具体物を配列することであるが，逆にこの基準となるイメージを導き出すことが，この系列動作のねらいである．複数の対象，行為などからある共通性に気づくことを〈帰納〉といい，最も明白な事象を根拠に論理を発展させる〈演繹〉という方法とともに，学問における基本的な推論方法の一つである．〈分類〉は〈帰納〉と逆の行為ではあるが，〈帰納〉する能力は，分類を数多く経験することで学習されるので，第十五系列動作と第十八系列動作は相互作用的である（表V-F-24）．

2）　発達的位置づけ

　認知発達段階でいうと，具体的操作期から形式的操作期に移行する頃に相当する．この系列の課題の学習は，そのほとんどが学校教育で展開されるが，その原初的な展開は，視知覚教材を使って第IV期から可能である．

3）　指導内容と指導のコツ

①（法則性に）に気づく

　図V-F-87は，3本の木片にみられる法則性に気づき，その法則に沿って4本目として適切な木片を選ぶ課題である．線が同じ角度を維持しながら右肩上がりに順番に上がっているので，第4番目もその角度を維持するような木片を選ばなければならない．図V-F-88では，3本が同じ位置で横に並び，4番目が少し高い位

置に置かれている．5，6番目はその4番目と同じ位置，7番目からはそれより少し高い位置になり，8，9が横並びという位置が想定される．1～4番目までの線の位置が5番目以降の位置を推測させるのである．

　図V-F-89では，窓が3つ開けてあり，その中に線が垂直におりているのがわかり，3番目の窓の線の端は横を向いている．ここから第4番目の窓としてどこを開ければいいか推測させる課題である．これは縦・横2次元の絵であるが，最初の三つの窓から見える線からある法則を読み取ることで課題を遂行できる．

②分類する，分類基準を作る

　すでに触れたように，図V-F-72（図形の分類）の課題で，「三角形を集めなさい」と指示すると第十五動作系列の〈分ける〉課題になる．しかし「同じ仲間を集めなさい」という問題提起にすると，分類する基準そのものを考え出す課題になる．例外が多く出るような分類は全体的に適切な基準といえないので，基準の設定は全体を包括的に見る必要がある．この例でいうと，まず赤と黒とに分ける色を基準にした分類があり，これが最も簡単な分類である．形状に着目して，円形，三角形，四角形，五角形の四つに分類することもできる．さらに角の有無（角があるものと，角がないもの）による分類も可能である．

　比較するものの相違点は見ただけで識別できる．しかし共通点は，見たものの上位概念であり，見る感覚経験を超えて，頭で推論する必要がある．したがって分類基準の創出は，分類をすることそのものより難しいが，そのような推論能力もまた，実際の分類行為を重ねることに

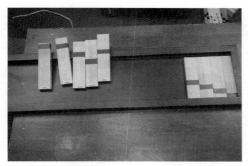

図V-F-87　法則性の推測 ①—法則性の抽出
　　　　　（3本の木片　右肩上がり）

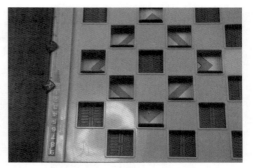

図V-F-89　法則性の推測 ③—窓を開けて線の
　　　　　行き先を推測

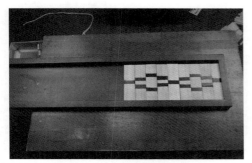

図V-F-88　法則性の推測 ②
右から模様の線が広がり、また戻るというパターンが
二つ繰り返されている。ここからこのように模様の幅
が広がり、また戻るというパターンを繰り返せばいい
のだという理解が生まれる。

よって培われることを忘れてはならない。ひし
形、台形も正方形と同じ四角形であるが、どん
な形状であれ、角が四つあれば四角形であると
いう判断（分類基準の定義）は、実際の分類作
業の中で気づかれるからである。

V-F-s
第十九動作系列：① 動作を（他者に）合わす—② 他者の気持ちがわかる—③ 相手の気持ちに合わす

1）指導のねらい

　本系列の動作群は、前の第十八動作系列の延
長線上にあり、ブロックF「概念レベルの認識
（概念の形成）の高次化」（図V-E-1）に属して
いる。しかしながら、第十八動作系列が環境お
よびその中のものの整理のための枠組み作りに
寄与する概念を育てるものであったのに対し
て、この第十九系列は、対人技能学習の基盤と
なる他者の気持ちの理解に関わる動作といえる。

　人の幸福感、不幸感のいずれも、人間関係に
由来することが多い。その意味では他者の感情
の理解は、社会生活を送るうえで必須となる。
他者の感情の理解とは、具体的には人が自分に
何らかの期待を持っていることと、その内容が
理解できるということといえる。そのことは他
者が見せる表情や言動が、自己の行為と何かの
関係があることに気づくことでもある。そのよ
うな理解が自己の行動の修正に関係する。人は
誰でも褒められると嬉しい。これは共同でしか
生きていけない人間の種としての生存形式が、
他者の自己に対して抱く感情を気にせざるを得
ない性質を決定していることをものがたる。他
者の期待に応えうることが、自己の存在形式の
根源に関わるのなら、乳児であろうと、知的な
遅れがあろうと、そういう気持ちの原型があま
ねく存在しているはずである。

　おしゃべりや遊びなど身体を通した他者との
やりとりが他者の感情を理解する能力を育て
る。そうした点で、第十九系列の動作は、何か
特別な機会というより、子どもが他者とやりと
りするすべてが、その学習の機会と考えられる
（表V-F-25）。

V. 遊びへの支援

表V-F-25 第十九動作系列：1．動作を（他者に）合わす―3．相手の気持ちに合わす

	Ⅰ期	Ⅱ期	Ⅲ期	Ⅳ期
1．動作を（他者に）合わす（Adjust）	台からの同時飛び降り	米と鶏	机運び	二人でフックでの引っかけ
2．他者の気持ちがわかる（Understand feeling）		福笑い		感情カード
3．相手の気持ちに合わす（Accommodate）				感情カード，三つの山

※ □部分はその動作が準備期間またはすでに完成していることをあらわす．

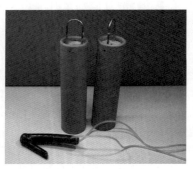

図V-F-90 円筒つり
紐の両端を二人で持ってフックを操作し，筒を吊り上げて運ぶゲーム．二人の息の合った紐の操作が求められる．紐を棒にするとより操作しやすい．

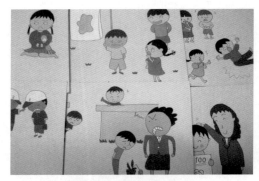

図V-F-91 感情の説明カード

2) 発達過程での位置づけ

抱かれると母親の腕の中に自分の身体を預けるなど，自己の〈動作を他者に合わせる〉行動は，人生の出発点，第Ⅰ期第1段階からみられる．第Ⅰ期第2段階で，すでに他者の表情に表れた感情の意味を理解し，自己も喜怒哀楽の表情を見せるだけでなく，母親と見つめ合ったり，微笑み合ったり，声をかけ合ったりする．第3段階で，特定の人への愛着が顕著になり，その人のまなざしを参照して，自己の行動を修正することができる（社会的参照）．同段階で，ものを介して人と注意・関心を共有し（共同注視），ものを介して人と遊ぶようになる．第Ⅰ期第4段階で，他者の意図の理解，ものの手渡し，指さし，人が欲しがっているものを取ってやるといった援助行動がみられ，悲しんでいるものを慰めるなどの同情行動も第Ⅱ期第1段階にはみられるようになる[15]．

3) 指導内容と指導のコツ

① 動作を（他者に）合わす

もの運び，手伝い，散歩，ドライブなど共同で行う課題には，どのようなものであっても，多かれ少なかれ他者の心を推し量らなければうまくいかないような部分が存在する．一緒にものを運ぶときは，相手の動く方向，スピードなどが，ものを持つ手を通して相互に伝わり合う．そしてそれを手がかりに双方が自己の動作を修正し，その共同の行為は円滑に運ぶようになる．

図V-F-90は，子どもとおとなが，フックのついた棒で円筒を吊り上げ，台の上に載せる課題である．棒をひねってフックの角度を調整して円筒を引っかけ，引っかけた円筒を台に載せるために棒を引き上げる．棒の両端を持った子どもとおとなは，棒の動きを通して，タイミングや動作の方向を知ると同時に，自己の意図も相手に伝えることができる．一つのものの共同での操作は，意図交換の相互作用性を推進する良い課題となる．

② 他者の気持ちがわかる

図V-F-91のような何らかのストーリーが想定できそうなカードがある．そのカードに描かれている子どものいろいろな表情を指して，「なぜそのような顔をしているのか」，子どもに推測させる課題である．「この子の顔はどんな顔？」「何でそんな顔してるの？」「そうしたら，どうなる？」などの質問を子どもにすると，それに対していろいろな答えが返ってくる．もちろん，「この子は，○○をして，お母さんから××れたから，△の顔をしている」という正解を教えることがこの課題のねらいではない．これは他者の気持ちの理解を推進するというより，子どもの他者の感情への理解の程度を測る評価道具といったほうがよいかもしれない．しかし表情の意味すること，その背後にある感情を推測することや感情をことばにする試みは，他者の気持ちの理解に子どもの注意を向けるためのいい教材といえる．

文献

1) ヴィゴツキー L（柴田義松，他訳）：児童心理学講義．明治図書．pp26-27，1976
2) タカタ N（山田　孝訳）：処方としての遊び．ライリー M（編）：遊びと探索学習．協同医書出版，p293，1982
3) ノックス S（山田　孝訳）：遊びの尺度．ライリー M（編）：遊びと探索学習．協同医書出版，pp313-316，1982
4) Parten MB：Social play among preschool children. *J Abnorm Psychol* **28**：136-147, 1933
5) 厚生省児童家庭局：保育所保育指針．日本保育協会，p13，1990
6) 広岡キミエ：幼児の内面を育てる　聞く・見る・話す・表現する—現場からの保育話．ひとなる書房，pp168-177，1987
7) エアーズ J（宮前珠子，他訳）：感覚統合と学習障害．協同医書出版，p338，1978
8) 宇佐川浩：障害を持つ子どもの発達臨床—人とものとのかかわりの初期発達（ビデオ教材）．ジェムコ出版，1993
9) Anderson J, et al：Integrating play in neurodevelopmental treatment. *Am J Occup Ther* **41**：421-426, 1987
10) アフォルター FD（冨田昌夫，他訳）：パーセプション—発達の根源から言語の発見まで．シュプリンガー・フェアラーク東京，p9，1993
11) ギブソン JJ（古崎　敬，他訳）：生態学的視覚論—ヒトの知覚世界を探る．サイエンス社，1985
12) Trombly CA：Occupational Therapy for Physical Dysfunction（Second Edition）. Waverly Press, p108, 1982
13) Trombly CA：Occupational Therapy for Physical Dysfunction Second Edition. Williams & Wilkins, p108, 1983
14) ボリス・パーブロヴィチ・ニキーチン（匹田軍次訳）：ニキーチンの知育遊び．暮しの手帖社，1986
15) 岩崎清隆（奈良　勲，他監）；人間発達学（第2版）．医学書院，pp130-132，2017

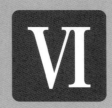

学業および学校生活への支援

Ⅵ-A　はじめに
Ⅵ-B　障害児の学習の困難さとそのメカニズム
Ⅵ-C　発達障害児の学校生活への支援

VI-A
はじめに

　作業療法士にとっての学業への支援とは，教科学習を直接支援することではなく，学業をする子どもの生活を支援することと考えられる．作業療法士の治療手段とする作業とは「人が目的を持って行うすべてのこと」を指しており，学業への支援もその生活を支える重要な支援と考えられる．

　障害のあるなしにかかわらず，子どもたちにとって遊びは発達していくために重要な事柄である．遊びの支援については，すでに前章に詳しく触れたが，子どもは遊びを通して，物事の関係や，人との関わりなどを学び，そしてそのことが教科学習にもつながっていく．発達に障害を持つ子どもたちは，この発達を支え，推進させていく基盤のところに，いろいろなつまずきを持っている．作業療法士は，健康，障害特性，身体，認知，言語，社会資源，自助具，テクノロジーなどあらゆる側面の知識と技術を応用して，子どもたちの発達が保障されるべき環境を整えるための尽力をすべきである．

　なお，本稿に出てくる用具については最新情報を確認いただきたい．

VI-B
障害児の学習の困難さとそのメカニズム

障害には感覚器（視覚や聴覚など）の障害によるもの，身体の麻痺などによる運動障害，麻痺がない状態での協調運動障害，知的障害，高次脳機能障害・実行機能（注意集中力・自己統制・記銘力・視知覚・読み書き計算など）障害，行為障害などさまざまな種類があり，その原因もまたさまざまである．ここでは特別支援教育の中で作業療法士が関わることの多い彼らの学習の困難さとメカニズムについて説明していくことにする．対応するための環境整備や用具については，第IV章-C「生活を豊かにする道具」で説明する．身体障害に対する姿勢保持具や姿勢管理などについても第IV章で触れられている．

VI-B-a
注意集中力

障害のタイプや個々のケースによって原因が異なるが，感覚情報を適切に処理できないために選択的に注意を向けることが困難になっている場合がある．人はある感覚情報に集中すると，自然にその周囲の情報を遮断する機能がはたらくのであるが（図と地の弁別），その機能がうまくはたらかない場合にこのような注意集中の欠陥が起こってくる．

1) 視覚情報

① 処理不全のメカニズム

目に見えるものに次々に反応してしまう場合には，集中して見ることが難しくなってしまう．

例えば教室の黒板の周囲に掲示物が多いと，掲示物が気になりそちらを見てしまうことで，本来集中して見るべき黒板の板書部分を十分に見ることができなくなってしまう．机上で学習する場合にも，窓の外や隣の子どもが気になってよそ見をしてしまい，行うべき学習に集中ができなくなる．

② その対応

- 黒板周囲とその近くの壁への掲示物はなるべく減らすようにする．
- 一番前や窓側の席に座らせないようにする．

③ 事例：乗り物に興味のある注意欠陥多動性障害児

黒板の周りに飛行機や乗用車などのポスターが掲示してあり，そのポスターが気になって黒板を集中して見ることができなかった．

⇒乗り物のポスターをなくしたところ黒板に注目しやすくなった．

2) 聴覚情報

① 問題行動出現のメカニズム

周囲から聞こえる音を選択的に捉えられておらず，すべての音が聞こえている可能性がある．特に苦手な音が常に聞こえているような場合には，注意して聞くべき教員のことばに集中することが困難になる．例えば教室の外や隣のクラスから音が聞こえてくると，教員やクラスメイトの話していることに選択的に注意を向けて聞けなくなってしまう．また椅子を動かす音，エアコンの音，特定の人やものの声や音などが苦手な場合もある．他の子どもやおとなには気にならない音であっても，本人にとっては非常に不快で落ち着かず，学習に集中できなくなる．

② その対応

- 補聴援助システムを利用する[1]．
- 苦手な音がある場合は，イヤーマフを利用してみる．

③ 事例：ザワザワした環境が苦手な自閉症スペクトラム障害児

クラスメイトの椅子を動かす音や本やノートをめくる音が苦手で，集中して教室で学習する

ことができなかった．イヤーマフを利用することで苦手な音を遮断でき，集中して学習できるようになった．またクラス全員の椅子の足にテニスボールを装着し音が出にくくしたところ，さらに落ち着いて学習できるようになった．

3） 感覚欲求（感覚探求）

① 問題行動出現のメカニズム

　人には各々異なる感覚の受け取り方（低登録・感覚探求・感覚過敏・感覚回避）がある（基礎編「検査，感覚プロファイル」285頁参照）．その中でも〈感覚探求〉をしている状態でそれが満たされていない場合に，その感覚を求めるために動き回ってしまい学習に集中できなくなることがある．例えば触覚に対する感覚探求がある場合に，常に何かを手に持っていたり，触ったりしていないと落ち着かないことがある．不足する感覚が固有感覚の場合には，常に手足や体を動かしたりすることになる．前庭感覚の場合には，席を立って歩き出してしまったり，体を前後に揺らしたりしてしまいがちになる．このような行動は落ち着きのなさと誤解されやすい．しかしそれをしている子どもは，平衡を保つために必要な刺激を求めざるを得ないのである．

② その対応

・バランスボールや一本足の椅子などに座って学習させてみる．
・椅子に座って授業を受ける前に，好きな課題を行う（体を動かすことが好きなら走ったり，トランポリンやブランコなどで揺れたり，跳ねたりさせる）．

③ 事例：授業中に体を揺らして，椅子をガタガタと動かしてしまう注意欠陥多動性障害児

　揺れる動きが好きなので，椅子に座って授業を受ける前にブランコに乗せたところ，椅子をガタガタ動かすことが軽減した．長時間にわたる授業のときは，時折プリントを配らせるなどその場に見合った動きをさせることで，着席して授業を受けられるようになった．

4） 自己統制

① 問題行動出現のメカニズム

　課題を効率良く行うためには，時間を管理し，課題の優先順位を決め，ワーキングメモリをはたらかせ，気持ちや行動をコントロールする注意力が必要になる．自己統制は，ものごとを我慢してもやり遂げなければならないときに必要になってくる力である．見通しが持てないと不安になりパニックを起こすというような障害特性を持っている子どももいる．何時まで，何回やるのかというようなこれからのスケジュールや見通しをあらかじめ具体的に確認できると，安心して取り組むことができる．また課題をさせるに当たって，内容・量・時間・回数などを，その子どもの許容量に見合ったものにするような調整も重要である．

② その対応

　課題の手順や量，時間をわかりやすくするために，前もって一日のスケジュールがわかるように，写真や絵でカードを作って表示すると，今行うべきことは何で，終わったら次に何を行うかがわかりやすくなる．

③ 事例：予定がわからないと不安になりパニックを起こす自閉症スペクトラム障害児

　時間割に沿って内容がわかる絵カードを用意し，朝の会などで，その日のスケジュールを時間の流れに沿って配置し，一つひとつ内容を確認しながら掲示した．これから受ける授業を確認することで，落ち着いた学校生活を過ごせるようになった．

■VI-B-b
座位姿勢

① 問題行動出現のメカニズム

　机上学習は通常，椅子座位で行うのであるが，身体障害がないのに，椅子にうまく座れない場合がある．仙骨部分で座って円背になったり，机にもたれかかって肘や手で体を支えたりしながら，傾いて座っていることがある．このよう

な姿勢は，不適切な学習態度と誤解されて，姿勢を良くするようにと指摘されるようなことがよくある．

このような子どもは，体幹の筋緊張が低く姿勢を持続させることが困難である場合がある．姿勢良く座りやすい環境（用具）を整えるとともに，筋緊張を持続させることができるようになるためのはたらきかけをする必要がある．また，子どもの身体に合わせて椅子と机を調整することも重要になる．姿勢が良くなることで覚醒状態も上がり，運筆動作が向上し，学習効率が高まるといった効果も出てくる．

肢体不自由児の場合は，姿勢保持具を利用することで安定した姿勢を保持することができるようになる．机の高さや椅子の高さや大きさが子どもに合っているかということも重要なポイントである．

② その対応
・椅子の座面に滑り止めマットを敷いてみる．

③ 事例：座位姿勢が崩れやすい発達性協調運動障害児

身体に麻痺はないが，椅子に座ると前方にお尻がずれやすく円背になりやすい．椅子の座面にＱチェアマット*1を敷いたところ，前方へのずれが抑えられ，姿勢が良くなって座れる時間も長くなった．

VI-B-c
書くこと

① 問題行動出現のメカニズム

学習には鉛筆を持ち筆記する作業が必要になる．座位姿勢が崩れていることでうまく書けていない場合には，座位姿勢を整える必要がある．書くためには利き手が決まり，鉛筆をうまく握って動かせなければならない．手指機能の発達が未熟な場合には，効率良く鉛筆を動かすこと（運筆）ができず文字の形が整わなかったり，小さな文字を書くことが難しくなったり，また反対に字が枠からはみ出してしまったりすることもある．また筆圧の調整が難しく，低すぎたり高すぎることがある．これは固有感覚のフィードバックがうまくできていなかったり，手内筋の筋力が弱かったりする場合に起こってくる．

特に視空間知覚能力が低い場合には，文字を書くときにどこから書き始めたらよいか，どの方向に書いたらよいかなどがわかりにくくなっている場合もある[2]．

運動障害や読み書き障害（Dyslexia）がある場合には，ワープロソフトを利用するなどの代替手段を取り入れなければいけない場合もある．

② その対応
・鉛筆の握り方の補助に，Ｑホルダー，Ｑグリップ，Ｑリングなどの持ち方補助具を利用する（**表VI-B-1**）．

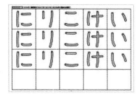
ひらがな編　シート1
難易度1 <い・け・こ・り・に>
なぞり書き＆模写5枚セット

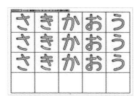
ひらがな編　シート2
難易度2 <う・お・か・き・さ>
なぞり書き＆模写5枚セット

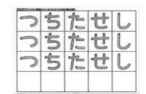
ひらがな編　シート3
難易度2 <し・せ・た・ち・つ>
なぞり書き＆模写5枚セット

図VI-B-1　凹凸書字教材シート（一部）
株式会社オフィスサニー（http://www.office-sunny.shop/）

---

*1　Qチェアマット：椅子の座面に敷くシリコン製のマット

Ⅵ．学業および学校生活への支援

表Ⅵ-B-1　握りの発達とQシリーズの適用

	スプーン	箸	鉛筆	適用
手掌回内握り・手掌回外握り（1～1.5歳）	手掌回内握り	手掌回内握り	手掌回外握り	Qホルダー Qグリップ Qスプーン Qフォーク
手指回内握り（2～3歳）				Qグリップ Qリング Qスプーン Qフォーク
静的三指握り（3.5～4歳）				Qリング
動的三指握り（4.5～6歳）				

Qホルダー
Qスプーン
Qフォーク
Qグリップ
リング

〔鴨下賢一（編著），立石加奈子，中島そのみ（著）：苦手が「できる」にかわる！　発達が気になる子への生活動作の教え方．中央法規出版，p18，図表2　2013より引用改変〕

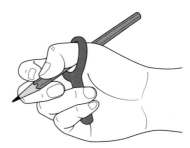

図Ⅵ-B-2　Qシリーズ―Qグリップ
Qシリーズ：不器用さのある子どもたちのために工夫されたシリコン素材の補助具である．鉛筆の持ち方の発達を促したり，定規操作などを容易にできるように工夫されている．

・描線や書字動作には，凹凸書字教材シート（図Ⅵ-B-1）やQデスクシートを利用する．
・視知覚トレーニングを行う．
・ワープロを利用する．
③ **事例：手指回内握りで鉛筆を握って書いているひらがな練習中の発達性協調運動障害児**
　Qグリップ（図Ⅵ-B-2）を利用して，凹凸書字教材シートのひらがな難易度編をQデスクシートの上に敷いて利用した．鉛筆の握り方が静的三指握りに近づき，凹凸書字教材シートがずれにくく固定されるので，書きやすい状態でひらがなを段階づけて書く練習ができた．

Ⅵ-B-d 読むこと

① 問題行動出現のメカニズム

　教科書を読んでいるときに，読み飛ばしたりどこを読んでいるかわからなくなることがある．この原因として考えられることは，視力，視野，視機能（視覚）の障害や未発達の他，不注意などが考えられる．視力自体が弱い場合には目を近づけて見ていることが多い．視野が狭い場合には注意を向けることが難しく，ものにぶつかってしまったり，見落としたりすることがある．

　これらについては眼科を受診して必要な検査

図Ⅵ-B-3　リーディングトラッカー
キハラ株式会社（http://www.kihara-lib.co.jp/catalogue-download/）

を受けて適切な医療的対応をすることが必要になる．視機能としては，注視，追視，輻輳，衝動性眼球運動，瞬目反射などが十分に発達している必要がある．頭と目を分離して動かすことができていない場合もある．この場合には，視線を向けるたびに頭も動いてしまう．黒板の板書を見てノートに書き移すといった際に，視線を移動（衝動性眼球運動）させながら滑らかに輻輳させる必要がある．視力や視野に問題がなくても視機能（視覚）の障害や未発達があるとスムーズに読むことが困難になる．通常の教科書は白い紙に黒文字で印刷されているが，白い紙に光が反射することをまぶしく感じている子どももいる．また文字が小さいとつぶれて見え，文字の見分けがつきにくくなっている場合もある．

発達障害を持つ子どもの視機能を専門に診ることのできる眼科医師もいるので，必要に応じて受診するとよい．視力障害や読み書き障害（Dyslexia）により文字を読めない場合や，運動障害により本のページをめくることが困難な場合には，代替機器の利用が勧められる．

② その対応
・読む文字を拡大コピーして大きくしたり，文節と文節の間や行間を広げたりして読みやすくする．
・行を読み飛ばしやすい場合は，読むべき行の下に定規を置いて見せるようにする．
・好みの色の〈リーディングトラッカー〉（図Ⅵ-B-3）を利用することで，読みやすくなる場合もある．

③ 事例：本を読むときに読み飛ばしの多い注意欠陥多動性障害児
眼球の動きを見てみると滑らかな追視が難しい状態が確認された．教科書を拡大コピーして，読むべき行の下に定規を置かせたところ，読み飛ばしが減少した．

Ⅵ-B-e 聞くこと

① 問題行動出現のメカニズム
聴覚の項でも触れたように，話している人の声を選択的に聞くことができない子どもがいる．周囲の音が同時に聞こえてしまうことで，必要な聴覚情報が聞き取れなくなっているのである．また，聴力に問題がなくても記憶の困難さがあると，長い文章になるとはじめに聞いた内容を忘れてしまうこともある．

② その対応
・席を教師の近くにする．
・狭い教室で少人数で学習できる環境を作る．
・FM補聴システムを利用する．

③ 事例：空調の音や屋外の音が気になり，担任教師の声を集中して聞けない自閉症スペクトラム障害児
担任にFM補聴システムの発信機を利用してもらい，児童に受信機を利用させたところ，教員の話す言葉を集中して聞けるようになった．

『学業を円滑にするための用具選び』の「聞くこと」（図Ⅵ-D-e）参照．

Ⅵ-B-f 計算すること

① 問題行動出現のメカニズム
計算できるためには言語知能とともに数概念が育つ必要がある．計算式の計算はできるが文章問題に困難がある場合には，スムーズに読む力，読解力などにもつまずきがあることが多い．計算するときにいつでも指を使う子どもは，空

間能力の未発達が考えられる．頭の中で数がイメージできるようになると，指を使わなくとも計算が可能となる．

② その対応

・足し算や引き算を行う際に，おはじきなどを移動させながら計算させる．
・ノートなどに必要なだけ丸を描いて計算させる．
・桁数が少ない場合は自分の指を利用して計算させる．
・式を立てることができるが計算が難しい場合は，計算機を利用させる．

③ 事例：計算が苦手な限局性学習症児

1桁の足し算をするときに，計算式に見合った数のおはじきを用意して，合算したおはじきを数えさせて答えを導く．

VI-B-g
学習で使用する道具の操作

1) 定規

① 操作のメカニズム

定規は片手を固定に，もう一方の手を鉛筆操作というように，両手の協調を必要とする．両側の協調が不十分で，定規の固定がうまくいかないと，線を描いているうちにずれてしまうことがある．また，定規は薄く平たいので，持ち上げたり操作したりすること自体が困難なこともある．

定規の固定だけでなく紙の固定を考える必要もある．左利きの子どもの場合には，右利き用の定規は使いにくいので，左利き用の定規を選択したほうがいい．定規の目盛りを数えたり読み取ったりすることが難しい場合は，見ること自体の困難が考えられる．透明な本体に細い線の目盛りでは読み取りにくいので，定規本体と目盛りや数字に，色のコントラストをはっきりさせると読み取りやすくなる．

② 対応

・Qスケール15とQデスクシートを利用させる．

③ 事例：線を引くときに，定規がずれてしまう発達性協調運動障害児

Qデスクシートの上に用紙を置いて，その上でQスケール15を利用させる．紙と定規が固定されやすくなることで，線をずれずに引けるようになった．

2) コンパス

① 操作のメカニズム

コンパスの両脚を任意の距離に開き，軸になる針側の脚がずれないように力を加えながら，指先でゆっくりコマを回すと，うまく円が描ける．これはいろいろな動作が複雑に協調し合う動作なので，その運動の協調に障害がある場合には，困難な課題となる．軸となる針がずれないように工夫することがポイントとなる．

② 対応

・QコンパスとQデスクシート利用させる．

③ 事例：コンパスをコマのようにうまく回せず，丸をうまく書けない発達性協調運動障害児

Qデスクシートの上に用紙を敷く．コンパスにQコンパスを付け，Qコンパス部分を両手で持ち替えながら動かすようにさせたら，丸を描くことができた．

3) ハサミ

① 操作のメカニズム

ハサミを使い始めたばかりの子どもは，全部の指の屈伸だけでハサミを開閉させたり，線に沿って切る場合に，紙ではなくハサミのほうを線に沿って動かすことが多い．また，1回切りで切ることができても，連続切りができない子どもも少なくない．ハサミの刃を連続して開閉することが難しく，刃が閉じたままハサミを押すので，紙が破れてしまうことがある．

成熟したハサミ動作は手指の握りと開きの動きだけで行っているわけではない．手指を伸ばした状態で示指から小指のMP関節を屈伸させながら，母指の内・外転と対立運動を連動さ

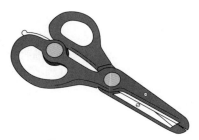

図Ⅵ-B-4　きっちょん

せるのである．ハサミの開閉には，そのような複雑な協調運動が必要とされる．また非利き手側で紙を把持しつつ，それを細かく動かしながら切り進むというように，両側上肢の協調運動も必要になる．したがってその協調に障害がある場合には，ハサミの使用は挑戦を要する課題になる．片麻痺などの運動障害がある場合には，紙の固定が必要になる．

② 対応
・安全ハサミ「きっちょん（図Ⅵ-B-4）」（右利き用のみ）は，ハサミを初めて使うときのハサミであり，刃に直接指が触れても切れないように加工されている．ばねが内蔵されており，それが刃を開く動きを補助している．

③ 事例：ハサミをうまく開閉できない発達性協調運動障害児

開く動作を補助してくれる「きっちょん」を利用することで，紙の連続切りができるようになった．

4) リコーダー（ソプラノ）

① 操作のメカニズム

小学校3年生から音楽の時間でリコーダーを使用するようになる．その演奏には口と両手の

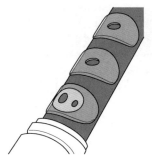

図Ⅵ-B-5　ふえピタ
指で押さえる穴と指との隙間を減らすことができる．

すべての指で支えながら，指を音階に合わせて動かす必要がある．指で穴をしっかりと押さえないと正確な音が出ないので，両手動作に加え，指の分離運動も必要になってくる．さらに指の動きに合わせて吹く息の調整もあり，リコーダーの演奏は高度な協調動作が必要な課題である．

② 対応
・穴をうまく押さえられない場合には，魚の目パッドやふえピタ（図Ⅵ-B-5）を利用するとよい．
・（リコーダーをうまく持っていられない場合）リコーダーに適当な長さのループ状の紐をつけておき，首にかけた状態で使用させるようにする．

③ 事例：リコーダーの穴をうまく押さえられず，適切な音を吹けない発達性協調運動障害児

ふえピタをリコーダーの穴に貼ることで穴が押さえやすくなり，うまく音を出せるようになった．

Ⅵ-C
発達障害児の学校生活への支援

Ⅵ-C-a
給食場面での支援

1) 給食時の困りごと

・好き嫌いが多い
・食べこぼしが多い
・口の周りを汚す
・箸がうまく使えない

① 問題行動出現のメカニズムと対応

・偏食の場合

　まずどんな食べ物が好きで何が苦手かをよく確認する．次に食べること以外のすべての活動においても，例えば細長いものが好き，ベタベタするのりが嫌いなど好きなことと苦手なこととを調べておくとよい．肉の塊のような硬いもの，しいたけのようにクニャッとした感覚，果物の酸味など，苦手の原因が，舌触り，食感，味覚，匂いにあることが少なくない．同じ食材でも形が異なることで食べられない場合もある．

　苦手な食べ物を一律的に無理やり食べさせないほうがよい．健康で元気であれば，給食では，苦手なものを無理強いする利点は何もない．配膳する前に，苦手な食べ物を自己申告させ，それを盆の上から取り除いた形で，自分で決めた量だけ食べさせるようにするとよい．強要して，その場は食べさせることができたとしても，それが習慣的な拒食につながる場合があるので注意が必要である．

・食べこぼしが多く箸などの食具がうまく使えない場合

　まず椅子と机が児童の身体に合っているかどうかをよく見ておく必要がある．正しく座っているかどうか，姿勢もよく調べる必要がある．その上で，手指機能の発達に合った食具を使っているか確認するとよい．鉛筆を動的三指で握り，小さな文字や形が書ける状態であれば箸をうまく操作できるが，静的三指握り以前の握りしかできないようであれば，箸を上手に使用することは困難になる．このような場合は，スプーンやフォークにして，まず食べこぼしがないようにすることが肝心である．しかし，かき込み食べや詰め込み食べにならないようによく気をつける必要がある．このような食べ方をしているとよく噛まないだけでなく，食べこぼしが増え口の周りを汚したりすることにつながる危険がある．

② 事例：箸を交差して使用する知的障害を持つ中学生

　箸を交差させて使っていた（図Ⅵ-C-1）が，何とか食べられていた．しかし口の周りは食べかすで汚れていた．担任教師は箸を交差させないようにとしつけ箸（図Ⅵ-C-2）を使って指導した．箸は交差しなくなったが，今度は箸の開閉がうまくできなくなり，かき込み食べとなり，口の周りを汚すことが多くなってしまった．ここで作業療法士が介入して，しつけ箸の使用をやめ元の箸に戻した．交差して箸を使用しても構わないが，かき込み食べをしないこと，それをこの指導の目標にした．

　鏡と濡れフェイスタオルを用意し，食事中に

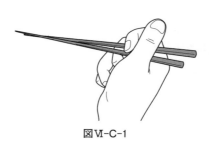

図Ⅵ-C-1

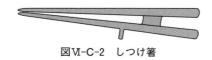

図Ⅵ-C-2　しつけ箸

VI-C　発達障害児の学校生活への支援

時々鏡で口の周りを見させ，汚れている場合は自分で拭かせるようにした．そうすることで，次第に口の周りを汚さずに食べることができるようになっていった．中学生という年齢から，箸の持ち方よりも，食事マナーを身につける年齢だと判断したからである．

通常の箸の使用を目標にする場合には，しつけ箸を使用すると誤った操作を学習してしまうので，使用させないようにすることが大切である．しかし手の動作に運動障害がある場合には，自助具としてしつけ箸の利用は有効な場合がある．

■ VI-C-b
掃除

1)　掃除のときの問題

・ほうきなどの掃除道具をうまく扱えない
・雑巾をうまく絞れない
・ごみ箱に触れることができない

① 問題のメカニズムと対応

〈掃除道具の操作に関して〉

ほうきで掃きながらごみを1カ所に集めるためには，1カ所に向けてごみを移動させるが，その時ほうきの穂先が床に接している必要がある．またその掃き動作は，適切に力加減が調節されている必要がある．強すぎるとごみが飛んでいってしまい，1カ所に集めようとしても，どこに向けて集めてほうきを動かしたらよいかわからなくなってしまう．その場合は，集めるべき場所に目印としてテープを貼っておくとわかりやすい．雑巾がけの場合は，まずは雑巾を濡らした後にそれをしっかりと絞る必要がある．雑巾絞りには両手をそれぞれ逆の方向へひねるという高度な両手の協調運動が求められる．それが難しい場合は一緒に手を添えて手の動きを教えたり，雑巾を絞る道具を利用したりしてもよい．順に床を拭けない場合は，目的の場所に通し番号をつけ目印を貼り，その番号順に拭いていかせるようにするとよい．テープの色を変えると，順番がよりわかりやすくする．

〈ごみ箱に触れられない場合〉

手が汚れたり，普段と違うものが身体についたりすると，とても嫌がる子どもがいる．また何かに触れる感覚自体が苦手な場合もある．無理に持つように強要するとパニックになりかねないので，このような場合は，手袋をはめさせるなど直接ものに触れなくてもよい工夫をするとよい．それでも難しい場合は，別の掃除をさせるとよい．掃除は，クラスメイトと一緒に何らかの役割を共有するいい課題である．

② 事例：汚れることが苦手な自閉症スペクトラム障害児

担任教員はクラスメイト全員に，平等にごみ捨て当番をさせる方針であった．この児童はほうきで掃くことはできるが，ごみを直接触れることができなかった．ごみ箱を持つとごみが手につくのではないかという不安があったからである．この生徒がごみ捨て当番の担当になったときに，担任教員は無理やりごみ箱を持たせようとしたところ，当人は泣いて拒否してそれを持てなかった．作業療法士は生徒の感覚の特異性を説明し，ごみ捨ての代わりにほうきで掃く役割に変更してもらった．そしてこれとは別に，ごみを捨てる練習も並行して行った．空のごみ箱を運ぶことから始め，次第にごみを捨てる活動に移行していった．新聞紙はこの生徒も触れられるので，それを仮のごみとしてごみ箱に入れさせ，仮想のごみ捨て体験を繰り返した．最終的には掃除のときに集めたごみの入ったごみ箱を一人で運び，捨てられるようになった．

〈作業活動の場合〉

特別支援学校では，中学部以降になると就職を目指した学習活動として，作業活動が行われている．就職するためには，この作業活動の意義は教科学習にも増して大きい．作業活動には，牛乳パックの外装をはがしミキサーで細かく砕いて，葉書を作ったり，寄木細工でコースターを作ったりするなど多くの種類がある．単に器用であればよいのではなく，作業の手順を把握してその手順に沿って自分で判断しながら行わ

257

VI. 学業および学校生活への支援

なければならないものもある．材料のままでは
うまくできない作業の場合には，治具を利用す
るとよい．治具とは加工材料を適切な場所に置
けるように導く補助器具である．紙を適切な位
置で折る場合など，紙の上に置くだけで折る位
置が決まってくるような治具を使うと，長さの
概念が希薄でも正確に折ることができるように
なる．作業活動には作業が終了したら報告した
り，困難に遭遇した場合に助けを求めたりする

力も必要になる．

③ **事例：特別支援学校（知的障害）に通う生徒**
　紐を同じ長さにそろえて切らなければならな
い作業活動があった．切る長さを物差しで測る
ことができないので，その長さに切った長方形
の板を用意し，紐の端をその板の端に合わせて
反対側の端で切ることで，決められた長さに紐
を切り，そろえることができるようになった．

VI-D 学習を円滑に行うための用具選び—行為の目的と用具使用による可能性

学習を円滑に行うためには，学習を行う環境や使用する用具の工夫が重要となる．用具の操作に苦慮するあまりに，目的とする学習自体が進まない場面に遭遇することがある．特に不器用さを持ち合わせている者は，そのようなケースになりやすいので，どの時期の学習に，どのような用具の操作が必要とされるかを把握しておく必要がある．

VI-D-a 集中するための環境整備

1) パーテーション

自分の机の上に置くことで空間が仕切られ，余分な視覚刺激や音刺激を和らげることができ，集中しやすくなる．3枚の板で作製できる．折りたたみが可能なので持ち運びに便利である（図VI-D-1）．

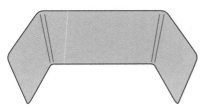

図VI-D-1 パーテーション

2) イヤーマフ

ヘッドフォンのような形をしており，遮音性（約 20〜25 dB 程度遮音する）があり，気になる音や大きな音を低減することで落ち着いて活動ができるようになる．地下鉄（80 dB 程度の騒音下）に乗っているときに，イヤーマフ H510A（遮音値 21 dB）を着用したとする．このとき，騒音は 80 dB − 21 dB = 59 dB となり，イヤーマフを着用している人にとっては静かな自動車内くらいに感じられる（表VI-D-1，図VI-D-2）．

表VI-D-1　さまざまな場面での音の大きさ

場面	音の大きさ
飛行機のエンジン近く	120 dB
電車の通るときのガード下	100 dB
大声による独唱，騒々しい工場内	90 dB
地下鉄の車内	80 dB
電話のベル，騒々しい事務所	70 dB
静かな自動車，普通の会話	60 dB
静かな事務所	50 dB
深夜の町，図書館	40 dB

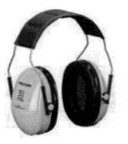

図VI-D-2　イヤーマフ
（PELTOR社）

3) ノイズキャンセル機能つきヘッドフォン

当初は長時間騒音にさらされる飛行機のパイロットを保護するために生み出された技術である．それが一般向けに活用されるようになった．ノイズキャンセリングの原理は，マイクで拾った騒音とは逆の位相の音波成分を発生させて互いを消し合い，その場面で必要のない音，すな

わちノイズを低減させる．ノイズキャンセリングヘッドフォンにはアナログとデジタルによる処理の仕組みがある．

　効果的であるが，周りが奇異に感じたり，それを気にして集団場面では使用したくないものもいるので，周囲への理解が必要となる．また，人の声に対してはキャンセル機能がはたらかないために，特定の人の声を苦手とする場合には，その効果を発揮することはできない．
　BOSE，SONY社製に代表的なものがある[3]．

4）感覚欲求の充足

　個々に合わせた感覚欲求の充足の方法を提供することが重要となる．

① 触覚
　マジックテープを机の裏に貼って触れられるようにしたり，ゴムボールなどを握ること，鉛筆を噛む子どもにはQキャップなどを使用することで触覚欲が充たされ，集中して学習に取り組める場合がある．

② 固有感覚
　常に足や身体を動かしている子どもに対して，エアクッションを足元に置き，踏みつけることで自ら固有感覚を刺激させ，集中することができる場合がある．

③ 前庭感覚
　席を立ってしまったり，身体を常に動かしている子どもに対して，学習前に身体を動かす活動を行ったり，提出物を集める役目など学習時間中に目的的に移動できる機会を提供したりすることが有効である．また，バルーンや一本足の椅子に座って学習を行う方法も役に立つ．

5）タイムエイド

　時間の量を視覚的にあらわすことができる．時計が読めなくてもこれから行う活動をどれだけの間行えばよいのかわかり，安心できる環境が提供できる．場面の切り替えにも有効な場合がある（図Ⅵ-D-3）．

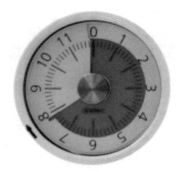

図Ⅵ-D-3　12分計ダイヤルタイマー
株式会社ドリテック（https://www.dretec.co.jp/product/timer-t-319/）

Ⅵ-D-b 座ること

　座位姿勢が崩れることで，覚醒状態が低下し上肢機能活動が円滑にいかなくなり，そのことで注意を受けたりする可能性が出てくる．学習を遂行するうえで，非常に重要な着目点である．

1）Qチェアマット

　椅子の座面に敷いて使用するシリコン製マットである．一般的に学校で使用されている木材性の椅子の座面は，滑りやすく長時間の座位には殿部の痛みが生じる場合がある．前方に滑ることで骨盤が後傾し，円背となりやすくなる．
　Qチェアマットを使用することで，骨盤が前方に滑りにくくなることと，体圧が分散されることにより座位姿勢が崩れにくくなり，学習に必要な上肢機能を発揮できる場合がある（図Ⅵ-D-4）．

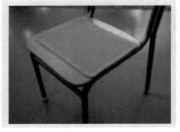

図Ⅵ-D-4　Qチェアマット
株式会社ゴムQ（http://www.gomuq.com/chair/index.html）

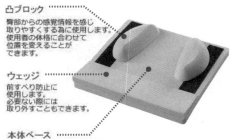

図Ⅵ-D-5　ハートリーフクッション
パシフィックサプライ株式会社（http://www.p-supply.co.jp/products/index.php）

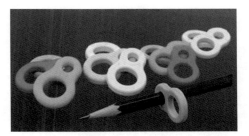

図Ⅵ-D-6　Ｑリング
株式会社ゴムＱ（http://www.gomuq.com/ring/index.html）

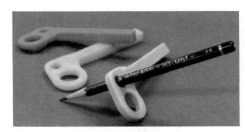

図Ⅵ-D-7　Ｑグリップ
株式会社ゴムＱ（http://www.gomuq.com/grip/index.html）

2）Ｔクッション

ウレタンスポンジを骨盤の形に合わせてくり抜かれた座面クッションである．ホールド感に優れ，殿部を広く支持されることを好む者に有効なクッションである．Ｑチェアマット同様に骨盤の位置を保持することで，姿勢保持を容易とし，上肢機能に良い影響を与えることができる．

3）ハートリーフクッション（図Ⅵ-D-5）

硬質のウレタン製のクッションだが，従来のクッションとは異なり，両側の坐骨部分に適切に支持が加わることで，脊柱の抗重力伸展活動を促すマットである．覚醒状態を高める効果もあり，百ます計算[*2]の結果向上などの効果が認められている．

Ⅵ-D-c　書くこと

1）Ｑリング（図Ⅵ-D-6）

従来の鉛筆などの持ち方補助具は，持つ部分の形状や素材が工夫されているものがほとんどであるが，持ち方の発達への配慮がされていないためにうまく持てていない場合が多かった．このＱリングは，ファーストウェブ部分の3点固定を補助することで鉛筆などの持ち方を補助するとともに，手指機能の発達も促す機能を持ち合わせていることにその特徴がある．

2）Ｑグリップ（図Ⅵ-D-7）

Ｑリングによるファーストウェブ部分での固定のみでは不十分な場合に有効な補助具である．ファーストウェブでの固定に加えて，環指と小指での固定も促すことができることで，より固定性を促すことができ，より手指機能が未熟な者に有効な場合がある．

3）Ｑデスクシート（図Ⅵ-D-8）

鉛筆などへの工夫以外に，ノートや紙の固定を補助することで書くことを補助するものである．麻痺や不器用さにより両手動作が不十分な

[*2] 100マス計算：縦横10×10のマスの左と上に，0〜9の数をランダムに並べ交差するところに指定された計算を行い答えを記入していく計算トレーニング方法である．

Ⅵ. 学業および学校生活への支援

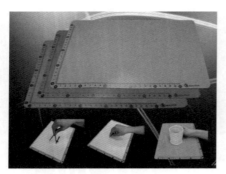

図Ⅵ-D-8　Qデスクシート
株式会社ゴムQ（http://www.gomuq.com/desk/index.html）

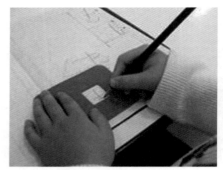

図Ⅵ-D-9　Qフレーム
株式会社ゴムQ（http://www.gomuq.com/flame/index.html）
フレームの中におさまるように文字を書く.

場合に，ものの固定がうまくできない場合がある．その場合，操作手により固定と操作を行う必要が出てくるので，より操作の難易度が高まってくる．Qデスクマットは，シリコン素材の滑りにくさを生かして，その固定を補うことで書くことを補助する．また，シリコン素材の柔軟性により，フィードバック効果もあり，運筆動作の向上も期待できる．さらに書くことだけでなく，消しゴムで消す動作の補助に対しても有効である．

4）　紙やすり

180番程度の紙やすりの上に紙を敷いて書くことにより，書いている感覚のフィードバックがされやすくなる．Qデスクシートとは異なり，細かな振動によるフィードバック効果により，書字動作を補助する効果を期待できる．

5）　下敷きへの工夫

プラスチック製の下敷きに先のとがった金属などで細かな傷をつけることで，紙やすり同様の効果を期待できる．傷を多くすると多くのフィードバックが得られることができる．

6）　凹凸書字教材シート

線や文字の周りを特殊な印刷（バーコ印刷）により盛り上げ，なぞり書きを行う際に鉛筆の先が盛り上がりに引っかかることで，はみ出しそうになったり，はみ出たときに気づきやすく

なる．気づきやすくなることで自己修正がしやすくなり，次第になぞり書きが向上する効果がある．また，マスを盛り上げることでマスからはみ出ないで書く練習のシートもある．使用している平仮名のフォントにはハネ払いがなく，協調運動に困難さがある子どもたちが読みやすい文字を書くための工夫がされている[4]．

7）　Qフレーム（図Ⅵ-D-9）

ノートのマス的にうまく字を書けない場合に有効な道具である．シリコン製の枠を使用することで，書く場所が明確になりやすくなり，適切な大きさで書くことができるようになる．消しゴムで消す動作の補助にも有効である．

8）　デジタルカメラ

書く動作自体への代替行為である．書くことに時間がかかったり，書くこと自体がうまくできない場合には，デジタルカメラで撮影し，必要に応じて再生し，確認させるようにする．書くことより，必要な情報を保持することのほうがより大きな目的であり，カメラを使用する目的について周囲の理解を得ておく必要がある．

9）　カメラ付き携帯電話

デジタルカメラ同様に携帯電話のカメラ機能を使用することで，書くことの代替とする．

10) 斜面台

上肢や体幹に麻痺があり屈曲傾向が強く，前のめりの姿勢になりやすい場合にテーブル面を手前に傾斜することで，姿勢の補助および上肢の操作性の向上を補助することが可能となる．カットアウトテーブルの形状が望ましく，肘の部分まで乗せることがポイントとなる．

11) キーボード入力

ワープロソフトを利用してキーボード入力を行う．

Ⅵ-D-d 読むこと

1) 定規

本を読む際に，読み飛ばしたり，どこを読んでいるかわからなくなったりする場合に，読むべき行を明確にするために定規を使用させ，横書きの場合は行の下，縦書きの場合は横に定規を置くことで，読むべき行をわかりやすくすることが可能となる．

2) 枠

定規ではうまくいかない場合に，読むべき行だけが見えるような隙間をくり抜いた枠を利用することで読むことが容易になる（図Ⅵ-D-10）．

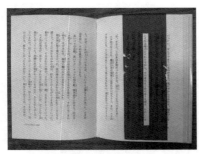

図Ⅵ-D-10 枠
厚紙に一行分の隙間の穴を開けたもの．

3) 拡大コピー

文字を大きくすることで読みやすくなる場合や，読む量が減ることで安心できる者もいる．また，フォントや背景の色と文字のコントラストを調整することで読みやすくなることがある．電子拡大読書器という拡大表示をする読書支援ツールもある（図Ⅵ-D-11）．

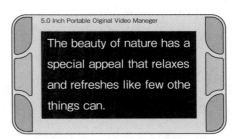

図Ⅵ-D-11 電子拡大読書器

4) 色セロファン

子どもによって好みが異なるが，色セロファンや専用の用具（魔法の定規）を使うことで背景の白い紙のまぶしさが減り，読みやすくなる場合もある．読むときに使用するレンズに色のついた専用の眼鏡を眼科で作製することもできる．

5) DAISY (Digital Accessible Information System)

日本では「アクセシブルな情報システム」と訳されており，視覚障害者や通常の印刷物を読むことが困難な人のためのデジタル録音図書の国際標準規格である．DAISY化された図書や教科書を，タブレットやパソコンで読み上げることができる[5]．

Ⅵ-D-e 聞くこと

聞くことに集中しやすく，聴きやすい席を用意するといった環境に配慮することが大切であ

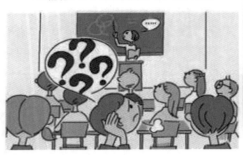
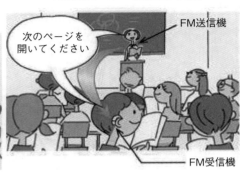

図Ⅵ-D-12　補聴器システム
(http://www.jasso.go.jp/tokubetsu_shien/guide/choukaku_gakushu_jugyo.html#hojo)

るが，それでもうまくいかない場合にはさまざまな工夫が必要となる．

1) FM補聴システム，赤外線補聴器システム

話し手の声を集中して聞くことが困難な場合や聴力に障害のある場合に有効である．

話し手がマイクを使用し，受け手側が受信機を使用することで聞くことを補助する．話し手の方を向いていなくても聞くことが可能である（図Ⅵ-D-12）．

2) ICレコーダー

聞くこと自体には障害がなくとも，その記憶の保持に障害がある場合には，ICレコーダーなどが有効となる．携帯電話のメモ機能も同様に有効であり，必要に応じて再生することで必要な情報を得ることが可能となる．

Ⅵ-D-f　計算すること

計算機

計算がうまくできない場合は，電卓などの計算機を活用する方法がある．学年が低くなるほど，その使用については検討する必要性が高くなることが予想されるが，使用する目的を明確にすることが重要である．

Ⅵ-D-g　定規操作

小学2年生になると定規の使用が算数の課題に出てくる．そのときに不器用さを持つ子どもたちは必ずといってよいほど，その操作に苦労する．一般の定規での操作練習を行うことも重要だが，用具自体を工夫することで操作が容易となり，学習に集中できるようになる．滑りどめ効果や持ち手の工夫，目盛りの工夫，素材の透過性など使用する者に合ったものを選択することが必要となる．

操作方法の指導も重要で，書く線の長さの中央部分を抑えることや，横線を書く場合は定規の目盛りが上になるように，縦線を書く場合は，右利きの場合は目盛りが右になるように置くといった操作を教える必要がある．縦線がうまく書けない場合は，紙を回転させて常に横線で書くようにする方法もある．

1) Qスケール15

シリコンでカバーされた本体に，持ち手がついている定規である．その持ち手は定規の操作にだけでなく抑える部分にもなっており，自然に定規中央を抑えるように配慮してある．定規の目盛り部分は黒地に白文字となっており，コ

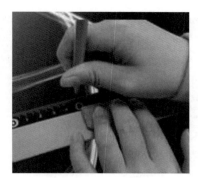

図Ⅵ-D-13　Qスケール15
株式会社ゴムQ(http://www.gomuq.com/qscale/index.html)

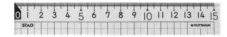

図Ⅵ-D-14　算数定規
クツワ株式会社(http://www.kutsuwa.co.jp/products/view/939)
0から始まっている.

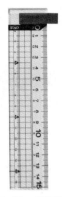

図Ⅵ-D-15　ゼロピタ定規
クツワ株式会社(http://www.kutsuwa.co.jp/products/view/19)

ントラストを高めることで視認性を高めている（図Ⅵ-D-13）.

2） 目盛りが工夫された定規

目盛りが定規の端から始まっているものや，0 mmから線を書きやすくするように工夫されているものもある（図Ⅵ-D-14，Ⅵ-D-15）.

3） 左利き用定規

左利きの場合には右手で定規を抑え，左手で右から左方向へ線を引いたほうが書きやすい．左利き用定規を用意することも有益な対応となる[6]．

4） 三角定規や分度器など

裏に滑りどめを貼り付けたり，持ち手を貼り付けるなどの工夫により使いやすくなる場合がある.

5） Qデスクシートの併用

操作しやすい定規を用意しても，紙自体の固定性が低いとその効果を発揮しにくくなる．Qデスクシート（図Ⅵ-D-8）のような滑りどめシートを併用することが有効になる場合が多い．

Ⅵ-D-h コンパス動作

コマを回すような手指の動きで描くが，手指の巧緻性が未発達の場合には，その動作がうまくできないことがある．通常のコンパスを利用する場合に，まずは針が固定されやすいようにしっかりと刺さる素材の上で行うことが重要である．また，操作の方法は通常つまむ軸の部分ではなく，コンパスの足の部分が固定されている平面部分をつまみ，円を描く途中で針の付いた足部分を支えながら持ち替えるように操作していくことで円を描きやすくなる．さらに，回転方向にコンパスを傾けるとより良い．

① Qデスクシートの利用

シリコン製のシートなので，針が刺さりやすく固定されやすい．結果うまく描けるようになる．シートに目盛りが印刷されているので，0 mm部分に針を刺し，鉛筆側をその目盛りに沿って開くことで，指定の幅に開くことが可能となる．耐震マットを針を刺す部分に置いて代

VI. 学業および学校生活への支援

用する方法もある．

　通常のコンパスの持ち手部分にQコンパスを取り付けることでつまみやすく，持ち替えやすくなる．

　使用するコンパスの開閉部分の軸のねじが緩んでいないかを確認する必要がある．緩んでいると，描いているうちに開いてしまうことがある．

VI-D-i　ハサミ動作

　ハサミ動作は，複雑な両手動作活動である．両手動作の協調性が不十分であったり，片手でしか操作できないものにとっては，非常に困難な活動となる．ハサミ動作を行う場合に，ハサミを線に合わせて動かしていくのではなく，紙を持った手で紙を操作することが重要になってくる．道具の工夫に合わせて，その操作方法を教えていく必要もある．また，ハサミで切る活動自体が楽しめるようにすることで，切る機会を増やせるような工夫が必要である．

1）バネつきハサミ

　ハサミを開くことがうまくいかない場合に，その操作を補助するスプリングが付いたものである．使用することで切るところだけに集中できるようになる．使い始めの時期の子どもには安全性に配慮され，切った紙を挟んで固定できるような工夫がされたハサミもある（図VI-B-4）．

2）左利き用ハサミ

　左利きのものには左利き用のハサミを使用する必要がある．ハサミの歯の合わさりが右利きとは逆になっている．左利きのものが右利き用のハサミを使うと，切るべき部分が確認できないし，紙を切るせん断力が有効にはたらかなくなる[7]．

3）Qカット

　片麻痺や上肢切断の者は紙を固定することが困難となる．その場合はQカットのような製品を使用することで，その紙の固定を補助することが可能となり，ハサミ動作が行えるようになる（図VI-D-16）．

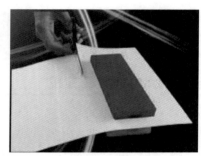

図VI-D-16　Qカット
株式会社ゴムQ（http://www.gomuq.com/cut/index.html）

VI-D-j　おわりに

　さまざまな用具の紹介を行ったが，使用環境や適切な使用方法の指導が重要であることを繰り返しお伝えする．作業療法士が得意とする環境や活動の分析を行うことで，個々に合わせた支援内容が提供できるように工夫していく必要がある[8]．また，活動の目的を明確にして，関わる人たちに用具使用の理解が進むようはたらきかけることも合わせて重要な支援内容になってくる．

Ⅵ-E 支援の実際

遊びや学習への支援を事例を通じて考えていく．

Ⅵ-E-a
事例1：Aさん，21 モノソミーによる重症心身障害児，女児，中学生

37週，1,392gで出生，口蓋裂，小顎症，両側先天性股関節脱臼あり．

1) 支援計画

重度心身障害児に対して，因果関係の理解の獲得を目指してはたらきかける．因果関係の獲得後には，家庭や学校生活の中でIT活用したさまざまな活動を通じて運動や認知発達を促していく．

活動を通じて対人コミュニケーション力も高めていく．

2) 作業療法の実際

NICU入院中から作業療法を開始した．入院は1年間に及び，四肢体幹の変形拘縮の改善や自発運動を促すアプローチとともに座位保持装置を作製し，机上のオルガンキーを押すことで音が鳴るといった遊びを通じて因果関係の理解を進めた．次第に玩具を見ると笑顔がみられるようになっていった．

4歳頃になると因果関係の理解が深まり，スイッチで動くように工夫した電動玩具を操作し，楽しめるようになっていった．将来的には，この上肢の動きを使って子ども用の電動の乗りものを自分で制御していけたらと考えていた．電動玩具で遊ぶときに二つ提示し，目で見たほうを選択したとして遊ぶようにしていくことで，自己選択，自己決定していく経験を重ねていった．就学時には担任と面談し自己選択，自己決定の重要さを伝え，学校生活の中に取り入れていってもらったところ，2年生頃には写真カードで選択が可能となった．

そして，当初考えていた電動自動車をAさんが乗れるように改造した（図Ⅵ-E-1）．おもちゃ屋で子どもが乗れる電動自動車を購入し，Aさんが座位を保持できるように椅子を付け，ボタンを1回押すと一定時間走るようにするためにラッチアンドタイマー[9]を利用した．操作をすぐに理解し，運動会でこの自動車の運転を披露することができた．普段，自力で移動することができない子どもたちにとって，自分で動くことは非常に強い前庭感覚が入力されるので，操作を理解しやすく，楽しめ，意欲も高まりやすい．

Aさんの自動車を見た学校側はそのすばらしさから翌年には5台購入し，多くの子どもたちが動く機会を提供されるきっかけにもなった．Aさんのご家族はとても活動的であり，ディズニーランドへの旅行やキャンプなど多くの経験をAさんにさせていた．また親の会を作ることで仲間が集まり，さらに多くの催し事に参加する経験を増やしていった．学校や外出先で自己紹介をするために携帯用会話補助装置「トークアシスト」[10]を使い，好みの音楽や絵本を登録し，生活をより豊かにできる工夫なども行った．

高学年になった頃，Aさんはパソコンに興味を持ち始めた．さっそくパソコンを手に入れ，外部のスイッチで操作できるようにマウスを改造し，一つのスイッチで楽しめるゲームを探し

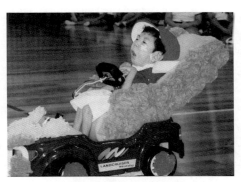

図Ⅵ-E-1 電動自動車で運動会参加

提供したところ，操作が可能となり楽しめるようになっていった．学校生活でも取り入れ，活動を選択する機会にもなった．このことで，Aさんのコミュニケーション能力は高まり，校外学習でコンビニに出かけたときに買いたいものを上肢の動きで表現して意思を伝えられるまでになっていった．

胸郭の変形も強く毎年冬になると肺炎で入院するが，入院生活中も症状が落ち着いたらパソコンや玩具を操作できる環境を提供し，活動が中断しないように留意した．

Aさんは毎日を精一杯生き生きと暮らしている．早期から関わるすべての人や環境へ作業療法的配慮が，現在の生活に結びついていると考えられる．

Ⅵ-E-b
事例2：Bさん，脳性まひ，四肢まひ，アテトーゼ型，女児，小学校高学年

1) 支援計画

脳性まひアテトーゼ型の不随意運動による学習の困難さをIT機器の活用により対応し，将来に役立つ学習の機会を保障する．実施の際は，作業療法だけでなく教育機関とも連携しながら進めていく．

2) 支援の実際

Bさんとは小学校2年生のときからの関わりである．主訴は，普通小学校の肢体不自由児学級に通っているが，まったく学習を受けられていないことをどうにかしてほしいということであった．

Bさんは，発語はないが理解はよく，文字盤で意思伝達が可能であった．不随意運動により，物を操作する経験が少なく注意が転導しやすい傾向があった．さっそく学校に訪問し授業を見学した．この学校には他に，情緒と知的障害の支援学級があったが，3クラス合同での授業がほとんどであった．Bさんの在籍する肢体不自由クラスには2名の生徒に担任教師1名がいたが，担任は動きの多い生徒への支援に手をとられる状況であった．本児は動くことのできる学童の活動場面に一緒にいるだけといった有様であった．

担任と面談したところ，担任は昨年まで肢体不自由の特別支援学校ではたらいており，今の授業形態が良いとは思っていないとのことであった．しかし，学校の方針により合同で行っており，個々に合った教科学習が行えていないことに不満を持っていた．その後校長と面談し，現在の問題点と改善要望を伝えたところ，翌週から肢体不自由児クラス独自の授業ができるようになった．次に学習していく手段としてパソコンの利用を提案し，Bさん用にパソコンと周辺機器を手に入れ設定をした．将来的に意思伝達にも使えるように，タッチパネルで操作可能なタッチアンドスピーク[11]と外付けのキーガード付きのキーボードを用意した．マウス操作はWindowsのユーザー補助[12]のマウス機能を使い，フィルター機能も利用した（図Ⅵ-E-2）．

パソコンの設定後，教科学習の内容に合わせてワープロソフトでレベルに合わせた問題の作成方法を担任に伝えたところ，その後は教科ごとに工夫した問題を作成してくれた．毎日の宿題や夏休みなどの宿題も用意された（図Ⅵ-E-3）．問題作成のヒントが必要なときには作業療法士とメールでやりとりして支援した．キーボード入力がスムーズになってきたところで，

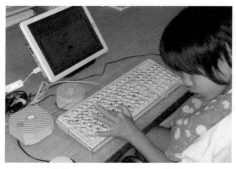

図Ⅵ-E-2　パソコンで学習

図Ⅵ-E-3　国語の宿題

より効率を上げるためによく使う「Back space」「矢印」「Enter」などのキーを「できマウス」[13]を利用して外部スイッチに割り当てた．外部スイッチの設定の仕方や作り方を母親に伝えたところ，自ら電子部品を購入し作成するまでになった．また担任からキー入力間違いを減らすために，押したキーの文字を読み上げられないかと相談があり，全国の支援仲間のML（メーリングリスト）[14]で相談したところ，あるエンジニアからフリーソフトの「AutoHotkey」[15]を紹介してもらった．さっそく導入したところ，キー入力間違いが激減した．

4年生になった頃には学習環境が整ったおかげで，学年相当の漢字や計算を学習するまでになった．現在，高学年になり担任が変わったが環境は変わらず，教科学習の問題は2年分の問題のひな型を利用して母親が作成し，対応できている．大学進学を目指して支援を継続している．

Ⅵ-E-c 事例3：Cさん，脳性まひ，重症心身障害者，女性，成人

1）支援計画

重度心身障害のある人の大学受験を実現するために，担当作業療法士と連携しながらIT活用支援を行う．センター試験事務局に合理的配慮の受験対応を教員とはたらきかける．

2）支援の実際

Cさんは，座位保持機能つきの車いすを利用され，四肢の自発運動はほとんどなく，視力も低下していた．一方で，聴覚的な理解はよく，うなずきで意思を表出できていた．介入当時は高校生であり，普通高校の夜間部に通っており専任の担任がいた．日常生活ではヘルパーを利用され，活発に活動しているとのことであった．担当作業療法士によると，1〜10の数字を自分で選択できるようにしたいということであった．パソコンを利用し，画面上に数字を表示して自動走査（スキャン）させ，それと同時にその数字を読み上げることを思いつき，オペレートナビ[16]を利用することにした．スイッチ操作による選択には，うなずきの動きを利用し，顎で操作することにした．

担任はセンター試験の事務局に，受験条件の交渉を行い，①個室を用意する，②受験時間を1.5倍にする，③担任が付き添い問題を読み上げる，④回答にはパソコンを利用する，⑤身辺介護にヘルパーの付き添いを要望した．また教科ごとの選択肢を確認してもらった．その選択肢に基づいて，オペレートナビで専用のキーボードを作成し，パソコン上で利用できるように設定を行っていった．実際の試験状況を設定し，姿勢保持，スイッチのフィッティング，問題の読み上げ方などを関わるすべての人で検討し確認を行った（図Ⅵ-E-4）．Cさんの視覚機能の高まりは驚異的であった．以前は焦点が定まらず眼振が多かったが，眼振が減りパソコン

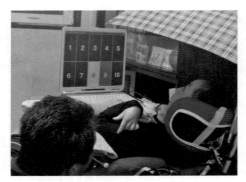

図Ⅵ-E-4　パソコンで回答

の画面を注視することができるようになりつつあった．数カ月間の練習での変化に環境の大切さをあらためて知らされた．さらに見やすい環境を提供するために，天井の照明が見えないように傘をさす工夫をしたが，しばらくしてそれも不要になった．そして長時間にわたるセンター試験を無事終えることができた．2次試験の面接はCさんの希望でパソコンを使わずに自分の発声やうなずきで対応した．結果は「桜散る」であったが，本人より受験の取り組み体験が非常によかったと伝えられた．

その後Cさんは，聴講生として大学にヘルパーと通った．単位を取るために教官にかけ合い専用の問題を作ってもらい，センター試験同様の回答方法にて試験を受けることができた．そして翌年また，センター試験を受験したいとの連絡を受けた．パソコンを設定し直し，自宅に訪問し日常的に関わるヘルパーらと学習支援の方法を検討し確認し合った．結果は不合格であったが，Cさんとともに多職種で協力しながら，同じ目標に向けてはたらきかけられたことにCさんも満足してくれたようであった．Cさんは現在，講演活動を通じて自身の存在意義を社会に投げかける活動をされている．

Ⅵ-E-d　おわりに

3事例を紹介してきたが，支援のポイントは①自己選択，自己決定の機会を作ること，②個々に合わせた遊びや学習の環境を整えること，③子どもに関わるすべての場所と人の理解とその役割を明確にしていくことである．

　子どもが自己の能力を最大限発揮でき，自己表現していけることが重要である．そして結果だけでなく，その過程をじっくり経験できることが発達には重要なのである．

　作業療法士は，子どもたちの能力を最大限に引き出すために必要な作業を選択し，その作業をうまく行えるための支援方法を考え提供していかなくてはならない．これらの支援ができるのは，「作業療法士」しかいないと確信している．

文献

1) 独立行政法人日本学生支援機構：補聴援助システム．http://www.jasso.go.jp/gakusei/tokubetsu_shien/guide_kyouzai/guide/choukaku_bamen/gakushu_jugyo.html#supportsystem
2) 鴨下賢一：発達が気になる子への読み書き指導ことはじめ．中央法規出版，p 252，2016
3) http://www.bose.co.jp/jp_jp?url=/consumer_audio/headphones/quiet_comfort/quiet_comfort15/qc15.jsp
http://www.sony.jp/headphone/products/MDR-NC600D/
4) http://www.office-sunny.shop/
5) http://www.dinf.ne.jp/doc/daisy/about/
6) http://www.kutsuwa.co.jp/products/view/20
7) http://www.kutsuwa.co.jp/products/view/681
8) Mary Reilly（著），山田　孝（訳）：遊びと探索学習．協同医書出版，pp 264-273，1982
9) ラッチアンドタイマー（http://www.p-supply.co.jp/comaid/stimer/index.html）
10) トークアシスト（http://talkassist.meidensoftware.co.jp/ta/index.html）
11) タッチアンドスピーク（http://www.accessint.ne.jp/communi.html）
12) ユーザー補助（http://www.microsoft.com/japan/enable/products/guidebook.mspx）
13) できマウス（http://dekimouse.org/）
14) こころWEB（http://www.kokoroweb.org/）
15) AutoHotkey（http://www.autohotkey.com/）
16) オペレートナビ（http://opnv.space.mepage.jp/）

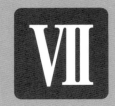

問題行動の理解とその対処

Ⅶ-A　問題行動の理解とその対処

VII-A
問題行動の理解とその対処

VII-A-a
問題行動への対処の重要性

衣服を独りで着ることができなければ着させてあげればよい。食事が独りで食べられなければ食べさせてあげればよい。生活技能の未獲得は，最悪の場合でも介助してあげればその場はしのげる。しかし，問題行動の場合はそのようにはいかない。こちらが何かを介助してあげれば，ことが収まるという問題ではない。そこで起こっていること（相手の行為）が止まる必要があるからである。

問題行動は，周りの人に迷惑がかかる。迷惑がかかるからこそ，その行動が問題行動と呼ばれるのである。しかし当の本人は，それが他人に迷惑をかける行為とは自覚しておらず，自分からそれを止めることはまず考えにくい。多くの場合は，「自分の気持ちに素直に従ってやっているだけなのに，どうして周りのおとなから止められるのか」と，納得がいかないと思っているのかもしれない。変える必要をいささかも感じていない人の行動を変えようとすることほど，難しいことはない。したがって，問題行動はどうしてもその場で対応しなければならない待ったなしの問題ではあるが，周りのおとながそれに対する何らかのはたらきかけを普段からしていかない限り，自然になくなることはまず考えにくい。問題行動が親の手に負えないようになると，親は周りに気兼ねして，子どもを外に連れ出すことを控えるようになる。

親のニーズが最も高いことに対して，何らかの手助けができるからこそ，療育のプロのプロとしての存在理由がある。そういう意味では，作業療法士も，この問題行動に対応できて初め

て療育のプロといえる。逆に言えば，そこにチャレンジしなければ，プロを自負できないのではないだろうか。

問題行動がこだわりに結びつくと，その誤学習の修正は一筋縄にはいかない。通常，問題行動の修正・改善は，それが形成されるのに費やされた年数の倍以上がかかるといわれている。有意な行動形成の指導に要するエネルギーの2倍も3倍もの労力が必要ともいわれている。最も緊急性の高い問題であるにもかかわらず，行動修正には非常な困難が伴い，保護者にとってはまことに頭の痛い問題である。

2007年，小規模通所授産施設に通う知的障害者（47歳）が，当時3歳の男児を歩道橋から投げ落とし，頭蓋骨骨折などの重傷を負わせるという事件があった。男児側は視力と成長障害の後遺症が残ったそうである。家族は，「施設職員らが監督を怠った」として，施設側に損害賠償（約5,200万円）の賠償を求める裁判を起こす。かの地の地裁は，翌年これに対して，本人に懲役5年6カ月（求刑懲役12年）の判決を言い渡した。ここで言いたいのは，裁判結果の妥当性についてではない。このような事件が実際に起こり，これに類する事件が他にも起こっているという事実の存在についてである。これらは今後も起こりうることとして，きちんと認識しておかなければならないことなのである。こういうことがあると，当事者のみならず社会全体が一挙に防衛的に身構えるようになる。動き始めた障害児への理解も大幅に後退しかねない。個々の人生にとってのみならず，社会全体への影響を考えるとき，このような事態は最も避けなければいけない出来事といわなければならない。

昨今では，問題行動という用語が使われず，このような行動は強度行動障害などと呼ばれることが多い。本書であえて「問題行動」という用語を使っている理由は，そのような行動が持つ問題性をはっきりと自覚しておくべきと考えるからである。子どもの持つ問題行動は，①かれらの将来の生活をさらに困難にしていく，②

形成されてしまった問題行動は修正がすこぶる困難である．③問題行動は自他の生命に関わる事故に至る可能性がある．それらのことを考えると，それへの対処は避けては通れないはずである．特にそれがまだ問題行動といわれるほど固定化していない萌芽の段階から，その対応を考えなければいけない問題であることを思うと，問題行動への対処は，発達障害児への支援の中で，喫緊の課題であると同時に早期から取り組まなければならないことと思われる．

■ Ⅶ-A-b
「強度行動障害」研究の概要とその成果

「強度行動障害」とはその出現頻度，自他の生命・健康への加害度，周囲に及ぶ迷惑度などが極めて高く，その処遇が著しく困難である場合に，その症状および行動の総体をそのように呼ぶ．1990年代頃からこの用語が使用されるようになっている．1980年代は発達障害児への福祉的施策が入所型福祉サービスから在宅型サービスに転換した時期である．この子どもたちが養護学校を卒業し，地域の通所施設に通い始めるようになった1990年代に，通所施設や保護者などからその処遇の難しさが訴えられるようになり，緊急に改善されるべき問題として認識されるようになった[1)2)]．

行政は，これに応えるべく1980年代後半から約20年間，強度行動障害に特化した研究活動を行ってきた（1990～2011年）．厚生労働省の補助金による「強度行動障害」研究がそれである．**表Ⅶ-A-1**はその研究経過の概要である．この研究は福祉，医療における研究者，臨床家，障害者当事者団体「全国手をつなぐ育成会連合会」「日本自閉症協会」「アスペ・エルデの会」なども参加した文字通り，官民一体となった研究であったといえる．

「強度行動障害」研究は研究代表者と共同研究者からなる何組かの班構成によって推進され，特定の研究テーマを定めて基本的には3年

を単位としてまとめられている．1990～2011年までの21年間に全部で5班による研究が行われている．強度行動障害の概念，定義，本態の理解，疫学調査，原因，機序，ケース検討，治療法などが，この研究で検討されている．この研究の結果は，2つの強度行動障害の①評価尺度（強度行動障害判定基準表，行動援護事業）の作成，②在宅児への施策（行動援護事業，重度障害者等包括支援事業），③人材育成のための強度行動障害に関する体系的な研修（2013年）などに結びついている．

また都道府県地域生活支援事業の一つ，強度行動障害に対する研修事業の開始（2013年）もこの強度行動障害研究と連携しながら生まれたものである[3)]．以下にその研究で吟味された原因，機序および治療法の概要について触れる．

■ Ⅶ-A-c
原因，機序

強度行動障害を引き起こす因子として，「強度行動障害研究」の中では，以下のような事柄が考えられている．

① 引き金としての心的緊張

直接的な原因としては，不快，嫌悪感情など極度に緊張した心的状態があり，それが強度行動障害を引き起こす．

② 耐性閾値の低下

多くの人にとって何でもないようなこと，それらに対して耐性が低く，すぐ不快，嫌悪と感じ，怒りを爆発させる．不快，嫌悪を感じる理由として，認知発達の歪みの他に，感覚刺激への過敏，鈍感など特異な感覚処理過程不全が想定されるケースもある．

③ 対人関係の未熟さ

子どもは愛着を感じるおとなのはたらきかけの中で，不安，恐怖などネガティブな感情を昇華し，平穏を回復できる．発達初期からおとなとの間に信頼関係を持ちにくく，被慰留体験も経験していない子どもでは自己防御的に，嫌悪感情を怒りに連動させる．

273

VII. 問題行動の理解とその対処

表VII-A-1　厚生労働省科学研究班による「強度行動障害」研究の陣容とその推移

期間	研究責任者（所属）	研究目的，結果
1990～1992	石井哲夫（日本社会事業大学）	・強度行動障害を持つ知的障害者の実態調査 ・強度行動障害の概念，定義の検討 ・行動障害の測定尺度の作成 ・施設職員の処遇困難時のストレス度の数量化
1993～1995	石井哲夫（日本社会事業大学/白梅学園短期大学）	・強度行動障害特別処遇事業（同年開始）を受託した3施設の実践報告〔おしまコロニー，第二おしま学園（北海道），袖ヶ浦ひかりの学園（東京），旭川荘・いずみ寮（岡山）〕
1996～1997	石井哲夫（白梅学園短期大学）	・施設での支援の向上を目指した職員の自己チェックリストの作成 ・強度行動障害判定表，評定尺度の作成
1998～2000	江草安彦（川崎医療福祉大学）	・課題：強度行動障害の発症機序の解明と支援法の作成 ・家族，施設職員からの聞き取り調査⇒強度行動障害ガイドラインの作成 ・自閉症協会会員へのアンケート：子育てに成功した事例集の作成（須田） ・強度行動障害の発生機序の仮説（石井） ・入所施設における強度行動障害への取り組み ・強度行動障害を多発させる自閉症児・者本人からの聞き取り調査 ・高機能自閉症児・者の社会的適応行動の評価と援助法の開発の研究（山崎） ⇒自閉症判定基準α3.0版（2001）（太田）
1998～2006	飯田雅子（鉄道弘済会弘済学園）	・児童期の強度行動障害への療育援助要件の検討（三島） ・成人期の強度行動障害への療育援助の検討（大場） ・強度行動障害を巡る学校教育との連携の問題（飯田） ・強度行動障害のある人の地域生活への移行支援の検討（中島）
2008	奥山真紀子（国立成育医療研究センターこころの診療部）	・課題：発達障害者の新しい診断・治療法の開発に関する研究 ・発達障害の診断基準の信頼性・妥当性の検討（泉） ・自閉症の超早期診断法，未診断成人症例の簡便診断法の検討（神尾） ・広範性発達障害に対する早期治療法の開発（杉山） ・強度行動障害の再検討（杉山） ・発達障害に対する多角的診断法の開発（加我） ・LD，ADHDへの治療法の開発（山下，田中，小枝） ・教育現場での発達障害の評価・指導法の検討（井上）
2009～2011	井上雅彦（鳥取大学）	・強度行動障害の施策の経緯（大塚） ・厚生労働省研究班での研究経緯（井上） ・強度行動障害の海外の評価表・尺度に関する調査（安達） ・強度行動障害を示す入所者の成育歴と問題行動頻度との関係の検討（井上） ・知的障害者施設長期入所者と強度行動障害との関連性の検討（市川）

④ 反射的行動の固定化

　不安によって引き起こされる強いこだわりが，不安感情と防衛的行動をパターン化させ，強迫的に繰り返しつつ行動が固定化されていく．

⑤ フラッシュバック現象

　育ちの過程での持続的な否定的感情への被曝体験が，新規の不快刺激による過去の不快痕跡を呼び起こしやすくする（フラッシュバック現象）．

⑥ セルフコントロールの不足

　不安が，自己防衛的に攻撃的行動を引き起こす．日常生活の中でしばしば感情を爆発させるので，周りの人は，自然にそれを引き起こすような対象を取り除いたり，新しい経験をさせたりするはたらきかけを減少させていく．そのため自己コントロールの力が育っていない．

VII-A-d
治療法・支援法

　強度行動障害が疾患の本態に直接由来する症状というより，成育の過程において環境との相互交渉により形成される部分との混合であると

するならば，外からのはたらきかけによる状態像の改善が期待できる可能性がある．

2013年から始まったサービス管理責任者等指導者養成研修で使われるテキスト『強度行動障害者への支援について』の中に，この強度行動障害研究で検討された対処法に関するキーコンセプトを読み取ることができる，それらは①物理的・人的環境調整，②環境の中の時空の構造化，③予防的支援（人間関係の改善）などであり，以下にそれらを説明する．

① 物理的・人的環境調整

強い口調で叱責することは，通常逆効果であることを多くの実践家が指摘している[4]．音，人の泣き声，疲れ，気温，特定の映像，物品，職員からのはたらきかけ，声かけ，声の調子など強度行動障害を誘発するいろいろな事象が報告されている．しかし行動障害を誘発するからといって，通常の生活においてすべての誘発因を撤去できるわけではない．手に負えないほどの抵抗が予想される場合は，窮余の一策として誘発因を一時的に撤去することはありえても，基本的には通常の社会での共存を目指すならば，それらに慣れていく必要がある．混乱状態にある場合，一時的に集団から離れて処遇する必要性が必ず存在するので，そのような部屋と人材を確保する必要がある．

② 環境の中の時空の構造化

環境を安全と感じ，生活環境をわかりやすくさせるために，環境を調整する必要もある．一般に体育館や旅館の大広間のようなだだっ広い空間は自閉症児が苦手とする環境である．部屋に椅子，座布団など，鳥カゴの中の枝に相当するもの，居場所，いわゆる取りつく島を作る必要がある．聴覚や視覚刺激に過敏であったりするので，カーテン・ブラインドで採光や空調による室温もコントロールできる環境が理想的である．睡眠サイクル，疲れ，空腹などの生理的レベルの不快を調整しておくことも有用である．

やるべきことの内容が把握されていると，不安がなくなるので，行為の到達点，終着点，期待されていることをあらかじめ示しておくとよい．ことばの理解に限界があるので，カードを使って視覚的に時系列の説明をすることも助けになる．

スケジュールが通常の日常と異なる場合は，事前にそれを伝えることで混乱を最小限に留めることができるかもしれない．課題の目的を明白にしてわかりやすくすることも大切である．何をしていいかわからない状況，目的が見えにくい課題は混乱を引き起こしやすい．自分でできるレパートリーが広がると，変更への柔軟性も高まるので，普段からできることを増やす努力も大切である．

③ 予防的支援（人間関係の改善）

自・他を害する行為，ものの破壊は抑制するのが原則だが[5]，固定化した強度行動障害では，抑制がさらに異常行動の促進刺激になりかねないとの報告もある．抑制の場合にも，対象者の力に合わせて療育者が抑制の力を調整したり，場面を変えたり，移動運動などに誘導したりと，個々の場面ではさまざまな対応が考えられる．しかしそれらは個々の試行錯誤を通してしか見つけ出せないもので，感情爆発への対処は常に弾力的に考えておいたほうがよい．しかし「何も抑制しないで放置する」「するがままにさせる」など，無原則な行動の受容も問題の解決には至らないことは銘記すべきである．それをすると事態が一挙に全面打開というようなテクニックは存在しないとしても，様子を見ながらの対象者との押したり引いたりのやりとり[6]が，利用者の他者不信を修正する可能性は大いにある．養育者への信頼の形成こそが抑制を受け入れることの鍵になる[7]．

強度行動障害者の成育歴に触れて，ネグレクト，拘束など不適切な対応の他，放任，基本的生活技能の未学習，多様な社会的刺激の欠如が，強度行動障害の固定化に拍車をかけたとの報告が少なくない[8]．したがって幼児期，児童期においては，「こだわり」を強度行動障害に移行させないための工夫が最重要項目となる．

Ⅶ-A-e
問題行動へ対処する基本姿勢

　以上のような「強度行動障害研究」にみられた基本原則を念頭に置きながら，問題行動へ対処する基本姿勢について考える．

　問題行動と呼ばれるものの中に，傷つきやすい自我の防衛という要素があることを忘れてはならない（図Ⅶ-A-1）．それを理解したうえで，問題行動と呼ばれるような感情表出の仕方が，社会で許されないことをきちんと教える必要がある．

　本章では，問題ごとにその原因を探り，有効とされている対処法について述べる．しかし子どもの反応の中には，不安なときに人をつねるなど原因と行動が直接結びつかなかったり，緊張すると笑ったりするなど矛盾と思えるような行動が観察される場合も少なくない．同じ原因に対しても行動上では多彩な現れ方があり，表出された行動と原因のつながりが常に一定であるわけではない．

　通常〈しなくてもいいことをする〉のは，好きでやっているというより〈しなければいけないことができない〉ため，行っている場合が多い（図Ⅶ-A-2）．したがって適切な動作が獲得されるに従って，〈しなくてもいいことをする〉暇がなくなり，問題行動が減少することも考えられる．このように問題行動への対処は，それが出現する原因や機序に直接アプローチする方法と，適応的な行動を増やしていくことによって間接的に問題行動を減少させようとする方法の二つから考えていくとよい．

Ⅶ-A-f
問題行動への対処と障害者虐待防止法の波紋

　虐待防止法が，社会的弱者といわれる児童（2000年），配偶者（2001年），高齢者（2001年）に対して順次成立し，最後（2012年10月）に障害者虐待防止法が施行された．もちろん，今までも弱い立場にいる人々への虐待は，刑法など既存の法律でも十分裁くことができた．しかしあえてこれらの法律を作らざるを得なかった理由は，家族のプライバシーや施設などの閉鎖性が厚い壁となって，虐待への踏み込んだ監督・

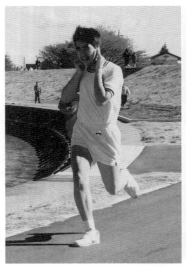 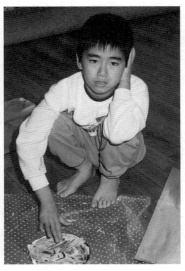

図Ⅶ-A-1　耳ふさぎ
はじめは過剰な音刺激を遮断するために耳を押さえていたのかもしれない．しかしこれを繰り返すうちにこの仕草が習慣化し，何か気に入らないことがあると，すぐにこれを使うようになる．

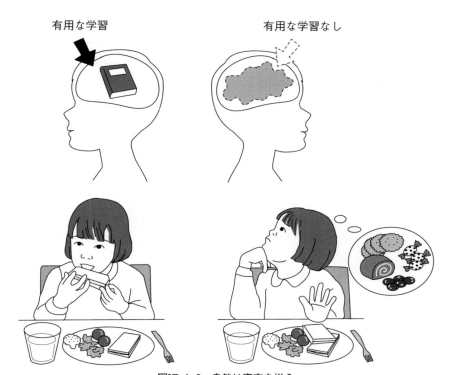

図Ⅶ-A-2　自然は真空を嫌う
頭の中に，有用なことを学習していないと，空のまま保持されず，悪いものが徐々に浸透してくる．

指導が困難であった事情があったものと思われる．自己の権利を十分に主張することが難しい人々に対して，弱者ゆえに特別の配慮が必要と判断されたのである．実際，児童，配偶者，高齢者に対して，家族や配偶者による虐待の事実が存在したし，障害者に対しても，施設職員による虐待の事実もあった[*1]．

障害者虐待防止法の内容には，無論，異論などはありえない．しかしこの法律の適応の対象が，主に養護者，障害者福祉施設従事者に向けられていることに複雑な思いを持たれる福祉関係者は少なくないと思われる．昭和20年，30年代，まだ知的障害者への理解が薄い時代に，慈愛と情熱に満ちた先達が，自ら動いて整備した法的，社会的システムであり，骨身を削って築き上げてきた障害児福祉である．昭和20年代に田村一二[*2]はすでに，「児童福祉法もでき，補助金も出るようになり，公立の施設も増えたが，さてその筋金は，減ったか軟化したかはわからない．しかし人間は法律で守られ金で助けられるようになると，それはそれでよいことなのだが，反面筋金は緩むらしくどうにもままな

[*1] 水戸「アカス」事件（1995年）：茨城県水戸市の段ボール会社「アカス」で発覚した知的障害がある従業員に対する暴行，強姦事件．サングループ事件（1997年）：滋賀県五個荘町の肩パッド製造会社「サン・グループ」で発覚した知的障害がある従業員に対する暴行，監禁，長時間労働，年金横領事件（障害者1名死亡）．白川育成園事件（1997年）：福島県西郷村の知的障害者施設「白川育成園」で発覚した園生への暴行，薬物過剰投与事件．カリタスの家事件（2005年）：福岡県頴田町の知的障害者更生施設「カリタスの家」で発覚した施設関係者5人による虐待46件の傷害，暴行事件．白根事件（2012年）：横浜市の障害者支援施設「白根学園」で発覚した重度知的障害がある女性入所者への職員のわいせつ行為．
[*2] 戦後いち早く糸賀一雄とともに知的障害児施設「近江学園」を設立した，日本の知的障害児教育・福祉の草分け的存在の一人．

らぬ」と嘆いている[9]．それから半世紀も経た
ない間に，その福祉推進の核であった障害者福
祉施設従事者に障害者虐待防止法が向けられて
いると知ったら，天国の田村の嘆きはいかばか
りのものかと思う．

障害者虐待防止法の趣旨は，障害者福祉施設
従事者への監視ではなく，障害者の福祉の推進
であることは，その条文をつぶさに読めば明ら
かである．虐待であるかどうかは，常識に照ら
し合わせて十分な合理性を持つか否かが判断の
基準になっている．しかし学校教育では，体罰
訴訟の事例にあるように，何が虐待であるか，
定義を巡る議論になると，その十分な合理性が
ないがしろにされる危険性もある．肥大した権
利意識を持つものには，過剰な条文解釈があり
うる[*3]ことを常に頭に置いておく必要がある．
市町村障害者虐待防止センターなどにも，発達
障害児に関する正しい情報が共有されていない
ために，間違った虐待通報が後を絶たないとい
う現場の声をよく耳にする[*4]．

この法律の成立を受けて，社会福祉協議会は，
障害者虐待防止の手引におけるチェックリスト
のＡ：体制整備，Ｂ：虐待防止に関する取り組み
の推進・改善シート，Ｃ：職員セルフチェックリ
ストを発表している．しかし「どのような対応
をすべきか」のところで「第4．（利用者が）問
いかけに応じない場合，継続的に利用者本人の
新たな自己決定に寄り添い，粘り強く説得する
こと，第5．相互に信頼関係を構築して，利用者
本人への説得と納得というプロセスを持続する
こと」[*5]との表現は，問題行動への対処が後退

するのではないかという危惧を抱かせる響きが
ある．粘り強く本人が納得するよう説得せよと
いうが，「決して説得に応じない」から問題行動
なのである．どの方法論をとるかは，一定の倫
理的な制約はあるものの，基本的には有効性に
依拠して決定しなければならない事項である．
「自閉症児にあくまで説得しなさい」とするよ
うな無効とわかっている方法論を持ち出すこと
は，このことに関して無知か，あるいは重要な
生活上の不利益をもたらすであろうことへの無
関心かと思われても仕方がない．

問題行動に対処することこそ，その人格と正
面から向き合って，その人格を最大限に尊重し
て彼らを対等な人間として扱うことである．そ
のような真正面からのつき合いが信頼関係を構
築するのである．口当たりのいい説得，本人の
納得，自己決定，寄り添いなどということばに
酔っていてはいけない．問題行動に対処するこ
とは，非常なエネルギーを使ううえに，法律は
「行ったこと」に対して懲罰するが，「当然やる
べきことを怠ったこと」に対して罰しないので，
いきおい人は事なかれ主義になりやすい．

障害者虐待防止法は，実際，管理者，職員，
保護者それぞれにさまざまな波紋を呼んでい
る．この法律は決して障害児の問題行動への指
導を後退させるものではない．しかしこの法律
が結果的に管理者，職員，保護者の三者にある
種の怯えを生んでいることも事実である．管理
者は虐待として通報されるのではないかとの危
惧から，一歩踏み込んだ指導に二の足を踏むか
もしれない．施設職員は，自己の指導に対する

---

*3　天草の体罰訴訟事件（2009年）：熊本県天草市の小学校で，児童の胸元をつかんだ教師の行為の是非が争われた訴
　　訟で，最高裁判決は教育的配慮があれば，教師が児童生徒に一定の「力」を行使してもやむを得ない場合がある
　　との判断を示した．判決は，体罰批判を過度に恐れ，遠慮がちに子どもと接している教師に，毅然とした対応を
　　躊躇する必要はないことを示したといえる．しかし一審の地裁，二審の高裁は有罪であった事実を忘れてはいけ
　　ない．
*4　あそこの家からよく子どもの泣き声がする．雨の日にも子どもがベランダで遊んでいたなど，障害児のいる家族
　　は，近隣から子どもを虐待していると誤解されていることが少なくない．
*5　「利用者本人を対等な人間として扱い，傲慢になることなく，粘り強く説得を続け，利用者本人の納得を得て，利
　　用者本人の新たな自己決定形成に寄り添っていく支援のあり方だろうと思います．そのように利用者の人格と正
　　面から向き合って，利用者の人格を最大限に尊重していけば，日常的な権利侵害はなくなっていくのではないで
　　しょうか」との記述になっている．

自信を失い，問題行動を持つ子どもの親はいつ施設に退所を迫られるか怯えを感じてしまうかもしれない．

問題行動への取り組みをする場合，無用な誤解を避けるために，作業療法士は以下のようなことに心を配る必要がある．問題行動への取り組みの内容を支援会議など組織の中で決め，職員間で共有するようにすること，個別支援計画にその内容を記載し，家族（可能であれば本人も）への十分な説明とできれば同意を得ること，指導は常に保護者あるいは他の職員が見えるところで行うようにすることなどである．

Ⅶ-A-g
常同・自傷行為への対処

身体の一部やその全体を，無目的に始終動かしていることを常同行為という．それが自己に有害になるぐらいに高じてくると，自傷行為と呼ばれるようになる．こういう常同・自傷行為は，①のべつ幕なしに出現している場合もあれば，②手持ち無沙汰のときだけ出現する場合もある．場合によっては，③不安や怒りの表出と結びついて出現することもある．いずれの場合も目的と原因が不可分になっており，そこにたとえ身体的苦痛が存在することになっても，通常強迫性がそれを上回っているため，子どもは自分で常同行為を止めることはできない．

①の場合には，感覚刺激の過不足をその原因とする考え方がある[10)11)]．感覚処理過程に問題があると，脳は感覚刺激の不足や過多を感じるようになり，それを補充したり遮断したりするための機制が自動的にはたらき始める．感覚刺激の不足を感じる場合は，刺激を自ら産出しようとする．感覚刺激を過剰と感じる場合も，外部刺激を遮断するために何らかの追加的な運動を開始する．つまりこの考えによると，常同行為とはこれらの代償行動として生じ，感覚刺激の過剰と不足という，まったく相反する二つの理由から生ずることになる．

②の場合も①とほぼ同様のメカニズムで説明

されるが，この場合には常同行為は退屈（皮質レベルの抑制）という実体を反映しているため，異常性は①ほど高くはない．③の場合は，はたらきかけの不適切さに対する心因反応ともいえるもので，これには感覚処理過程の問題のほかに，学習の問題も関与する可能性が出てくる．学習理論は，自傷行為を，人に向けられた怒りが抑制されたりした結果，代償的にその矛先が自分自身に向けられたものと理解している[12)～14)]．常同行為に対して「それを止めるとかえって激しくなるため，そのままにしておこう」という態度が周りに生まれると，自傷行為も一定の効果を生むことになり，そのことが常同行動をさらに強化し習慣化するという悪循環を生むことになる．

これらの常同行為に対して，身体を動かしたり，姿勢や場面を変えたりすることで，常同行為が止まる場合もあれば[15)16)]，さらに組織的に感覚刺激を追加しなければならない場合もある[17)18)]．側頭部，頬，あご，手などの部位に自己刺激行動が集中しやすいが，それはそこに手が届きやすいからである．自傷行為は，まずそれを止めることが優先されなければならない．目突き，目たたきなどは長期にわたると失明に至る危険性も出てくる．このような場合は，肘の可動域を制限する装具なども併せて使用する必要が出てくる[19)～24)]（**図Ⅶ-A-3**）．頭の壁や床への打ちつけも慢性化すると硬膜下血腫の原因となるため，これもヘッドギアを装着させる必要がある．

感覚刺激を使ったアプローチとしては，常同行為が自己刺激行動ならば興奮的感覚刺激を与え，反対にそれがマスキング（遮断）行為と解釈されるならば，抑制的刺激を与えるとよい[25)]．与えるべき感覚刺激の種類は，ロッキング（身体揺すり）であれば前庭刺激を，顔たたきであれば触覚刺激を，手振り動作であれば固有受容感覚というように，その常同行為で得られる刺激と同種類の刺激を与えられるとよいといわれている[26)]．③の場合は，感覚刺激のコントロールを与える他，自傷行為が出現するたびにそれ

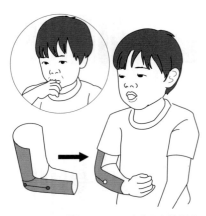

図Ⅶ-A-3　指しゃぶり，手咬みを抑制するブレース
肘の動きは抑制しないが，肘の屈曲の最終レンジに制限が加えてあるため，手を口に持っていけなくなっている．

を抑制し（止め），それが社会的に受け入れられないことをその都度，きっちり教える必要がある．

常同・自傷行為では視覚や聴覚よりも，触覚，前庭覚，固有受容感覚が使われていることのほうが圧倒的に多い．したがって日常場面で視覚や聴覚をもっと弁別的に使えるようになり，それらが手を誘導するようになると，常同行為も減少してくる可能性がある．

Ⅶ-A-h
泣くことへの対処

怒って泣き，痛いと言って泣き，また淋しいと言っては，子どもは泣く．泣くことは子どもが生まれながらに持つ危機の警告システムであり，そのように機能するように備わっているからこそ，おとなも子どもの泣き声を無視できない[*6]．また泣くことは外からのはたらきかけへの拒否でもある．子どもが泣いている間は何を言っても伝わらないし，何をしても受け入れてはくれない．子どもに泣かれると，何事も進まなくなるため，親も作業療法士も子どもの泣きについつい過剰に敏感になりがちになる．

子どもがどんなに泣いていてもかまわないとは言わないが，どんな関わり方をしようとも子どもが泣くことがあることを，まず承知しておく必要がある．そのうえでどのような種類の泣きか，よく見極めるとよい．悲しみの感情からくる泣きは，しくしく泣きであり，こういう泣きは，問題というわけではなく慰めることを求めているサインとみてよい．

ここで問題にしたいのは，いわゆる怒りからくる泣きである．愛着関係はできていても，分離不安が十分克服されていない子どもに，〈道具泣き〉がしばしばみられる．この場合，子どもの怒りの原因は，そこでなされる内容よりも母親から引き離されたことにあるため，何をしても泣き止むことがない．慰めや説得がかえって子どもの泣きをますます助長してしまうことさえある．誰でも，自分（おとな）を見て子どもが泣き出すようなことがあると，狼狽してしまう．狼狽すると過剰に弱気になる傾向が生まれる．作業療法士は，自分の存在あるいははたらきかけが，子どもが泣き出すきっかけではあっても，それが，子どもが泣いている原因ではないことをよく理解しておく必要がある．子どもにとって「泣いて勝つ」ようなことがあれば，それが周りに一定の効果を持つため，泣きは不快刺激の回避手段としてますます強化されることになる．そういう悪循環の中で治療者は，子どもに泣かれて緊張し，子どもへのはたらきかけも次第にぎこちなくなっていく．

子どもに泣かれたら，まず子どもの視界から遠ざかり（隠れ），子どもの安全基地になっている母親を通して，はたらきかけるとよい．ただ黙って泣き止むのを待つより，何か活動させることのほうが，泣き止むまでの時間の短縮になる．泣き止むのを待って，課題の提供を，徐々に，段階的に行うとよい．ここで子どもに語りかけたり抱いたりしようとすると，元の木阿弥

[*6] 注意力は，睡眠中は最低になるが，弱くても子どもの泣き声は母親を眠りから目覚めさせる効果を持つ．

になり，また泣かれてしまうことがよくある．治療者は自らが，子どもが泣くきっかけであったので，自分自身で勝負しようとはせず，感情の回復はあくまで「もの」を通して行ったほうが得策である．ちょうど黒子のように自分が目立たないように振る舞うとよい．子どもがものを治療者から受け取ったり，手渡しできるようになったら，子どもが相手を受け入れた証拠である．

　子どもに泣かれると，どうしても子どもを泣かさないことが目的化しがちになるが，大切なことは子どもを泣かさないことではなく，子どもが怖いと感じたことが実はそうではないということを，子どもにしっかり伝えることなのである．

■ VII-A-i
破壊行動・他害行為に対する対処

　人に危害を及ぼす行動は一も二もなく抑制されるが，ものを壊すことに関しては，治療者の中にも，自発性のあらわれとして肯定的に受け取る考え方がないわけではない．しかし人を傷つけることと同様に，ものを壊す行為も社会の通念にそぐわないため，こういう癖を持つ子どもの行動範囲はどうしても狭められていくことになる．

　ものにはそれぞれ最も適した使い方があり，それを外すとものは意外に壊れやすいものである．耐久性とは一定の使い方の範囲内でいえることであって，それを越えた使い方に対して品質が保障されるものではない．したがって壁や床も一見頑丈そうには見えるが，身体ごとぶつかったり，絶え間なく跳びはねたりするならば，子どもでも壊すことができる．かなり乱暴に使われることを想定して作られたおもちゃであっても，その使い方には一定の範囲があって，それを越えると当然壊れてしまう．1歳近くになると，子どもはかじったり，投げつけたりとありとあらゆる操作を試み，またその試行錯誤を

楽しんでいる（第3次循環反応）．この発達段階の子どもがよくものを壊してしまうことが多いのは，ものの固有の使い方がよく理解されていないのに，腕力だけがついてくるから結果的にそういうことになってしまうのである．少し筋力がついてくると，探索としての試行錯誤が，そのままものの破壊になってしまうのである．

　他害行為の多くは〈こだわり行動〉の機序からも説明できるが，人を人として自覚すること，他人の感情を想像することの欠如・低下に起因するものとも考えられる．ニコニコ近づいてきたと思ったらいきなり咬みついたり，人を突き飛ばしたりして喜んでいる子どもがいる．突き飛ばされた子どもが泣いたり，周りのおとなが騒いだりすると，そのことが正の報酬となって，さらに他害行為が強化されることもある．

　破壊行為や他害行為は，ものの理解，人の理解の不十分さを反映するものだが，ものと人との理解が進むと自然にそれらがなくなるものとも断言できない．はじめ何かのきっかけで起こっていたことが何度も繰り返されることによって，ある地点で不可逆になってしまうことも考えられるからである．高齢者や弱い子どもだけを狙うという他害行為には，学習的な要素が感じられる．破壊行為・他害行為は止められることによって，子どもの中に自己抑制が生まれるため，それが起こりそうになったときには，身体を制してそれを確実に止めるようにする必要がある．動機ではなく結果として他人を害することが問題であるため，子どもにことの善悪を説くよりも，それが許されない行為であることを，身体抑制を通して確実に伝えられなければならない．

　身に着けている衣服は，常に手の届く範囲にあるため，ストレスを感じたときの破壊の対象になることが多い．衣服は一瞬にして破ることができないため，破ろうとしている気配が感じられたら，破り始める前にきちんと抑制したほうがよい．監視が行き届かないような場合は，厚めの生地のもので，手で簡単に破れないような衣服を着せる必要がある．

Ⅶ-A-j
多動性に対する対処

ものからものへと渡り歩いて，一時も一つの遊びに留まれない子どもがいる．学校や保育園などでは，こういうことがきっかけになってクラス全体が落ち着かなくなってしまうこともある．

多動とは，①運動エネルギーが過剰な状態であるが（hyperkinesis），通常，②落ち着きがなかったり（restlessness），③他へ気がそれてしまったりする（distractability）ことと一緒に出現することが多い．臨床的にはその原因を峻別することは難しく，またそうすることの意味も乏しい．ここでは心理的原因と脳機能に起因するものとを特定せずに，その取り組み方だけを紹介する．

多動に対する対処も，環境刺激を抑制することと自己抑制能力を身につけさせることの二つの方法が考えられる．感覚刺激に対する過剰反応ならば，音や刺激，部屋の明るさを少し抑え，ものを整理して環境の視覚刺激を少し抑制するとよい．多動児の教育の理論的な基盤を作ったクリュクシャンクなどは，3方向を壁で囲んだ衝立を使って刺激の入力を制限したが，このように少し空間を狭めることも有効と思われる[27]．

強い感覚刺激を与えることで，覚醒や活動性の水準が整えられる子どもたちもいる．メチルフェニデートなどの向精神薬，中枢刺激薬（stimulant）が多動を抑制するように，かえって強い感覚刺激によって落ち着く子どももいる．また多動と触覚防衛や前庭，視覚系刺激処理低下との関係もよく指摘されている[28][29]．触覚防衛が認められるならば，耐えられるレベルから弱い触刺激を与え，それを徐々に強くしていくとよい．運動が過剰な場合では，抑制のタイミングが悪かったり抑制の仕方が中途半端であったりすると，抑制が新たな刺激になって，多動を助長してしまう危険性も出てくる．例えば走り始めた子どもを後から追いかけるような

ことは，刺激をさらに追加しているようなものであるため，子どもが走り始める前に抑制する必要がある．身体抑制も子どもの手足をつかむのではなく，全身を包み込むようにして動きを止めてやるとよい．

普段から作業療法士の誘導で手・足，首などをゆっくり動かす練習をしていると，多動の自己抑制の助けになる[30][31]．多動と寡動が周期的に出現するような場合では，てんかん，脳波異常なども疑われるが，そうなると上記のアプローチとともに薬物療法が必要になってくる．

概して乳児期では健常児でも大脳皮質からの抑制があまり効いておらず，身体の大きさに比べると幼児の活動量は大きなものである．障害のあるなしにかかわらず，乳・幼児はもともと多動といってもよい．そして身の周りの環境の理解に目や耳がよく使われるようになると，徐々に行動が落ち着いてくる．実際，学習障害児や自閉症児においても，3，4歳くらいが多動のピークといわれ，その後徐々に落ち着きをみせるようになっていく．日常生活においては，ものをよく見，人の言うことを意識させるようなはたらきかけをするとよい．

Ⅶ-A-k
衝動性，注意散漫に対する対処

注意散漫も多動を伴う場合とそうでない場合があるが，衝動性が著しいと，なかなか一つのもので遊べなくなる．一心不乱に遊んでいるようにみえても，誰かが通り過ぎたり声をかけたりすると，そのことがきっかけとなって遊びが中断されてしまうこともある．何かの刺激が子どもの活動を一時的に中断したとしても，そのまま注意がそれず，再び元の遊びに戻れるようになると，動作も連続し日常生活の中でも機能に結びつくようになる．注意散漫に対しても，多動と同様，薬物療法や感覚訓練が考えられるが，それについてはすでに述べたので，ここでは対象の〈面白さ〉に着目した取り組みを紹介する．

人は面白いことに集中が得られやすいから，子どもが面白いと感じることを用意することによって，注意を喚起することができる．①〈課題がわかりやすいこと〉，②〈視覚的・聴覚的な手がかりが多いこと〉，③〈課題自体が目的的であること〉，④〈子どもができる部分，好きな部分が必ず存在すること〉が，課題を面白くさせる要因であり，課題を準備するときのポイントである．

Sちゃんは，ことばも話し，身辺処理も自立しているが，一瞬たりとも静かに座っていることができない．Sちゃんは植物の名前にこだわっており，自宅の庭に植えてある植物の名前が全部言えるとのことである．しかし何か気に入らないことがあると植物の名前が止めどなく口について出てきて，このことが一つの課題に集中することをさらに困難にしてしまっている．Sちゃんがおもちゃを渡り歩いている間に，一つひとつおもちゃを片づけていくと，そのことに気分を損ね，さっそく植物の名前が機関銃のように飛び出してきた．「ミヤコワスレ」とSちゃんが言うと，窮余の一策で筆者はすかさずそれをホワイトボードに書き取り，「ハラン」と言えば，またそれを書いてみた．

これを繰り返すうちに，自分で口に出したものが文字になって現れることの面白さに気がついたのか，書き終わるのを待ってから植物の名前を言うようになってきた．一気呵成に30近くも植物の名前を出してくれたのであるが，その頃にはストレス発散としてのことばの羅列ではなく，そこに遊びの気分が濃厚に漂うようになっていた．

全部出し切ったところで，今度は逆にSちゃんが口に出したものを一つずつ消してみることにしたが，これも喜んで応え，そのことがだんだんやりとりになってきたのである．まったくの思いつきであったが「オモト」「ユリ」を模写させてみたところ，驚いたことに金釘流ではあったが，ちゃんと読める字を書いたのである．母親をはじめ，それまで誰もSちゃんが文字を書けるとは思いもしなかったのである．もちろ

んこの間1時間，Sちゃんは一度も席を立つことはなかった．

ことばと文字との同時性（synchronousness）の発見，自分（子ども）が周りを動かす主体であることに気づいたこと，もともと持っているレパートリーを利用したことなどが，この子どもの注意を喚起できた理由として考えられる．もともと〈やる気〉や〈集中力〉は対象から離れて単独で存在するものではない．〈面白さ〉が感じられるから〈やる気〉が出，〈集中〉できるようになるのである．〈面白さ〉は，与えられた課題が理解できること，それが実行できることから生まれるものであって，〈わからないこと〉〈できないこと〉からは〈面白さ〉は生まれにくい．面白くないから集中も途切れ，やる気も失せてしまうのである．そういうわけで衝動性，注意散漫に対する対処としては，〈やる気〉や〈集中力〉というところに焦点を当てるより，子どもが何を理解し，何ができるかに着目すると手がかりが得られやすくなる．それが何であれ（一見遊びとは見えないようなものであっても），子どもに理解できていることがあれば，まずそこを出発点として同レベルで類似のものへ幅を広げていくとよい．

■ VII-A-1
こだわり行動に対する対処

こだわり行動は同一性の保持ともいい，ものをある一定の状態に保持しようとする執拗な試みといえる．こだわりはものを置く場所，行動の順序やパターンから，食べ物の味，衣服の色やテレビ番組まで日常生活のさまざまな事象にまで及び，周りの人との摩擦を引き起こすきっかけとなっている．こだわる対象が時に変化することはあっても，こだわり自体が消えるわけではない．こだわり行動の原因や出現の機序は明らかではないが，これもよく認知の未熟性と関連づけて考えられることが多い．発達の初期段階では，ものはまるごと記憶され，個々の具体的な属性とセットで理解される傾向がある．

定型発達児の場合では，こういう未熟な認識も現実との摩擦の中で修正されていくが，自閉症児などにおいては初期の未熟な思考形式がいつまでも保存されているのである．ものの本質が個々の知覚体験から離れて捉えられず，ものの形態，置き場所，手順などと固く結びついているのである．こういう子どもでは，その背景となったすべての条件を整えなければ認識が成立せず，そのことがこだわりとなって現れるのである．そういう意味では，対処のポイントはこだわりをなくすというよりは，こだわりが子どもの社会的生活を狭めないようにすることにある．

こだわり行動に対しては，応用行動分析的手法が有効である．環境が頻繁に変化すると，安心を得るためにますます未熟な思考方法にしがみつく傾向が出てくるため，最初は環境やものの手順をわかりやすいような構造から出発するとよい．TEACCH プログラムには日常的な動作の手順を単純・画一化し，視覚的手がかりを多くし，環境をわかりやすくするコツが紹介されている．

■ Ⅶ-A-m
パニックに対する対処

パニックは感情爆発ともいい，こだわり行動，他害行為，自傷行為，破壊行動と結びつくことが多い．その原因が器質的なものと欲求不満など心理的問題である場合があるといわれるが，これも臨床場面ではその両者を峻別することは難しい．パニックが周期的に出現する場合は，脳の機能の乱れが疑われるが，何らかの器質的な問題が存在していて，その上に心理的問題がきっかけになる場合がほとんどのようである．こだわり行動と同様，思考方法とも関係するため，周りの人やものの認識が柔軟性を帯びてくるようになると，当然パニックも少なくなってくる．思春期のように心身のバランスが崩れると再び起こりやすくなる．

ことばがあると，愚痴や不平を言うことでス

トレスが手頃に発散されるが，ことばを持たない子どもはこういう無害なストレス解消の方法を持たない．発達障害児の日常にも，それなりの不快感や苦痛が少なくない．というより我慢できる対象の幅が狭く，その我慢の閾値が非常に低いため，周りの人には何でもないことも恐怖や怒りの対象になっている可能性が大きい．

自閉症の M 君を 3 歳頃電車に乗せたことがあるが，顔面が蒼白になり唇を震わせるほどこれを怖がったことを覚えている．19 歳になったM 君は今でもテレビの特定のコマーシャルを怖がることがある．また自閉症児などでは，過去の不快な経験がなかなか忘れられないというようなことも手伝って，それが自閉症児のパニックの原因を一層わかりにくくしている．

思考が柔軟性を帯びてくると不快と感じる閾値も高まるため，普段からなるべく変化に慣れさせるようにするとよい．パニックの対処とは，パニックを引き起こすような原因を排除することではなく，不快感情がパニックという形で表出されるべきでないことをしっかり子どもに伝えることにある．パニックを起こしている間は，子どもの目的は決して達成されないことを子どもに納得してもらうことである．それゆえパニックに対して，騒ぎが鎮まるのをただ待つのではなく，積極的にはたらきかけていく必要がある．好きなものを与えて，安易にその場を収めるようなことはしないで，それを徹底的に学習の機会に転じるべきである．

高機能群では，パニックを半分意図的に利用する子どももいる．4，5 歳になると，おとなでも一人では抑えることが難しくなってくるため，身体が小さいうちに，外からの関わりによってパニックが抑制されるようになっている必要がある．身体抑制は中途半端に終わると，抵抗し，暴れると結局は許されるという誤学習を促進するため，確実に抑制する必要がある．子どもの行動を抑制してみても，子どもに押しまくられて，好きなようにさせてしまうことになると，子どもはそれ以降，抑制されたときも，「抵抗し続けると，最終的には必ず思い通りにな

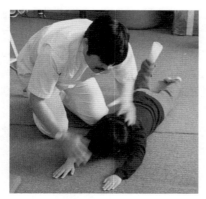

図Ⅶ-A-4　こおり
動かないことを教える．

る」，あるいは「思い通りにならないのは，僕の抵抗がまだ出し足りないからだ」ということしか学習しない．親など身近にいるおとなは，少し慣れてくると子どもがどのような時・状況でパニックを起こすかわかるようになる．そしてパニックを起こされたときの大変さに懲りて，子どもがなるべくパニックを起こさないようにパニックの原因を避けようとしてしまう．しかしパニックに対する自己統御は，パニックのときにしか学べないものなので，作業療法士や親はパニックをむしろ歓迎するくらいの気持ちがあってもよい．パニックの最中に，自らどのように気持ちを立ち直らせるか，その方法を学習させることがパニックに対する対処の要である．

身体抑制とは子どもを力で押さえつけることではなく，身体を通した子どもとのやりとりである．子どもが力を入れたら治療者も力を入れ，力を抜いたら，治療者も力を抜くというような身体を通したやりとりになっていると，治療者の意図も子どもに伝わりやすくなる（図Ⅶ-A-4）．パニックの自己統御は，長い時間がかかり，子どもの抵抗を伴うものであっても，社会に適応していくうえではどうしても必要なスキルである．子どもの感情を無視した対応，子どもに追従した対応は，ともに子どもを「恐怖」という最も原始的な感情に押し留め，その状態を固定化してしまう．おとなは安易に妥協して原始

的な感情を誘発させてはならない．パニックの抑制に際しては，作業療法士がそういう揺るぎがたい雰囲気と技術を身につけることが肝心である．

Ⅶ-A-n 偏食と丸のみに対する対処

1） 偏食に対する対処

子どもには多かれ少なかれ味の好みがあるが，数品目しか食べられないようなことになると，健康上の問題も出てくる．健常児では偏食があっても，加齢とともにだんだん味の好みに柔軟性が出てくるのに対して，発達障害児では年長になっても嗜好の特徴が保続され，加齢とともに受け入れられる食品が狭められる傾向すらある．偏食は発達障害児全般にみられるが，特に自閉症児などこだわり行動を持つものに40～50％とその出現率も高い[32)33)]．

食欲は食べ物の見た目の美しさ，色合い，雰囲気などにも影響されるが，そういう社会的な価値を理解しない子どもでは，食べ物は匂い，味，舌触り（触覚）など原始的な感覚に依存する割合が高くなる．もともと味覚は，甘味のような，生まれながらにして好まれる味があって，発達の過程でそれに幅が出てくるのである．この多様化を促進するものが，視覚や聴覚などによる感覚処理経験である．つまり食べ物の外見や，食べるときの雰囲気などが感じ取れるようになると味の好みにも幅が出てくる．それゆえ偏食の直接的な解決にはならないが，遠隔受容感覚（視覚や聴覚）によるものの理解を促進させることは，偏食を改善するための基盤を整えることになる．

中身の好みの問題より，続けてきたことを途中で変更しないことが自閉症児のこだわりの本質である．それゆえこだわりと結びついた偏食では，はじめに味や舌触りの問題から偏食が起こり，後に口腔内の感覚過敏が解決したとしても，偏食がかたくなに保続されるようなことは

よくあることである．こういう場合は，実際の食事場面で応用行動分析的手法などを用いて根気よく矯正していく必要がある．この指導で，鍵となるのが子どもとの信頼関係である．偏食指導とは，嫌いな食べ物を好きにさせることではなく，「この先生が言うから嫌いだけど，食べてみるか」という気持ちを子どもの中に芽生えさせることである．子どもはそういう気持ちになって食べているうちに，嫌いなものも徐々に嫌いではなくなっていくのである．偏食の矯正に失敗するほとんどの例が，子どもの抵抗にあっておとなが指導を断念してしまう場合である．叱るのではなく，しかし毅然とした態度で「あなたが食べることを望んでいる」ことをことばだけではなく，身体的なやりとりを通してきちんと伝えることが重要である．

空腹は何といっても食べることの最大の動機となるため，空腹を利用しながら，まず食べ物を口に入れ，吐き出さないことから練習していくとよい．〈強制はいけない〉〈子どもの自主性を尊重する〉〈子どもの訴えを聞く〉ことも，こういう学習を実践する過程の中で初めて実感のこもったことばとなる．〈子どもの自主性を尊重〉し〈子どもの訴えを聞き〉ながら指導することが肝心であって，〈子どもの自主性を尊重して〉〈子どもの訴えを聞いて〉，偏食指導を断念してしまっては元も子もない．おそらく実際の指導は，子どもにとっても作業療法士にとっても，根気と忍耐を伴うものである場合が多い．しかしそういう格闘を通して，子どもとの信頼関係も形成されていくのである．特定の食品を食べさせることが目的ではないので，調理形態を大きく変えたり，食品を細かく刻んでわからなくしたりしてもあまり意味がない．こだわりによる偏食はいったん食べられるようになると，まるで抵抗していたことが嘘のように食べられるようになるものである．

2) 丸のみに対する対処

ものを噛まなかったり，丸のみにしてしまったりすることは，口腔内のことだけに，直接コントロールすることが難しい．丸のみとは，咀嚼が欠如した状態で，食べ物の取り入れと嚥下が反射的に連続してしまう状態である．つまり口の中に入れたとたん飲んでしまうのは，口腔の各器官の動きが選択的になっていない証拠である．

こういう子どもは，排便するときに一緒に排尿してしまったり，床に落ちているものを見たりすると，すぐ口に運んでしまったりすることが多い．一つの動作がそれに続く別の動作を反射的に誘引してしまい，個々の動作が自覚的にコントロールされていない．まず日常生活のあらゆる機会を通して，子どもが同時にしている複数の動作をなるべく分離させるようにするとよい．例えば，ものを見て，手を出さないでいられること，ものをよく見て，それを模倣することなどが良い訓練となる．動作が分離できるようになると，口腔内でも分離が促進され，そのことが間接的に丸のみの抑制を助けるのである．丸のみでは，食べ物が咽頭を通過するときの独特の感触がある．この感触，いわゆる喉越しの快感を楽しむようになると，なかなか丸のみを止めることが困難になる．スプーンを小さくしたり，箸を使わせたりして，口腔内に一度に入る食べ物の量をコントロールすることによって，のど越しの感触に変化をもたらすようにするとよい．一度に取り入れる量が少なくなると，かき込み食いをする可能性が出てくるが，これは手の動作であり，口腔外の動作なので，応用行動分析的手法でコントロールすることができる．

■Ⅶ-A-o
いたずら・不潔行為に対する対処

壁に落書きをする．花壇の花をむしる．ティッシュを箱から全部取り出してしまう．飲み物や食べ物をまき散らす．トイレの中にものを投げ込んだり，洗剤や調味料をシンクに流してしまったりする．服や髪の毛をハサミで切ってし

まう子どももいる．目を離すと発達障害児はいろいろないたずらをしてくれる．他愛もないものもあれば，そのまま放っておけないようなものもある．排泄物で遊んだり，風呂や便器の水を飲んでしまったり，道に落ちているものを口に入れてしまうようになると不潔行為と呼ばれ，人から嫌がられるだけでなく，本人にとっても有害になる．食器を割ってしまうなど，手伝いが最後まできちんとできないために，結果的にいたずらとされてしまうこともある．いずれもこれらが自発的で，そこに何らかの楽しみを感じている行為であることは間違いないのだが，そのことが周りの人々にとっては甚だ迷惑なのである．その迷惑の度合いが著しくなると，子どもの周りからものが取り去られるようになり，子どもの生活の質がどんどん貧困になっていく．

もともと発達の初期段階の子どものすることは，ある意味ではほとんどいたずらであり，不潔行為といってもよい．そこでは自分の興味や関心だけが追求され，行為の結果が周りの人に及ぼす影響などは考慮されない（図Ⅶ-A-5）．しかし，いろいろなことができるようになり，その行動範囲も広がると，子どもの興味と周りからの期待との間にズレが生じ，外から抑制されることで，子どももそのことに気づくようになる．この摩擦を通して子どもは自己の行動を修正し，自己の行動の中に，人が自分の行動をどのように見るのか，人はそれを好むのか，好まないのかというような他者の視点を取り入れるようになる．

このようにいたずら・不潔行為に対する対処は，人に対する配慮，ことの善・悪，清潔の観念などを教えるのではなく，まず社会的に受け入れられるような行動をパターンとして学習させることにある．清潔の観念はむしろそういう行動を行う中で育っていくものと考えられる．方法としてはパニックやこだわり行動同様，応用行動分析的な手法が有効である．しかし他人の目を盗んでやったり，抵抗すると許されるというような誤学習をしてしまったりしている場

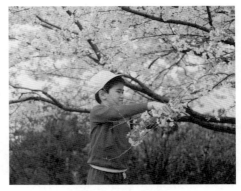

図Ⅶ-A-5　いたずら
桜の花びらを散らしたくてとうとう枝を折ってしまった．枝を折ることが周りの期待に反することをよく教える必要がある．

合も多いため，それがコントロールできない状況では，いたずらの対象を子どもの視野から取り去ったほうがよい場合もある．

破壊・他害行為と同様，年長になるまでこういう問題を持ち越してはならない．子どもが高学年になると現実的には臨界期が存在するといってもよいくらい，これらの行動を消去させることが難しくなる．こういう行動を持って大きくなると，家庭で暮らすことが難しくなるだけでなく，施設においてもこれらの行為の抑制と再学習に人生の貴重な時間の大部分が使われてしまうことになる．

Ⅶ-A-p　自己中心的行動に対する対処

自閉症児や精神発達遅滞の子どもには，知的水準が高いにもかかわらず，社会適応が未熟な子どもたちが多い．乳幼児の未熟な自己中心性は，社会からの要求との摩擦の中で葛藤を生むが，この葛藤はまた社会的な学習を促すきっかけにもなっている．葛藤とは自我の意識が芽生える機会であり，抵抗がそれを育てている．しかし精神発達遅滞児や自閉症児ではそのことが外から意図的に修正されない限り，社会の期待と自己の欲求の間に葛藤が起こらず，問題行動を何度抑制されても，自分の考えが変わってい

かない．その子どもにとっては，いつも抑制する側が悪いということになってしまう．乳幼児は服を着せ，ご飯を食べさせてやっていても自然におとなになっていくが，精神発達遅滞児を赤ちゃん扱いしていると，何もできないおとなになってしまうと片倉信夫は指摘している[34]．幼少期から社会からの期待を教えられないと，こういう自己中心性を持ったままの青年になる．子どもが何らかの迷惑行為をした場合，迷惑をこうむった人が〈それが迷惑である〉ことを直接伝えてくれると，子どもは自分の行動と結果との因果関係がわかりやすい．〈それをするとどうなるか〉ではなく，迷惑行為をきちんと止めてやることによって，〈それが迷惑である〉ことを教える必要がある．

文献

1) 岡崎英彦：講座 行動のある重症児（上）（下）．両親の集い 144-145 号，1968
2) 小林提樹：講座 いわゆる「動く重症児」の問題（上）（中）（下）．両親の集い 178-180 号，1971
3) 大塚 晃：強度行動障害者のサービス体系について．平成 22 年度厚生労働科学研究費補助金障害者対策総合研究事業報告書（主任研究者 井上雅彦）．「強度行動障害の評価尺度と支援手法に関する研究」pp5-14，2011
4) 五十嵐康郎：入所施設における強度行動障害の理解―めぶき園における取り組み．強度行動障害の発生機序の究明とその治療法の開発に関する研究．厚生労働科学研究，自閉症児・者の不適応行動の評価と療育指導に関する研究，平成 10 年度報告書．p50，1999
5) 奥野宏二：入所施設における強度行動障害の理解―あさけ学園における取り組み．強度行動障害の発生機序の究明とその治療法の開発に関する研究．厚生労働科学研究，自閉症児・者の不適応行動の評価と療育指導に関する研究，平成 10 年度報告書．p52，1999
6) 再掲 4），p52
7) 再掲 5），p61
8) 再掲 4），p51
9) 糸賀一雄：糸賀一雄著作集Ⅱ．日本放送協会出版，1982
10) Bright T, et al：Reduction of self-injurious behavior using sensory integrative techniques. *Am J Occup Ther* **35**：167-172, 1981
11) Reisman J：Using a sensory integrative approach to

treat self-injurious behaviors in an adult with profound mental retardation. *Am J Occup Ther* **47**：403-411, 1993
12) Mulhern T, et al：An experimental attempt to reduce stereotypy by reinforcement procedures. *Am J Ment Defic* **74**：69-74, 1969
13) Azrin NH, et al：Autism reversal；Eliminating stereotyped self stimulation of retarded individuals. *Am J Ment Defic* **78**：241-248, 1973
14) Corte HE, et al：A comparison of procedures for eliminating self-injurious behavior of retarded adolescents. *J Appl Behav Anal* **4**：201-213, 1971
15) Forehand R, et al：Body rocking and activity level as a function of prior movement restraint. *Am J Ment Defic* **74**：608-610, 1970
16) Frankel F, et al：The effect of environmental stimulation upon the stereotyped behavior of autistic children. *J Autism Child Schizophr* **8**：389-394, 1978
17) Bonadonna P：Effects of a vestibular stimulation program on stereotypic rocking behavior. *Am J Occup Ther* **35**：775-781, 1981
18) Thompson DF, et al：The effects of supplemental vestibular stimulation on stereotypic behavior and development in normal infants. *Phys Occup Ther Pediatr* **6**：57-70, 1992
19) Sharpe PA：Comparative effects of bilateral hand splints and an elbow orthosis on stereotypic hand movements and toy play in two children with Rett syndrome. *Am J Occup Ther* **46**：134-140, 1992
20) Tuten H, et al：Effect of hand splints of stereotypic hand behaviors of girls with Rett syndrome；A replication study. *Phys Ther* **69**：1099-1103, 1989
21) Kubas ES：Use of splints to develop hand skills in a woman with Rett syndrome. *Am J Occup Ther* **46**：364-368, 1992
22) Aron M：The use and effectiveness of elbow splints in the Rett syndrome. *Brain Dev* **12**：162-163, 1990
23) Hennessy M, et al：The orthopedic management of Rett syndrome. *J Child Neurol* **3**（Suppl）：S43-S48, 1988
24) Naganuma G, et al：Effect of hand splints on stereotypic hand behavior of three girls with Rett syndrome. *Phys Ther* **68**：664-671, 1988
25) Iwasaki K, et al：Sensory treatment for the reduction of stereotypic behaviors in a severely multiply-disabled population. *Am J Occup Ther* **9**：170-183, 1989
26) ファーバー S（平山義人訳）：多重感覚治療法．協同医書出版社，p131，1987
27) Cruikshank WM：The Learning environment. Cruikshank WM, et al（eds）：Perceptual and Learning Disabilities in Children. Syracuse University Press, Syracuse, 1975
28) Ayres AJ：Tactile functions, their relation to hyperactive and perceptual-motor behavior. *Am J*

Occup Ther **18**：6-11, 1964

29）Arnold LU：Vestibular and visual rotatipnal stimulation as treatment for attention deficit and hyperactivity. *Am J Occup Ther* **2**：84-91, 1985

30）阿部秀雄：抱っこ法入門．学習研究社，p210，1986

31）今野義孝：腕上げ動作コントロール訓練による適応行動の変容（第23回大会発表論文集）．日本特殊教育学会，pp520-521，1985

32）佐々木正美（監）：自閉症トータルケア．TEACCHプログラムの最前線．ぶどう社，1994

33）永井洋子：自閉症における食行動異常とその発生機構に関する研究．児童青年精神医学とその近接領域 **24**：260-278，1983

34）片倉信夫：かたくらセンセのなーるほど，分析 筆談自閉症．発達教育 **11**：21，1992

第3版 あとがき

どんな職業でも，その道を究めるための研鑽は生涯続くといったような意味のことばをよく耳にする．おそらくその通りであろうが，そういう究めつけの達人とまではいかなくても，仕事を進めるうえで遭遇するすべての問題になんとか自力で対処できるようになる段階もあるはずである．それを「一人前」になるというのであろうか．

個々の職業人生においてこの「一人前」の段階に，早く到達することが大切である．「一人前」の段階でも，当然，即解決が見つからない問題もあろう．しかしそうであっても，この「一人前」に到達していると，それを解決すべく自分なりの方法論が身についているはずだからである．これは問題の分析能力だけではない．誰の，どういう本の何を参照にすればよいか，関連する学問領域は何か，誰に聞き，どこのどういう研修に出ればよいか，というような社会資源の利用能力も含まれている．自分の仕事にいつも積極的に関わっていけるかどうかは，個人の仕事への動機もさることながら，実はこういう能力の獲得を背景に持っている．「為す手がない」「それを見つける手立ても見当たらない」状態に長く留まっていると，当然仕事にも熱が入らないばかりか，やがて自分の扱える領域だけに自らの仕事を限定しがちになる．

さて作業療法において「一人前」になるためには，何年くらいかかるものなのだろう．うなぎ職人では，「串打ち3年，裂き8年，焼き一生」などと言われている．「裂き」とは下ごしらえの総称を意味するのであろう．素材のどこに包丁を当て（＝問題の構造を理解し，分析し，どこに主要な問題が存在し，それがどのように他の領域と関連しながら問題を形成しているかを理解し），どのようにさばく（＝そのために何を，どのように使い，実行するか）ということだろうか．そうするとうなぎ職人では，一人前になるには11年かかることになる．

作業療法ではどうなのであろう．定年まではたらき続けるとしたら，修業年限が40年くらいある．筆者は，定年退職後また臨床に戻っているが，その臨床も今年で6年目になる．ボランティアの仕事だから，ケースのノルマもない．教材を作る時間もたっぷりある．自分の目の前にいる子どもの問題が何で，何をどうしたらよいのか，それがうまくいかないとき，どう修正し，変更したらいいか，そんなことをそれほど苦労することなく考えることができるようになったのは，正直いってこの定年退職後のことである．

作業療法士になってから40年あまり経っている．才能の問題もあるのだろうが，職業人としての成熟とはいえ，40年とはあまりに時間がかかりすぎである．普通なら第一線から退く年齢である．筆者の場合は，この分野ではたらき始めたのが発達障害の作業療法の黎明期であり，臨床の模倣のサンプルが限られていたので，しょうがないといえばそうかもしれない．しかし，大ベテランの辛島千恵子氏も「時間がかかりすぎた，後に続くひとはもっと早くにそうなってほしい（『作業療法を創る』青海社，2015年）と述べられていた．

同感である．仮に一人前になるのに10年はかかるとしても，それが早ければ早いに越したこ

とはない．これからの作業療法士の職場は，学校教育現場や発達支援センターなど，ますます地域支援に拡大していくのであろう．そこでは多岐にわたった障害と問題に遭遇するだろうし，特定の疾患だけに精通していれば事が運ぶというわけにはいかなくなる．しかも大抵が一人職場である場合が多い．チーム仲間からの専門家としての信頼を得るためには，ADL の指導，運動・姿勢上の対処，問題行動への対処，コミュニケーション・適応行動上の問題と，一通り対応できる必要がある．そのためには筆者の世代がそれらの技能を身につけるに要した時間の半分，いや 1/3 くらいの時間で習得することが期待される．作業療法士が専門家としての信頼を得るためには，30 歳代のはじめには一人前になっているといいなと，この教科書を書いている間中，そんな思いに満たされていた．

2019 年（令和元年）7 月

著者を代表して

岩　﨑　清　隆

第2版 あとがき

　15年の重症心身障害児施設での臨床の後, 20年を教育の現場に身を置いたがこれでわがキャリア人生もいよいよ完了かと思っていた. と思っていたが, どういう風の吹き回しか大学を定年退職後, NPO法人を作ってまた臨床にどっぷり漬かる日々に舞い戻っている.

　請われるままに, 重症心身障害児施設, 小児科クリニック, 知的障害者福祉事業所, 子ども発達支援センターなど, 現在, 6子ども施設, 3知的障害者成人施設, 3医療施設の12施設で, 利用者さんの指導と職員への助言などを行っている. それに加え昨年夏からは, 経済的な見通しもついたので一戸建ての文化住宅を借りて, そこで6人の子どもたちをみている. どうみても頸までどっぷり臨床に漬かった毎日である.

　こういう生活を始めて, うすうす気づいていたことだが, より一層鮮明になったことがいくつかある. その一つは強度行動障害を幼少時期から対応することの重要性である. このことが結局, 発達障害, 知的障害がある子どもの, 成人になってからの生活のスタイルを決定する最大の要因になっているように感じる. 10代, 20代前半に知的障害者の居住施設に入所しているものの大半は, 養護的な問題か, 重篤な強度行動障害のため, 家庭での生活が困難になったケースである. 福祉行政としては, 成人の生活の場として地域でのグループ・ホームを考えているので, 今後も, 知的障害者の居住施設の増設, 増床, 新設に関しては, 多くを望めるとは思えない. そう考えてみると, 今の支援体制を考えれば, 成人になるまで重篤な強度行動障害を持ち合わせていたらどういうことになるだろう. おそらくは, グループ・ホームでの受け入れが限りなく困難になるのではないかと思われる.

　それから, これに付随したことでもあるが, 強度行動障害にきちんと対応できる職員が, 医療施設にも, 教育施設にも, 福祉施設にもそれほど育っていないことである. 法律や制度, 建物も大事であるが, 福祉はなんといっても, そこではたらく"人"である. 腕の良し悪しが, 人の能力の優劣がその質を決めるものである. 発達障害に携わる作業療法士もこの強度行動障害に対応できなければ, おそらく専門家とは呼ばれなくなってしまうのではないだろうか.

　発達障害を持つ子どもは, 幼児期を乗り切っても, 学童期, 思春期がくずれることがよくある. 人生のそれぞれの段階の課題を乗り切れるよう, その時々に関わる職員は, 温かい, しかしぶれない目で, 子どもの生活を見守っていく必要性があろう.

　筆者はモラトリアムが長くてこの仕事に就いたのが, もう三十になろうかという歳であった. その分, 今も現役ではたらいている. 能力の多寡にかかわらず, 何であれものごとを極めるにはそれ相応の時間がかかるということなのか. 初版を上梓して以来, 気になっていた部分は, 今回の第2版で一応, 修正あるいは加筆できたつもりである. 5年後, 10年後, もし体力と気力が許せば, その時点でまた気になる部分の修正を試みるつもりである.

　自分のやってきたことをこうしてまとめる機会が与えられたということは, 返す返すラッ

キーだと思っている．本書も初版のときと同様，書き上げるまでに 3，4 年かかっている．その間一貫して忍耐強く支えてくれた三輪書店の担当者小林美智さん，また忙しい中，本原稿に目を通してくれた群馬大学の亀ヶ谷忠彦先生にもお礼を申し上げます．

　　2014 年 12 月 12 日

岩　﨑　清　隆

初版 あとがき

　ふた昔も前のことである．チューリッヒのジャコメッティ美術館を訪ねたことがある．その年のヨーロッパの夏は異例に薄ら寒く，週日の午前中ということもあって訪ねる人も少なく，地味なたたずまいの美術館はひっそりしていた．それだけにジャコメッティのあの針金のような彫刻の林立しているさまは圧倒的な存在感があった．モデルもつとめ，ジャコメッティと親交のあった矢内原伊作氏によると，ジャコメッティの作品は最初からあのような細いものではなかったとのことである．存在感を出そうと思って余分なものを削りに削っていったらあのようなものになったという．等身大の彫像もどんどん削られていって，マッチ箱に入るくらいの大きさになり，やがて多くが豆粒になって消えてしまったのだそうだ．したがってこの類い希な芸術家の仕事も，誰かがどこかで止めないと，作品として残らなかったのかも知れない．そういう意味では，奥さんのアネットや弟のディエゴをはじめとしたまわりの人々のご苦労にわれわれは感謝しなくてはならないのかもしれない．

　途中，ブランコから落ちて脊椎を圧迫骨折してしまったという事故もあって，本書の執筆も3年近くかかってしまった．書き始めのころは，書き終わった時の充実感を夢み，それを支えにしていたことも事実だが，いざ脱稿してみるとなかなかそういう気分になれないことにも気がつく．ジャコメッティにくらべるつもりは毛頭ないが，マッチ箱に入るくらいとまではいわないまでも，それでも自分の書いた物をどんどん削っていきたい衝動がふつふつと沸き起こってくる．幸いというか，不幸というか，わたしの場合は，芸術作品ではないので，タイムリミットがきて，とりあえず取り上げられたという格好になっている．今後機会が与えられれば，再び石膏をもり，あるいは削り，中から存在感のある発達障害の作業療法の構造を見つける作業を継続したいと思っている．

　この春，16年ぶりに母校を訪れる機会があり，アメリカの作業療法の教科書もずい分様変わりしていることに気がついた．先輩であるアメリカの発達障害の作業療法の動向はずっと気にはなっていたが，しかしあえて自分のしてきたことだけに集中しようとしていたこともまた事実である．本書はとりあえずわたしなりの発達障害の作業療法のシステム理論のつもりでいる．おそらくアメリカの発達障害の作業療法もそういう方向に向かっているものと思っている．

　多くの人々の支えがあって，本書ができ上がったことを報告するとともに，それらの方々に深く感謝する．作業療法士になる道をはじめ，多くの研鑽の機会を与えて下さった希望の家療育病院理事長の矢野　亨先生，作業療法士になることを薦めてくれた茨城県立医療大学の鷲田孝保先生，本書を精読し，懇切丁寧な助言を与えて下さった愛媛大学の花熊　暁先生，金沢大学の辛島千恵子先生，常に切磋琢磨してきた会田茂男先生をはじめとする希望の家療育病院のリハスタッフの皆さん，また図表，文献の作成に尽力して下さった群馬大学の坂田祥子先生，元教官の内田　篤先生にも改めて感謝を捧げる．わたくしのつたない治療をお金を出して受けてくれた多くの子どもたちとその家族，本書の執筆を絶えず激励して下さった三輪書店の三輪敏社長，宮井恵次氏にも感謝したい．

　2001年5月吉日

著者を代表して　岩　﨑　清　隆

索　引

【欧文】

Affolter FD　63,184
Alain J　56
APGAR スコアー　10
ascending reticular activating system（ARAS）90
asymmetrical tonic neck reflex（ATNR）95
Ayres AJ　53,181
Azrin NK　153
Bettelheim B　61
Bowlby J　56
Brunnstrom S　49
Canadian model of occupational performance（CMOP）76
Cruickshank WM　55
digital accessible information system（DAISY）263
Eric Schopler　61
Foxx RM　153
Freud S　55
Information and Communication（s）Technology（ICT）164
International Classification of Functioning, Disability and Health（ICF）19,34
Jernberg A　56
Kabat H　49
Kephart N　55
Knott M　49
Mueller H　132
munching　124
neonatal intensive care unit（NICU）37
Parten MB　174
periventricular leukomalacia（PVL）10
Piaget J　55
Q グリップ　251
Q チェアマット　251,260
Q ホルダー　251
Q リング　251
Rehtinen L　55
Reinhold Niebuhr　44

Rood M　49
SpO$_2$　113
Strauss A　55
Sullivan HS　56
symmetrical tonic neck reflex（STNR）95
TEACCH プログラム　47,284
therapeutic intervention　2
tonic labyrinthine reflex（TLR）95
try another way　66
Vojta V　50
Voss D　49
Vrgotsky LS　170
Wallon H　56
Winnicott DW　56

【あ】

愛着行動　56
アシスト（assist）　4
アズリン　153
アフォルター　184
アライメント　110
アラン　56

【い】

胃-結腸反射　145
石井聖　55
一般知能型検査　16
糸賀一雄　277
イヤーマフ　249
医療型児童発達支援センター　78

【う】

ヴィゴツキー　170
ウィニコット　56
上田法　64
宇佐川浩　55
運動企画　181
運動の貯め　191,198

【え】

エアーズ　53,181
エリック・ショプラー　61
遠隔受容感覚　128,182
嚥下反射　129
援助（help）　3

【お】

応用行動分析理論　49
太田昌孝　55
オペラント行動　57

【か】

回避反応　184
開放型の質問（open-ended question）14
覚醒状態　86
覚醒水準　86
覚醒のサイクル　86
カナダ作業遂行モデル　76
カバット　49
感覚統合療法　53
感覚統合療法理論　49
感覚と運動の高次化理論　55,181
感覚入力の統合および最終産物　181
関節可動域　93
観念論　60

【き】

拮抗筋　93
基本障害　46
吸啜行動　123
吸啜反射　129
強化　57
強化刺激　57
共生状態　56
強度行動障害　273
近接受容感覚　128,183
緊張性相反抑制　93

295

緊張性膀胱（atonic bladder）
　146
緊張性迷路反射　95,184

【く】

クリュックシャンク　55
グループダイナミックス　55,70
クロス分類　232

【け】

ケア（care）　4
痙性（spasticity）　93
痙性膀胱（spastic bladder）　146
結合　207
ケファート　55
権威関係　69

【こ】

後弓反張　94
抗重力姿勢　181
抗重力伸展姿勢　190
拘縮　97
喉頭蓋　122
咬反射　129
興奮の促通　49
後方連鎖（backward chaining）
　139
合理主義　60
股関節脱臼　109
呼吸摂食機能　118
国際生活機能分類　19,34
ごっこ遊び　205
ことばの治療教室　56
コロロメソッド　55,70

【さ】

サービス（service）　4
作業活動レベル　19
サッキング（sucking）　123
サックリング（suckling）　123
サポート（support）　4
サリバン　56
三項目随伴性　57

【し】

シーティング（seating）　114,118
ジェンバーグ　56
自己有能感　142
思春期危機　38
静かな誤嚥（silent aspiration）
　113
姿勢筋緊張（postural tone）　93
姿勢反応　107
児童発達支援事業所　78
児童発達支援センター　78
ジャン・ピアジェ　55
主訴（chief complaint）　15
シュトラウス　55
障害個性論　43,44
障害児通所支援事業　78
障害者虐待防止法　276
障害特性　248
上行性網様体賦活系　90
衝動性　282
食塊　122,134
自立活動　78
神経学的な徴候（soft neurologi-
　cal signs）　34
神経筋促通技法　49
神経発達学的治療理論　49
心身機能・身体構造（body func-
　tions and structures）　33
新生児集中治療室　37
人生の質　37
身体概念　181
診断知能型検査　16
診断名　10
信頼関係　69
心理リハビリテーション　52

【す】

水塊　123
錐体外路系　92
錐体路系　92
睡眠状態　86
睡眠のサイクル　86
スピリチュアル　76

【せ】

生活技能　46

生活の質　37

生命の質　37
生理的屈曲姿勢　184
セラプレイ　56

【そ】

相反神経支配　92
ソーシャル・スキルトレーニング
　39
側弯　109
咀嚼　122,135

【た】

第一次排尿中枢　143
第三次排尿中枢　143
対称性緊張性頸反射　95
代償動作　96
第二次排尿中枢　143
タイムサンプリング法　87
田口理論　56
タッチアンドスピーク　268
田村一二　277

【ち】

チーム・ワーク　76
注意散漫　282
チューイング（chewing）　124
直腸反射　145
治療主義　42
治療的介入　2

【と】

動作法　52
ドーマン・デラカート法　52
特別支援教育地域支援事業　79
トップダウンアプローチ　48

【な】

永井洋子　55
ながら動作　194

【に】

認知発達治療　55

【の】

ノイズキャンセリング　259
ノット　49

【は】

パーテン　174
排便反射　145
発達過程理論（process theory）
　33
発達段階理論（stage theory）　33
パニック　285

【ひ】

非対称性緊張性頸反射　95

【ふ】

フィードフォワード　196
フォックス　153
輻湊　200
不顕性誤嚥　113
ブラゼルトン　87
フラッシュバック現象　274
ブルンストローム　49
フロイト　55
分離　207

【へ】

ベッテルハイム　61
ペトー法　51
変形　97

【偏食】

偏食　256
便秘　149
弁別刺激　57

【ほ】

保育所等訪問支援　78,79
ボイタ　50
ボイタ法　51
放課後等デイサービス　78,79
ホーム・プログラム　73
ボールビー　56
ポジショニング（positioning）
　112
ボス　49
ボトムアップアプローチ　48
ボバース法　51
ボリス・パーブロヴィチ・ニキー
　チン　218

【ま】

マスキング　279
丸のみ　286

【み】

ミューラー　132

【も】

モロー反射　184
問題行動　46,272

【よ】

要素的技能レベル　19
抑制的促通　49

【ら】

ラインホルト・ニーバー　44
ラッチアンドタイマー　267
ラップテーブル　108

【り】

リコーダー　255

【る】

ルード　49

【れ】

レーチネン　55
暦年齢　9
レム睡眠　86
錬金術　65
連合反応（associated reaction）
　96

【ろ】

ロッキング　279

【わ】

ワロン　56

索引

297

〈著者略歴〉

岩﨑清隆（いわさき きよたか）

　1971 年，上智大学文学部哲学科卒業．1973 年，同大学院哲学研究科修士課程修了．1985 年，アメリカ・ワシントン州，プジェットサウンド大学大学院作業療法学科修士課程卒業．2006 年，国際医療福祉大学保健医療学専攻博士課程修了．

　1978 年，重症心身障害児施設「希望の家」療育病院勤務．

　1992 年，群馬大学医療技術短期大学部作業療法学科助教授．2007 年，群馬大学医学部保健学科准教授．

　2013 年，発達障害児療育支援を推進する非営利特定活動法人「ぶねうま群馬」を立ち上げ現在，代表を務める．

　著作に『発達障害と作業療法（基礎編・実践編）』（三輪書店，2001）『人間発達学 第 2 版』（医学書院，2017）など共著書多数．

岸本光夫（きしもと みつお）

　1980 年，国立療養所近畿中央病院附属リハビリテーション学院作業療法学科卒業．1997 年，大阪工業大学工学部建築学科卒業．2011 年，常磐大学大学院人間科学研究科博士後期課程単位取得退学．

　1980 年，社会福祉法人愛徳姉妹会聖母整肢園訓練部（現大阪発達総合療育センター）勤務．

　1997 年，茨城県立医療大学保健医療学部作業療法学科講師および同大学付属病院リハビリテーション部作業療法科勤務．

　2005 年からフリーランス作業療法士を経て，現在重症児・者福祉医療施設ソレイユ川崎に勤務．

　「作業療法ジャーナル」誌や書籍での執筆多数．

鴨下賢一（かもした けんいち）

　1989 年，静岡医療福祉センター入職．2019 年 3 月まで静岡県立こども病院で 27 年間勤務．未熟児，発達障害，肢体不自由児，重症心身障害児，整形外科疾患などを対象に，福祉用具の開発，特別支援教育支援に取り組んできた．その経験を生かし，2019 年 7 月，株式会社児童発達支援協会を設立，「リハビリ発達支援ルームかもん」でのサービスを開始し，地域での発達支援に取り組んでいる．

　著書に『今日何してあそぶ？　脳と体をそだてる感覚あそびカード 144: 11 の感覚・機能を発達させる』（監修），『発達が気になる子へのスモールステップではじめる生活動作の教え方』（中央法規出版，2017）など多数．専門作業療法士（福祉用具・特別支援教育・摂食嚥下）．日本発達系作業療法学会副会長．

発達障害の作業療法［実践編］　第3版

発　行　2001 年 6 月 20 日　第 1 版第 1 刷
　　　　2013 年 12 月 1 日　第 1 版第 15 刷
　　　　2015 年 2 月 15 日　第 2 版第 1 刷
　　　　2016 年 4 月 15 日　第 2 版第 2 刷
　　　　2019 年 11 月 30 日　第 3 版第 1 刷
　　　　2023 年 3 月 10 日　第 3 版第 2 刷Ⓒ

著　者　岩﨑清隆・岸本光夫・鴨下賢一

発行者　青山　智

発行所　株式会社 三輪書店
　　　　〒 113-0033 東京都文京区本郷 6-17-9　本郷綱ビル
　　　　☎ 03-3816-7796　FAX 03-3816-7756
　　　　https://www.miwapubl.com/

装　丁　(株)イオック

印刷所　三報社印刷 株式会社

第 2 版から，初版『発達障害と作業療法 実践編』を改題しています.

本書の内容の無断複写・複製・転載は，著作権・出版権の侵害となることが
ありますのでご注意ください.

ISBN 978-4-89590-671-5　C 3047

JCOPY ＜出版者著作権管理機構 委託出版物＞
本書の無断複製は著作権法上での例外を除き禁じられています.
複製される場合は，そのつど事前に，出版者著作権管理機構（電
話 03-5244-5088，FAX 03-5244-5089，e-mail：info@jcopy.or.jp）
の許諾を得てください.

■ DCD（発達性協調運動症）など発達がゆっくり・不器用な子どもたちも上手な動きが身につく！
小児のエキスパート作業療法士が教える身体誘導のコツ．85の動画でわかりやすく解説

発達をうながすハンドリング
生活動作の介助のポイント

編著　鴨下 賢一
（株式会社児童発達支援協会，リハビリ発達支援ルームかもん）

著　池田 千紗・戸塚 香代子・小玉 武志
　　髙橋 知義・東恩納 拓也・三和 彩

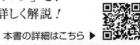
好評書

身体をうまく動かせない子どもたちに、生活動作（手の洗い方、靴ひもの結び方、スプーンの使い方、はさみの使い方、お風呂の入り方、等）を教えるにはどうしたらよいか？

本書では、自分で自然とできるように本人の動作を促す技術「ハンドリング」を、小児分野のエキスパート作業療法士が理論（本）と実践（Web動画）で詳しく解説！

実際の動きがよくわかるWeb動画付き。

本書の詳細はこちら ▶

■ 主な内容 ■

はじめに
ハンドリングの練習のしかた

第1章　整容動作
1. 水を出す
2. 手を洗う
3. 顔を洗う
4. 歯磨き
5. うがい
6. 鼻をかむ
7. マスクをつける
8. ドライヤーを使う
9. 髪をとかす
10. 髪をしばる

第2章　着替え動作
1. ボタンのつけはずし
2. ファスナーをしめる
3. ベルトをつける
4. かぶる衣服・羽織る衣服の着脱
5. スカート・ズボンの着脱
6. 下着の裾をしまう
7. 靴下を脱ぐ・履く
8. 靴を脱ぐ・履く
9. 靴ひもを結ぶ
10. 帽子をかぶる・とる
11. カバン（ランドセル）を背負う・下ろす
12. 洋服をたたむ・袋にしまう・ハンガーにかける

第3章　食事動作
1. 姿勢を正す
2. 飲み物を飲む
3. ストローで飲む
4. スプーンを使う
5. フォークを使う
6. 箸を使う
7. 量の調整をする
8. 調味料をかける

第4章　トイレ動作・お風呂動作
1. お尻を拭く
2. 体を洗う

第5章　その他の生活動作
1. 鉛筆を使う
2. 消しゴムを使う
3. はさみを使う
4. 定規を使う
5. セロハンテープを使う
6. 紙を折る
7. シールを貼る
8. 袋に入れる
9. ファイルする
10. 物を整理する
11. 鉛筆を削る
12. のりを使う
13. 塗り絵をする
14. ぞうきんを使う
15. ほうきを使う

付録1　「握り」の発達
付録2　生活動作の発達段階表

コラム目次
感染症対策の工夫　家庭編①
手洗い・うがい・足洗い
感染症対策の工夫　家庭編②
ティッシュ・ハンカチ・ペーパータオル
感染症対策の工夫　家庭編③
外遊び
感染症対策の工夫　学校編①
手洗いのタイミング
感染症対策の工夫　学校編②
拭き掃除
感染症対策の工夫　学校編③
休み時間
感染症対策の工夫　学校編④
音楽
感染症対策の工夫　学校編⑤
理科
感染症対策の工夫　学校編⑥
校外学習・旅行的行事
感染症対策の工夫　施設編
視覚化を利用した感染症対策の工夫

● 定価3,080円（本体2,800円+税10％）　B5　288頁　2022年　ISBN 978-4-89590-759-0

お求めの三輪書店の出版物が小売書店にない場合は、その書店にご注文ください．お急ぎの場合は直接小社に．

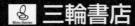
三輪書店
〒113-0033　東京都文京区本郷6-17-9　本郷綱ビル
編集 ☎03-3816-7796　FAX 03-3816-7756　販売 ☎03-6801-8357　FAX 03-6801-8352
ホームページ：https://www.miwapubl.com